MW01492449

AU DODO
LES PETITS

ANNA WAHLGREN

Traduit du suédois par Sara Hamberg Bussenot

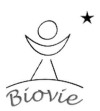

3ème édition 2019

Traduction

Sara Hamberg Bussenot – sara.bussenot@gmail.com

Éditeur

Éditions BIOVIE
60 chemin des Comminques
30980 Langlade
www.biovie.fr
Biovie est spécialiste de l'alimentation vivante depuis 2007.

Couverture

Aurélie Mazerm Viard – www.aucoeurdelaconnaissance.info

Mise en page

Samantha B. Design – www.onairnetlines.com

Les opinions et conseils contenus dans ce livre ne sont rien d'autre que les opinions et les conseils de l'auteure. Il se peut que certains soient contraires à ceux que vous recevez, concernant l'éducation des enfants et de la parentalité, de la part des professionnels ou des services publiques. Il appartient à vous, le parent, le soignant, le lecteur, de décider comment utiliser l'ensemble de ces informations. Autrement dit, si vous décidez de suivre ces conseils, vous demeurez néanmoins le seul responsable. L'auteure et l'éditeur ne peuvent en aucun cas être tenus responsables d'actions ou de revendications, quelles qu'elles soient, découlant de l'utilisation, partielle ou totale, des recommandations, informations, propositions ou conseils de ce livre.

Cette cure ne convient pas à des bébés allaités exclusivement et/ou ayant moins de quatre mois.

ISBN : 978-1-0746777-2-5

Cet ouvrage est paru en Suède en version originale sous le titre « **INTERNATIONELLA SOVA HELA NATTEN** », édité en 2008 par : Anna Wahlgren AB, Stockholm, Suède. © Anna Wahlgren – www.annawahlgren.com

Une première édition française a été publiée en 2012 sous le titre « **AU DODO LES PETITS** », édité par Anna Wahlgren AB, Stockholm, Suède. Une deuxième édition est parue en 2016 chez Éditions Biovie.

SOMMAIRE

À PROPOS DE L'AUTEURE

Anna Wahlgren est née en Suède en 1942. Mère de neuf enfants, nés entre 1962 et 1979, elle est l'auteure d'une trentaine de romans qu'elle a écrits à la maison tout en élevant ses enfants.

Riche de cette expérience humaine, son ouvrage « **FOR THE LOVE OF CHILDREN** », publié en suédois la première fois en 1983, devient un bestseller incontournable : traduit en sept langues (allemand, anglais, danois, estonien, finnois, néerlandais et norvégien) et vendu à plus d'un million d'exemplaires dans le monde.

Dans ce livre, un mélange savoureux de philosophie et de pratique, elle partage son savoir et traite de la grossesse jusqu'aux 16 ans de l'enfant.

La traduction en français est terminée et la publication de cet ouvrage est prévue au second semestre 2019 aux Éditions Biovie ; pour être tenu(e) informé(e), voir en fin d'ouvrage.

Anna Wahlgren a également élaboré la cure *Au dodo les petits* qui a permis non seulement d'aider des milliers d'enfants à bien dormir pour bien grandir, mais aussi leurs parents et leur famille en les éclairant sur l'enjeu du sommeil chez les petits enfants. Anna Wahlgren a accompagné elle-même plus de 800 enfants à retrouver le sommeil.

Au dodo les petits a été traduit en allemand, anglais, danois, espagnol, finnois, italien, français, norvégien et russe.

GLOSSAIRE

Flapoter : Un des outils physiques de la cure *Au dodo les petits.* Voir le chapitre La boîte à outils (p 162 pour une explication détaillée. Ne cherchez pas le mot dans le dictionnare, il a été inventé pour l'occasion !

BVC (Barnavårdscentral) : Équivalent suédois du service de Protection Maternelle et Infantile (PMI) français.

L'heure du loup : Entre quatre heures et six heures du matin.

RESSOURCES EN LIGNE

Un support francophone existe sous la forme d'un groupe Facebook Au dodo les petits : http://tinyurl.com/audodofb qui compte en avril 2019 plus de 3200 membres.

Ce groupe interactif autogéré se veut un atelier pratique autour du livre d'Anna Wahlgren. En plus de conseils et de soutien, vous y trouverez un certain nombre de ressources, notamment des films (interview de Biovie avec Anna Wahlgren, démon-stration du « flapotement ») et des fichiers récapitulant des sujets récurrents (la cure pour des enfants plus grands, les pleurs au moment de la sieste, la cure et le mode de garde, la différence entre la cure et le Modèle Standard...). Soyez les bienvenus !

Aurélie Viard anime aussi une chaîne :

https://tinyurl.com/aucoeurdelaco-naissance

PRÉFACE

20 AOÛT 2016

Zia va avoir 6 mois, ses réveils nocturnes imprévisibles et très fréquents, toutes les heures la nuit, ont conduit ma compagne Aurélie à l'épuisement aigu, mettant en péril sa santé, la santé de Zia qui n'a pas son compte de sommeil, notre couple et l'existence même de notre famille recomposée. Sans parler de l'allaitement qui suit un cercle vicieux, car plus Aurélie s'éteint, moins elle a de lait et plus Zia se réveille. Mes propres tentatives pour me lever à tous les réveils de Zia n'ont rien donné, si ce n'est de me faire découvrir la randonnée nocturne avec porte bébé pour la rendormir.

30 AOÛT 2016

Nos amis Thierry et Marina ont répondu à notre appel de détresse en nous mettant un manuscrit (cet ouvrage) entre les mains. Nous avons suivi les conseils prodigués à la lettre, je me suis installé un matelas dans le couloir pour les deux premières nuits de la cure, et au bout de la troisième nuit, Zia faisait une nuit complète de 11h30 sans se réveiller, miracle pour nous. Aurélie peut enfin commencer à se reposer et à remonter lentement la pente de l'épuisement. Nous avons désormais des soirées pour nous détendre, les cinq tétées quotidiennes permettent un allaitement de qualité. Depuis Zia continue sur cette voie, elle est d'humeur détendue, rassurée par le rythme que nous avons trouvé, et dort entre 14 et 15 heures par 24h.

6 SEPTEMBRE 2016

Nous avons une forte envie de partager cette cure à un maximum de parents, qu'ils aient une approche de la parentalité alternative ou traditionnelle, et la réédition de ce livre s'impose à nous. Ce n'est pas une méthode à appliquer, une recette toute prête, mais une vraie cure, et le point fondamental pour qu'elle soit réussie est de comprendre les besoins archaïques de votre enfant, ce qui ne peut se faire que par la lecture complète de l'ouvrage. J'espère du fond du cœur que la lecture de ce livre apportera des résultats aussi spectaculaires que pour nous à d'autres parents épuisés.

10 NOVEMBRE 2016

Le livre est sorti, Aurélie a pris du plaisir à réaliser la couverture à l'encre, comme une guérison pour cette période difficile et une contribution essentielle. Le contact avec Anna s'est fait de façon très rapide, j'ai envoyé un mail l'après-midi où nous avons voulu le rééditer, elle a répondu deux heures plus tard et tout s'est mis en place de façon fluide, l'imprimeur a embrayé. Je n'ai jamais publié un livre dans un délai aussi bref entre tous les intervenants. Nous faisons la connaissance de Sara Bussenot et nous créons un groupe de soutien facebook pour accompagner les parents désireux de tenter l'aventure, on verra bien...

28 AOÛT 2018

Tout simplement incroyable, le groupe compte bientôt 3000 membres, Julie et Anna sont venues rejoindre Aurélie et Sara. Elles sont maintenant quatre femmes et mamans à assurer une présence et une écoute quasi continue sur le groupe Facebook. Et ça fait chaud au cœur de voir les anciens curistes accompagner les nouveaux arrivants. On a réussi à garder l'objectif, celui d'offrir un espace pour les parents et la cure. Il y a eu quelques rappels à l'ordre à faire mais ça fonctionne bien. Nous passons au travers des discussions philosophiques autour de la bienveillance et des escadrons des mamans parfaites !

18 AVRIL 2019

Deuxième édition, car les 5000 exemplaires ont été vendus et il y a toujours une grande demande de soutien de la part des parents.

I. AU DODO LES PETITS : PETITE INTRODUCTION

Chère maman, cher papa,

Vous ne dormez plus la nuit ? Êtes-vous tellement fatigué(e) que vous avez peur de perdre la tête ? Avez-vous l'impression que toute la famille est en train de couler ? Peut-être que vous vous reconnaissez dans les paroles de ce père inquiet :

> Nous avons une merveilleuse petite fille de quatre mois. Le problème est le sommeil et le fait qu'elle ne fasse pas encore ses nuits. Elle ne s'endort qu'après une procédure plutôt fastidieuse, alternant allaitement, bercements et pleurs. Malheureusement, elle se réveille plusieurs fois dans la nuit, en pleurs. C'est généralement ma femme qui s'en occupe, car j'ai de longues journées au travail. Le jour est également problématique. Elle ne dort que vingt à trente minutes d'affilée et ce dans le meilleur des cas, seulement trois fois par jour. Je suis maintenant sincèrement inquiet pour la mère et sa santé. Je vois à quel point cela l'use et qu'elle ne va pas bien. J'essaie de m'impliquer autant que mes horaires me le permettent, mais je suis maintenant au bout de mes forces. Vous êtes notre dernier espoir.

Ne désespérez plus ! L'aide dont vous avez besoin se trouve dans ce livre. La cure *Au dodo les petits* vous permettra d'aider votre enfant à dormir à poings fermés, paisiblement et en continu. Pas pendant cinq, six ou sept heures, mais douze. Ou onze, ou onze et demi, si cela vous convient mieux. Vous allez interrompre le cercle vicieux dans lequel vous vous trouvez, une situation où le manque de sommeil affecte tout aspect de votre vie – votre appétit, votre capacité de travail, votre joie de vivre, votre vie amoureuse – et dans seulement quelques jours vous serez sur des rails vers une vie meilleure.

De bonnes nuits donnent de bonnes journées. Votre enfant sera plus fort et plus souriant, encore plus heureux ! Vos forces, tout comme votre estime de vous-même et votre confiance en vous, vont grandir au même rythme que la joie de vivre de votre enfant. Les routines fixes rendent le quotidien facile. La cure *Au dodo les petits* vous donnera, à vous et à votre famille, une liberté de mouvement que vous êtes probablement trop fatigué(e) pour envisager aujourd'hui.

Une maman désormais reposée :

> Si vous ne l'avez pas vécu vous-même, vous ne pouvez pas comprendre à quel point le manque de sommeil est épuisant. Ainsi, il est difficile de faire comprendre à quel point la cure d'Anna n'est rien d'autre qu'une bénédiction pour des parents dans notre cas.
>
> Un jour, je suis allée faire les courses. J'ai mis ce dont j'avais besoin dans le caddie, j'ai payé à la caisse, puis je suis repartie les mains vides... Une fois de retour à la maison, je me suis demandée où étaient passés les achats. Une telle fatigue n'est pas possible. Je ne peux pas comprendre comment nous arrivions à mener notre vie avant. Nous vous remercions de tout cœur, chère Anna. Mon mari ne pariait pas beaucoup sur le succès de la cure Au dodo les petits, mais maintenant il est plus que convaincu !

Ne pas pouvoir dormir est un calvaire. La privation du sommeil est un moyen de torture très redouté. Celui que l'on empêche de dormir sera vite prêt à accepter n'importe quoi en échange du sommeil.

Maintenant vous ne devez plus accepter n'importe quoi. Votre enfant non plus.

Vous devez tous pouvoir dormir afin de pouvoir profiter pleinement de la vie, et la vie peut être tellement belle en compagnie d'un petit bébé. Car les petits sont source de plaisir, et ils doivent eux-mêmes prendre plaisir à vivre !

En seulement quatre nuits, trois jours et une semaine de suivi, la cure Au dodo les petits peut vous rendre la vie.

La maman de Philippe, 7 mois, raconte :

J'adore notre nouvelle vie et j'en suis infiniment reconnaissante. Ayant été une maman épuisée qui n'avait plus la force de faire quoi que ce soit, je suis devenue une maman souriante et en forme. J'ai plein d'énergie pour mon fils, mon mari et mes amis – et je peux consacrer du temps à moi-même, car aujourd'hui le temps suffit !

Mon mari et moi sommes tellement fiers de notre fils. Nous nous émerveillons toujours en nous endormant le soir, que ce soit vrai, que cela puisse être aussi facile ! Chez nous, c'était moi la personne la plus objective, mon mari étant un peu moins sûr de lui. Philippe l'a senti tout de suite ! Alors, j'ai fait moi-même toutes les nuits de la cure et la semaine de suivi. Puis, j'ai coaché mon mari, qui avait alors pu constater que cela fonctionnait. Et aujourd'hui cela n'a pas d'importance qui le couche ; mon mari, moi ou mamie – tout le monde peut le faire ! Je me permets également d'insister sur l'importance de la rigolade du soir. C'est extrêmement important ! Ainsi Philippe associe le fait d'aller se coucher avec quelque chose de très marrant, il est CONTENT chaque fois que nous rentrons dans sa chambre. Et du coup, nous aussi, ce qui transforme le coucher du soir en une clôture de la journée très agréable pour nous tous.

Quand nous avons couché Philippe le soir, je peux me surprendre à attendre avec impatience qu'il se réveille, car il est devenu un petit garçon tellement joyeux, mignon et alerte, il suffit de le voir pour être heureux ! Bien sûr, il était merveilleux avant la cure aussi, mais j'étais tellement fatiguée, et Philippe pouvait être ronchon, puisque personne ne dormait assez. Et qu'est-ce qu'il mange maintenant !

Si vous avez peur d'abandonner la tétine (comme moi !), ne vous inquiétez pas ! L'enfant l'oublie la première nuit. Philippe l'avait quasiment tout le temps avant, mais maintenant il n'en veut plus. Je la lui ai donnée, juste pour voir ce qu'il allait en faire. Il l'a prise dans la bouche, puis l'a crachée pour ensuite commencer à jouer avec ! J'espère que ces quelques lignes pourront vous inspirer et vous donner un peu de force. Si nous l'avons fait, vous pouvez tous le faire ! Et pouvoir dormir, c'est divin.

Chère maman, cher papa,

Une fois que vous vous êtes décidé(e) à réaliser la cure Au dodo les petits, des jours heureux vous attendent. Des dizaines de milliers de parents d'enfants en bas âge à travers le monde peuvent vous le garantir. Je sais que vous n'osez pas encore le croire.

Pas quand il s'agit de votre petit bébé !

Mais écoutez la maman de la petite Maria :

« Aujourd'hui, le 4 juin 2006, je m'assieds pour écrire quelque chose que je n'aurais jamais osé espérer avoir l'honneur de formuler.

Nous avons une fille, Maria, qui vient d'avoir quinze mois. Depuis les fêtes de Pâques, nous avons appliqué la cure Au dodo les petits à la lettre, et le résultat est bien meilleur que nous aurions pu imaginer. Anna Wahlgren nous avait écrit que des jours heureux nous attendaient, mais nous n'avions aucune idée du niveau de bonheur !!

Maria se réveillait entre dix et quatorze fois par nuit. Mon mari et moi, nous nous relayions et nous étions morts de fatigue... Nous préparions au moins trois biberons par nuit, et une dizaine de tétines se trouvaient en permanence dans son lit afin que nous en trouvions une à la seconde lors de ses réveils. Vers la fin, nous étions désespérés, puisque nous ne pouvions jamais dormir. Nous n'étions pas loin de divorcer. Mais, on a eu vent de cette cure fantastique. Je ne peux pas décrire à quel point nos vies ont changé depuis le début de la cure. Maintenant, Maria dort onze heures la nuit et elle fait deux siestes le jour.

Bien qu'elle eût fait pas mal de dents pendant cette période, qu'elle ait été enrhumée et fiévreuse, la cure a fonctionné. Elle se réveille rarement ou jamais la nuit. Si jamais elle se réveille, elle se rendort toute seule. Une ou deux fois nous avons dû utiliser la comptine. Mais depuis notre lit !

Pendant quelques semaines nous avons lutté pendant les heures du loup[1], mais je me suis vite décidée de ne pas accepter qu'elle se réveille vers cinq heures, cinq heures et demie. Alors, je mettais mon réveil juste avant, afin d'être prête devant sa porte et lui donner ce que l'on appelle une « comptine d'information », tout de suite. Ainsi, elle a toujours été calmée avant que ses pleurs ne s'intensifient. Cela a été efficace. Maintenant, nous la réveillons vers six heures et demie, l'heure à laquelle papa se lève pour aller travailler.

Pour les siestes du jour, il suffit de la coucher dans son landau et de couvrir le tout avec une légère couverture. Cinq minutes plus tard, elle dort. Nous n'avons jamais à marcher avec le landau, ni à le tirer d'avant en arrière.

---

1   Entre quatre et six heures du matin

En compagnie d'autres parents d'enfants en bas âge, ils nous regardent souvent avec un peu de jalousie en nous disant que c'est vraiment fantastique que notre enfant s'endorme si facilement. Quand nous essayons de leur dire que c'est possible pour leur enfant aussi, il nous semble qu'ils ne veulent pas vraiment l'entendre. Pourquoi ?? Tout de suite, ils nous dressent une liste d'arguments, tels que le fait que des enfants ne doivent pas dormir seuls, qu'ils veulent que l'on leur lise l'histoire du soir etc. Mais nous aussi, nous lisons des histoires, mais dans une autre pièce et avant qu'elle ne s'endorme. Mais ils nous font la sourde oreille. Autre chose que j'ai du mal à comprendre. Pourquoi est-ce que cette méthode fantastique n'est pas préconisée par le BVC[2]?? On nous a simplement informés qu'il y avait la méthode du 5-10-15. Ils voulaient même l'envoyer chez un psychologue pour bébés, car elle ne dormait jamais. Cela n'a pas de sens !

Comme Anna le dit, le résultat de cette méthode est durable. Nous en avons la preuve quand on confie notre petite à notre fantastique nounou, qui connaît bien nos routines. Il suffit qu'elle regarde le petit mot sur le frigo pour savoir comment gérer. Avant la cure, je me disais que je n'allais plus jamais avoir d'enfants... Mais maintenant, quand nous savons comment faire dormir les bébés, et que notre chambre est sans enfant, on ne sait jamais !

J'espère que mon témoignage motivera ceux d'entre vous qui hésitent à faire la cure... ELLE MARCHE ! »

N.B. : Toutes les questions et tous les commentaires des parents dans ce livre sont authentiques et non sollicités. Certains noms ont été changés afin de préserver l'anonymat des familles. Les citations peuvent être lues sur www.annawahlgren.com dans la partie « La vie après la cure – un encouragement » (Livet efter kuren – en uppmuntran[3]).

---

2   [NdT] Équivalent suédois du service de Protection Maternelle et Infantile (PMI) français

3   [NdT] Cette partie du forum n'est disponible qu'en suédois. Dans le groupe Facebook « Au dodo les petits », vous trouverez dans le fichier Témoignages de la cure « Au dodo les petits » des témoignages français non sollicités.

POURQUOI EST-CE QUE LA CURE FONCTIONNE ?

La cure Au dodo les petits est en effet une cure – un remède – pour des petits enfants qui ont besoin d'aide pour pouvoir dormir paisiblement et en continu, toute la nuit.

Tout enfant présentant un trouble du sommeil peut être aidé par la cure, puisque les petits enfants, tout comme n'importe quel être humain fait de chair et de sang, ont besoin de dormir la nuit et veulent dormir la nuit. Nous voulons tous dormir paisiblement. Les enfants ne sont pas une exception.

La cure Au dodo les petits peut être utilisée pour les enfants de tout âge, à partir de quatre mois.

Le père d'Armand, 8 mois au début de la cure, raconte :

Armand dormait particulièrement bien jusqu'à ses quatre mois, et nous commencions à nous y habituer et trouver cela normal. Évidemment, c'est là que les problèmes ont apparu. Sans entrer dans les détails, je peux vous dire que nous n'avons pas dormi une nuit entière pendant plus de quatre mois. Il se réveillait entre cinq et dix fois la nuit, nous le nourrissions, le bercions, le couchions dans notre lit, le couchions dans son lit…Cette fatigue nous diminuait, c'est le moins que l'on puisse dire.

Nous, nous en souffrions, notre fille aînée également, et le travail aussi bien sûr. Nous nous sommes adressés au BVC, à notre puéricultrice, que nous trouvons par ailleurs fantastique et très compréhensive, mais elle était incapable de nous aider. Nous avons contacté le service pédiatrique hospitalier, mais ils ne pouvaient pas nous aider non plus. Nous avons vu un psychologue pour enfants, qui pensait probablement que nous nous occupions mal de notre enfant. Personne n'a pu nous aider.

Par un pur hasard, je me suis retrouvé sur le site d'Anna, en cherchant d'autres parents dans notre cas sur Internet. Tout de suite, j'ai eu l'impression d'être arrivé à un tournant.

J'ai lu tout ce qu'il y avait sur la cure, dont la thèse du loup, et je me suis dit : mon Dieu, voilà quelqu'un qui a vraiment réfléchi POURQUOI les enfants se réveillent la nuit, et pas seulement comment faire pour qu'ils s'endorment.

Nous avons reçu le livre Au dodo les petits quelques jours plus tard, et nous sentions de plus en plus que dans ce livre se trouvait le bon sens qu'aucun des « experts » que nous avions consultés n'avaient su nous donner. Le seul aspect controversé de la cure – que les enfants dorment mieux sur le ventre – ne faisait que confirmer ce que nous avions déjà constaté chez notre fils. À partir du moment où il était capable de se retourner, Armand a toujours dormi sur le ventre et nous n'avions jamais essayé de changer sa position de sommeil.

Cela fait bientôt quinze jours que nous avons commencé la cure. La première nuit a été très dure, comme prévu. Mais déjà dès la deuxième nuit, nous avons constaté une grande différence, et la quatrième nuit, Armand a dormi de huit heures du soir jusqu'à cinq heures du matin, sans se réveiller une seule fois. Quelle différence ! Nous nous disions que nous pourrions facilement nous contenter de cette situation. Si nous pouvions dormir jusqu'à cinq heures du matin, ce serait supportable et nous pourrions nous adapter. Mais nous avons bien évidemment persisté, et cela se passe de mieux en mieux. Cette nuit, Armand a dormi de 19h30 à 7h00 d'un trait – exactement comme dans notre planning. Nous sommes reposés, nous avons plus d'énergie et nous profitons de la vie. Et très soudainement Armand s'est mis à manger comme un ogre, alors qu'il ne faisait que cracher sa nourriture auparavant. Cette transformation a été fantastique. C'est incroyable, il y a seulement trois semaines, nous ne dormions pas plus de deux heures de suite par nuit.

Tout dans cette méthode nous parle, nous n'y voyons aucun inconvénient. Cela fonctionne à merveille et je ne peux qu'encourager tous ceux qui souffrent autant que nous le faisions de tenter le coup. Le résultat est simplement incroyable. Mille mercis à Anna, qui sans nous connaître nous a appris tout cela !

La cure Au dodo les petits a été élaborée grâce à une étroite collaboration avec des centaines et des centaines de bébés souffrant de troubles du sommeil, que j'ai pu aider, personnellement pendant trente ans, à bien dormir toute la nuit.

Le principe pour la cure Au dodo les petits est simple et clair : on calme l'enfant là où il est couché.

Et cela, on le fait de manière réconfortante, active et préventive.

Une maman écrit :

> Merci Anna d'être là et d'avoir le courage de prendre la parole ! La méthode du 5-10-15 était trop cruelle pour nous. La cure Au dodo les petits a été un tournant décisif pour notre enfant d'un an. Nous n'avons pas « essayé » la cure. Nous avons pris les choses en main et fixé l'ordre des choses : la nuit on dort comme des souches ! Évidemment, nous avons appris le livre par cœur. La nuit, on n'est pas capable de beaucoup réfléchir.
>
> Résultat : des nuits de douze heures après une semaine – et cela continue, deux ans et demi plus tard.

La cure Au dodo les petits est la solution pour vous qui, avec les meilleures intentions du monde, avez provoqué des troubles du sommeil chez votre enfant.

Le manque de sommeil vous épuise et vous n'en pouvez plus. À partir de votre propre fatigue désespérée, vous pouvez peut-être maintenant comprendre comment se sent votre enfant. Vous voulez mettre un terme à une situation devenue insupportable pour tout le monde.

Et cela n'est pas difficile. La cure Au dodo les petits peut être réalisée par n'importe qui – y compris par vous-même, même si vous vous sentez complètement épuisé(e) et découragé(e) depuis peut-être des mois.

À partir du moment où vous prenez la décision, vous allez mobiliser des forces dont vous ne deviniez pas l'existence. Des décisions appellent l'action, et des actions menées avec conviction, visant un objectif précis, sont capables de mettre un terme à n'importe quelle situation d'impuissance.

Une maman raconte :

> Ma vie sociale était réduite à zéro depuis la naissance de notre fils, et ce jusqu'à la semaine dernière. Ma mère et mes beaux-parents étaient les

seules personnes que je trouvais le courage de voir – de temps en temps. Pendant une nuit « réussie », nous atteignions cinq à six heures de sommeil et avec beaucoup de chance, nous arrivions à dormir deux heures d'affilée (malheureusement cela se produisait très rarement). Personne – mais vraiment PERSONNE – ne comprenait à quel point nous souffrions car personne dans notre entourage n'avait vécu ce genre de situation. Ceux qui disaient avoir eu des enfants « difficiles » nous disaient que c'était normal que les enfants dormaient mal – leurs enfant se réveillaient JUSQU'À (!!) trois fois par nuit. Mon Dieu, que c'est épuisant... Du luxe comparé à notre situation !

Je ne veux pas me plaindre, mais comme tout le monde nous disait que notre situation était normale, je me suis sentie comme la pire des personnes, incapable d'être une maman souriante. J'arrivais tout juste à nourrir, coucher et habiller mon enfant, c'est-à-dire à m'occuper de lui au sens du strict minimum (jouer n'était même pas imaginable dans mon état). J'étais tellement fatiguée que je me mettais à pleurer pour un rien. Mon mari et moi, nous nous disputions pour des choses complètement ridicules. Je n'avais pas le courage de m'occuper de moi-même. Je ne pouvais pas comprendre pourquoi je n'y arrivais pas moi, alors que tous les autres qui avaient des enfants réussissaient très bien !

Après un énième appel au secours au BVC, on m'a donné les coordonnées d'un psychologue pour enfants et d'un médecin. Chez le psychologue, on nous a proposé un rendez-vous pour quatre semaines plus tard. Chez le médecin, on nous a donné une ordonnance pour des somnifères POUR L'ENFANT ! Alors, nous avons atteint notre limite. Nous nous sommes décidés à faire la cure Au dodo les petits. Nous étions complètement épuisés tous les deux. J'ai fait les premières nuits et mon mari s'est occupé de notre enfant la journée. Il a fallu cinq nuits avant de voir les premiers signes d'amélioration. Pendant cinq jours et cinq nuits, nous nagions autant dans les doutes que dans l'espoir de la réussite de la cure. Pendant la semaine de suivi nous avons pu dormir toute la nuit, sans aucune action de notre part. J'AI PLEURÉ DE JOIE !

Aujourd'hui, après une semaine de sommeil divin, les mots me manquent pour dire à quel point je suis heureuse. Je me réveille toujours deux trois fois la nuit parce que notre petit garçon se réveille et fait quelques bruits, mais il se rendort SEUL dans la minute ! Je souhaite bonne chance et envoie un peu de ma toute nouvelle force à ceux parmi vous qui vous trouvez sur le point de vous lancer dans la cure. Je sais que vous en êtes capables, car si notre petit garçon a pu apprendre à dormir, alors votre enfant le pourra aussi. JE VOUS LE PROMETS !!! La clé est de croire en vous-même et à ce que vous faites. L'enfant va dormir ! Et cela, vous le voulez tous.

Une maman encourage :

Je dois absolument vous le dire ! À tous ceux parmi vous qui hésitez et qui avez des doutes, je vous incite à réaliser la cure Au dodo les petits !

Les réveils répétés de notre fille de quatorze mois nous causaient des problèmes. Notre patience et nos forces s'en usaient, au point que nous étions incapables de prendre les choses en main. Nous nous disions qu'elle traversait une phase qui allait prendre fin, mais cette « phase » ne cessait jamais.

Bien sûr, les nuits étaient de temps en temps un peu mieux, avec seulement deux ou trois réveils, puis cela se dégradait à nouveau. Notre fille se réveillait très souvent. Parfois sans se rendormir pendant des heures. Rien n'y faisait !

Nous avons suivi le conseil de la faire dormir avec nous – cela ne marchait pas. J'ai arrêté l'allaitement, aucun changement. Nous avons essayé la méthode du 5-10-15, mais c'était affreux – elle a crié et elle a vomi jusqu'à s'endormir de pur épuisement et seulement pour se réveiller de nouveau, encore et encore...

Finalement, nous en avons eu ASSEZ. J'avais déjà entendu parler de la « méthode Anna Wahlgren », mais je me suis rendu compte, en l'étudiant de près, que je n'avais en fait rien compris. Nous avons étudié le livre à fond, et tout nous parlait.

Puis, on s'est mis au travail, et bien sûr, il y a eu quelques nuits difficiles et quelques retours en arrière (tout comme Anna le dit), mais nous avons essayé de rendre ce projet agréable, et nous nous sommes installés sur un matelas par terre devant sa porte avec un peu de littérature. Et cela a marché ! Notre fille dort la nuit et j'ai l'impression de me retrouver au paradis. Nous avons tellement de retard de sommeil ! Bien sûr, il arrive qu'elle se réveille avant l'heure, mais maintenant elle reste tranquille dans son lit en babillant un peu, et parfois elle se rendort. Je vous remercie Anna, de tout mon cœur – vous avez littéralement sauvé la vie de notre famille !

Maintenant, nous ressentons la joie d'être parents et de profiter de la vie ensemble. Nous n'angoissons plus à la perspective d'avoir encore une nuit sans repos – car c'est vraiment terrible de ne jamais pouvoir dormir.

> Notre petite fille se porte à merveille et elle adore aller se coucher dans son lit.

L'impératif de la nature impose aux enfants de se développer et de grandir, encore et encore, quel que soit leur niveau de fatigue. C'est leur joie de vivre qui les pousse. Leur volonté de vivre n'a pas de limite.

Mais privés d'un sommeil digne de ce nom, la force naturelle de profiter de leur joie de vivre leur manque très vite. Ils deviennent grognons, collants et inquiets. Mais ils sourient quand même, dès que nous les y invitons. La joie de vivre, forte et illimitée, se voit à travers leur sourire.

En tant qu'adulte, il est alors facile de tirer la conclusion, erronée, que tant que le bébé semble globalement content, tout va bien. C'est facile d'ignorer la peau pâle, les cernes sous les yeux et sa manière de demander constamment que l'on le prenne dans les bras, inquiet et ronchon, tant que le bébé prend du poids et sourit en retour.

L'état mental de base – la joie de vivre – est naturel chez tous les enfants. C'est un fait qui ne nous laisse cependant pas carte blanche pour ignorer le grand besoin de sommeil des petits enfants.

Une jeune maman nous raconte :

> Quand notre bébé avait sept semaines, le nombre de repas nocturnes avait grimpé à quatre ou cinq par nuit.
>
> Cela correspondant à quatre ou cinq veilles d'une demi-heure par nuit. Chaque nuit. Le jour commençait officiellement vers six heures du matin – il réclamait alors son petit déjeuner. Lui et moi, nous étions morts de fatigue. Il pleurait et se frottait les yeux après avoir mangé, mais ne parvenait pas à se rendormir. Même chose vers six heures du soir. Des soirées avec bébé en pleurs et des parents inquiets.
>
> J'ai un livre qui traite des cinq premières années de l'enfant, et j'y ai lu qu'à l'âge de mon fils, les bébés devaient dormir environ seize heures par jour. Je français les sourcils. Je ne pensais pas que mon bébé dormait autant. Pendant quelques jours, j'ai noté l'heure de chaque réveil et de chaque endormissement. Le résultat m'a tétanisée. Environ

26

11,5 heures – dans le meilleur des cas. Il était très loin des seize heures requises. Il fallait faire quelque chose ! Je me suis alors souvenue avoir lu un article sur le sommeil des bébés quand j'étais enceinte de neuf mois. Je croyais me souvenir du nom de la personne interviewée, Anna Wahlgren de mémoire. Je connaissais tout juste son nom, je n'avais aucune idée préconçue, pas d'opinions sur elle, je n'avais rien lu du tout sur sa personne ni sur sa pensée. J'ai fait une recherche sur le net, avec quelques résultats. Entre autres, son site. « Super, elle a son propre site ! » J'y ai trouvé des informations sur la cure Au dodo les petits qui est un remède pour des bébés à partir de quatre mois.

Le bébé en question n'avait que sept semaines, pas quatre mois. J'étudiais encore et encore. Est-ce qu'il était possible d'utiliser les outils proposés, sans parler de la cure, pour prolonger la nuit des nourrissons ? Oui, c'était possible…J'ai introduit des heures fixes tout de suite. Mes notes des journées passées m'ont servi de base. Alors, je me suis fixée un planning. « Si ce petit garçon dort huit heures de suite par nuit dans une semaine, il nous restera huit heures la journée. » Après un peu de réflexion et plusieurs brouillons, j'avais un premier planning. Et mon entourage se moquait de moi ! On me disait : « C'est impossible » ou bien « Alors bonne chance », avec un sourire ironique. Je leur souriais en retour sans rien dire. Dans mon for intérieur, je me disais « Maintenant c'est à moi de prendre les rennes, puisque pendant sept semaines j'ai laissé le bébé nous guider, et il est complètement perdu ! »

Après avoir suivi le planning une première journée, le garçonnet a dormi quatre heures de suite la nuit. Puis, il s'est réveillé pour manger. Puis il a dormi encore quatre heures. Nous avions en face de nous un bébé heureux, qui avait assez dormi. Son état grognon et ses pleurs ont cédé à son premier sourire, puis à ses gazouillis. Et ce bébé, est-ce qu'il a pleuré quand maman a décidé que maintenant c'était l'heure de dormir, et que maintenant c'était l'heure de manger ? Non. Il n'a pas pleuré.

Les premiers jours, je l'ai couché dans son landau pour les siestes. Il arrivait bien sûr que je couche un petit garçon bien réveillé avec des yeux grand ouverts. Il me regardait en se demandant ce qui se passait. « C'est l'heure de dormir ? » La réponse – sous forme de bercements décidés du landau – était : « Oui, mon bébé, c'est exactement cela. » Au bout d'un instant, ses yeux se fermaient. J'arrêtais alors de tirer le landau et je le laissais seul. C'était à lui de s'endormir. Ce qu'il faisait. Sans pleurer. Rien n'est parfait, malheureusement. Évidemment, il y a eu des jours où il s'est réveillé au milieu d'une sieste, tout sauf reposé. Peut-être que nous avions de la visite à ce moment-là. J'avais l'impression que le regard des invités me brûlait le dos ! « Pourquoi est-ce qu'elle ne prend pas le bébé dans ses bras ? », « Pourquoi berce-t-elle le landau ? » « Si ces bercements calment le bébé, pourquoi est-ce qu'elle ne continue pas jusqu'à ce qu'il s'endorme ? » Et ainsi de suite, encore et encore.

(Évidemment, il se peut que tout cela n'existe que dans ma tête et que les pauvres invités fussent complètement innocents...).

Grâce aux outils d'Anna Wahlgren, j'ai prolongé la nuit du bébé de manière successive. Mon bébé ne pleurait plus au moment du coucher. J'avais plutôt le problème inverse, il était sur le point de s'endormir pendant son dîner – est-ce que j'aurai le temps de le coucher avant qu'il ne s'endorme ? En le couchant, j'ai dit la comptine, une fois, assez discrètement, pour l'accompagner dans son sommeil. Et il ne s'est jamais réveillé la nuit ? Si, cela arrivait. L'heure du loup, entre quatre et six heures du matin, a posé problème pendant quelques semaines. J'ai sauté de mon lit pour tirer le landau (il y dormait même la nuit pendant cette période-là), à plusieurs reprises entre quatre et six heures du matin. Pendant cette période, j'ai longuement discuté l'existence, ou la non-existence, du Loup avec d'autres mères (en train de faire la cure) sur le site d'Anna Wahlgren.

Puis est arrivée la nuit où notre enfant a dormi tout seul toute la nuit, sans se réveiller une seule fois. Depuis ses quatre mois, il fait des nuits de douze heures. Nous en sommes très contents, surtout le bébé lui-même. C'est un bébé heureux. Si jamais il ne se réveille la nuit, il y a la comptine. Et le silence revient. Bébé s'est rendormi.

Tout nouveau-né sait d'instinct qu'il est incapable de survivre seul. Il ne peut pas se nourrir, ni se chauffer ni se protéger contre les animaux sauvages. Le désarroi des nourrissons – leur impuissance – est total.

Pour faire face, ils ont leur instinct de survie, l'instinct le plus fort de l'homme.

Cela entraîne une angoisse de survie. Le nourrisson veut et doit vivre, mais craint la mort et pense qu'il va mourir. C'est au rôle de la meute, dans lequel l'enfant est né, de faire tout ce qui est de son pouvoir pour éliminer cette angoisse de survie.

Je sais que vous, qui tenez ce livre entre vos mains, n'avez pas épargné vos forces pour faire dormir votre enfant. Pourtant, vous n'avez pas réussi. Votre enfant dort même de plus en plus mal.

Bientôt vous allez comprendre pourquoi. Les mots ne suffisent pas. Il faut communiquer avec les nourrissons et les petits enfants par l'action.

Il s'agit de convaincre l'enfant, encore et encore et sans cesse : « Tu vas survivre. Nous nous en occupons. Nous surveillons tes intérêts. Tu peux te concentrer sur le simple fait de vivre, grandir et te développer, et te marrer ! Aucun loup ne viendra te prendre, ne t'inquiète pas. Tu peux être complètement détendu. »

Les besoins humains basiques de l'enfant doivent être satisfaits. Ce sont exactement les mêmes que les vôtres : assez de nourriture à des heures à peu près fixes, assez de sommeil à des horaires à peu près fixes, quelques habits, un toit – une place sur Terre, c'est-à-dire un chez soi – et des personnes avec qui partager la lutte commune de survie.

Les petits enfants ne peuvent pas s'en occuper. Nous, les adultes, qui connaissons l'art de survivre, devons le faire à leur place.

Tout comme vous, papa ou maman, permettez à votre enfant de manger en lui donnant à manger, vous devez permettre à votre enfant de s'endormir en l'aidant à trouver son calme, protégé du loup sous toutes ses formes.

Vous pensez probablement que vous avez déjà tout essayé. Pourtant, quelque chose ne va pas puisque l'enfant ne dort pas.

Si tous vos efforts, nuit après nuit, visant à aider votre enfant à dormir, avaient été les bons, le petit enfant aurait évidemment dormi à poings fermés.

La vérité est toute autre. Paré(e) des meilleures intentions, vous avez au contraire renforcé l'angoisse de survie de votre enfant, au lieu de l'éliminer.

Chaque fois que vous avez pris l'enfant de son lit, vous avez augmenté son angoisse. Vous avez confirmé par votre action que le monde est en effet un endroit peu sûr et dangereux, tout comme l'enfant, torturé par son angoisse de survie, l'avait pressenti. Vous avez sauvé l'enfant en le protégeant avec votre corps, et vous lui avez appris que sans cette protection physique, il se trouvait en danger de mort.

Le nourrisson n'est pas plus convaincu que son lit à barreaux est un endroit protégé, que vous, pourtant adulte, vous seriez convaincu(e) de vous trouver en sécurité dans une tente dans la savane avec un groupe de lions tournant autour.

« Dois-je vraiment rester tout seul ici ? » hurle l'enfant de son lit. « C'est très dangereux, non ? Le loup viendra me prendre, non ? »

Si votre réponse à la question de l'enfant – et les nourrissons n'ont que leur cri pour communiquer – consiste à le prendre dans vos bras pour le protéger avec votre corps, le consoler et le porter, alors vous sauvez l'enfant. Vos actes crient :

« Non, tu ne peux vraiment pas rester couché ici ! Le loup viendra te prendre ! Rester ici, c'est risquer la mort ! Il faut absolument que nous te mettions en sécurité ! »

Même si l'enfant se calme temporairement dans vos bras, la réponse n'est pas très sécurisante à la longue.

De plus, ce n'est pas vrai : le lit n'est pas dangereux, le loup n'y est pas.

L'enfant n'accepte pas cette réponse incorrecte. Car personne, petit ou grand, ne supporte d'être constamment inquiet de mourir. Personne ne peut bien dormir la nuit s'il craint la mort.

Et c'est pour cela que l'enfant continue à se réveiller, crier, poser ses questions – nuit après nuit, de manière de plus en plus insistante. Ce que l'enfant attend comme réponse, par votre action, c'est votre message réconfortant et sincère :

« Tu peux dormir tranquillement. Nous te surveillons. Nous connaissons le danger et nous t'en protégeons. Ta survie est assurée. »

La maman du petit Eliot :

Être avec son enfant heureux est un tel plaisir ! Nous avons réalisé la cure au mois de janvier, quand Eliot avait un peu plus de six mois. Cela s'est très bien passé. Mieux que prévu ! Dès la troisième nuit, il dormait ses douze heures. Puis on a eu des petits soucis au moment de l'heure du loup pendant quelques semaines, ou seulement des réveils un peu trop matinaux, mais il n'a pas été difficile d'y remédier. Et c'est cela le point important. C'est tellement facile ! C'est exactement comme si tout ce qu'Eliot demandait, c'était notre aide pour dormir. Il s'est fait aux nouvelles routines sans problème, avec le sourire.

Il a toujours été un petit garçon fort et robuste, mais maintenant son développement a carrément explosé. Il était à quatre pattes à sept mois passés et maintenant il marche avec son petit chariot de marche, à seulement dix mois. Il a eu quelques rhumes, sans que ses nuits en soient perturbées. Et il a eu deux dents sans aucun souci de sommeil.

Voir à quel point notre fils a été réactif à cette cure a été tout à fait extraordinaire à vivre. Nous avons l'impression qu'il n'y a plus aucun obstacle. Mon Dieu, j'ai compris comment s'occuper des enfants et comment les éduquer !

Une autre maman confirme le soulagement de son enfant :

Une année de sommeil nocturne divin pour notre petit garçon, maintenant grand. Il y a un an et deux jours, nous avons commencé la cure Au dodo les petits pour notre garçon d'alors quatre mois. Et quel résultat ! Les nuits en pleurs ne sont plus qu'un mauvais souvenir. Qui aurait pu deviner qu'il allait se pencher vers son lit en rigolant avant de s'endormir ?

Et une autre maman nous raconte :

Nous avons réalisé la cure quand notre fils avait un peu plus de cinq mois. Nous y réfléchissions depuis quelques temps, sans arriver à prendre de décision. Notre fils dormait tellement mal ! Il s'endormait soit au sein, soit dans son lit que nous bercions alors sans cesse. Puis, il se réveillait tout le temps, la plupart du temps très mécontent. Je l'allaitais, le consolais, le portais et il pleurait. Vers cinq heures du matin, mon mari se levait avec le petit pour que je puisse dormir au moins une heure ou deux le matin. Ce n'était pas possible de continuer ainsi. Mon mari et moi étions fatigués et de mauvaise humeur. Notre fils était fatigué et ronchon, et la grande sœur payait les frais. À l'époque, le forum des parents sur le site d'Anna n'avait pas encore vu le jour, mais sur le site nous avons trouvé l'antisèche de la cure. Nous l'avons imprimée, et étudiée et réétudiée ! Nous avons choisi un long week-end pour commencer la cure. Et notre fils a poussé un soupir de soulagement et s'est endormi. L'effet de la comptine était incroyable. C'était magique !

Il nous a fallu environ cinq semaines avant que le coucher du soir et l'heure du loup se passent sans le moindre souci, mais ce n'était pas une période si fatigante. Notre famille s'est transformée. L'été a été fantastique, aussi fantastique qu'il doit être avec deux petits enfants ! Au mois de mai, cela va faire deux ans que nous avons réalisé la cure. Depuis, notre fils a globalement très bien dormi. Il y a eu des périodes où il s'est réveillé trop tôt, mais en insistant sur la comptine pendant quelques jours, cela passait. Quelques maladies ont un peu affecté son sommeil. Mais grâce aux outils de la cure et aux bons conseils du forum nous avons toujours rapidement redressé la barre.

Aujourd'hui, il dort 11-12 heures par nuit et 1,5-2 h le jour. Nous en sommes éternellement reconnaissants ! Notre seul regret est de ne pas avoir fait la cure plus tôt.

Le loup existe. Nous ne pouvons pas l'éliminer en le niant ou en consolant l'enfant. Le loup doit être tenu à l'écart, de manière préventive et continue.

Nous, les adultes, nous le faisons constamment. C'était pour se protéger des animaux sauvages que l'homme s'est construit des abris.

Chaque jour, et en vue de chaque nuit, nous, vous et moi ainsi que tous les autres à travers le monde, prenons des mesures pour ne pas se faire prendre par le loup, quelle que soit sa forme. Nous regardons à gauche et à droite avant de traverser la route. Nous vérifions que notre porte soit bien fermée à clé avant d'aller nous coucher. Nous installons des alarmes d'incendie chez nous. Nous débranchons le fer à repasser et nous vérifions que la cuisinière soit bien éteinte avant de quitter la maison. Nous fermons à clé, activons l'alarme et empêchons ainsi le loup de venir, par tous les moyens.

Nous savons ce qui peut arriver. Le danger est constamment présent. Nous faisons tout notre possible pour en être protégé.

L'enfant veut des garanties que le loup ne viendra pas. Il veut être assuré qu'aucun danger ne le menace. L'enfant veut pouvoir dormir aussi tranquillement que vous le faites, une fois que vous avez éteint toutes les bougies, que vous avez vérifié que l'alarme

32

d'incendie clignote, que vous avez fermé les fenêtres au rez-de-chaussée et que vous avez soigneusement verrouillé votre porte d'entrée. Vous ne voulez pas avoir à vous inquiéter que la maison prenne feu pendant votre sommeil, ou bien que quelqu'un entre chez vous et vous menace de mort dans votre lit.

Vous voulez dormir tranquillement. C'est exactement ce que veut votre petit enfant aussi.

Or un petit enfant ne peut prendre aucune mesure de sécurité. Votre petit enfant ne peut rien faire du tout pour empêcher le loup de venir le prendre. Seulement vous, adulte, compétent(e) et capable de survivre, pouvez assurer cette sécurité.

Tout comme vous, votre petit enfant veut être libéré de son angoisse de survie et non pas s'y enfoncer !

C'est pour cela que le principe de base de la cure Au dodo les petits se présente comme suit : **les petits enfants doivent être calmés là où ils sont couchés**. Leurs cris sont des questions et non pas des expressions de mécontentement.

« *Est-ce que le loup viendra me prendre ?* » *crie l'enfant.*

Votre réponse, à travers des actions immédiates, doit être objective, vraie, calme et réconfortante :

« *Je surveille tes intérêts. Je garantie que le loup ne vienne pas te prendre. Tu peux dormir tranquillement. Tu peux être complètement détendu. Je suis entre toi et le loup. Rien de mal ne peut t'arriver.* »

Voici un rapport de la maman de la petite Élise :

C'est maintenant le soir de la treizième nuit de la cure avec Élise, six mois. Je suis assise sur le canapé, Élise dort. Une citation d'Anna me vient à l'esprit, connue par tous ceux parmi vous qui ont déjà fait la cure : « Alors, qu'est-ce que vous allez faire de tout votre temps libre ?! » Voilà mon problème actuel !

Ces mots m'ont frappée comme une agression quand je les ai lus pour la première fois, il n'y a pas si longtemps. J'avais la tête qui tournait d'épuisement, des fourmillements dans les jambes, j'avais des sifflements dans les oreilles et mes yeux étaient remplis de larmes après encore une nuit infernale.

Élise me réveillait sans cesse par ses cris et j'avais l'impression d'être en guerre avec les tétines. Elle se réveillait entre cinq et dix-sept fois par nuit, très régulièrement, ce qui m'empêchait de dormir plus de deux heures de suite au maximum... Nous sommes même arrivés au point où mon mari emmenait Élise au bureau le matin. J'étais complètement à plat le dernier matin avant que nous commencions la cure.

Comparez la différence ! La nuit dernière, la douzième nuit de la cure, Élise a dormi de 19h40 à 7h25. Pas loin de douze heures d'affilée, sans appeler une seule fois ! Quand je suis entrée dans sa chambre ce matin, je l'ai retrouvée paisible dans son lit, en grande conversation avec son doudou chien, de toute évidence en confiance et bien dans son lit !

De mon côté, j'ai dormi sans interruption de 22h à 7 heures du matin. Je ne me suis pas sentie obligée de me coucher en même temps qu'elle, afin d'être sûre d'avoir au moins quelques heures dans mon lit. Je me suis installée dans le salon et j'ai regardé un peu la télé. Qu'une chose si simple puisse donner une telle sensation de luxe ! J'avais presque oublié à quel point cela pouvait être AGRÉABLE de se réveiller après avoir dormi toute une nuit. On se sent tellement différent. La seule certitude que la nuit sera probablement calme fait que l'on est capable de se détendre.

Le chemin pour y arriver n'a pas été une longue ligne droite, mais loin d'être aussi difficile que ce beau résultat aurait pu exiger. En plus, j'ai l'impression de mieux faire connaissance avec Élise pendant la cure. Nous avons vraiment communiqué, dans les deux sens. Elle, à l'aide de ses questions, ses protestations et réactions, et moi, grâce à la comptine sur différents tons. Je comprends beaucoup mieux ce qu'elle veut aujourd'hui, même le jour, car la tétine n'est plus là pour l'empêcher de s'exprimer ! Qui a dit « les petits enfants sont source de plaisir et doivent eux-mêmes prendre plaisir à vivre »... ? Voilà exactement comment j'aurais pu le formuler moi-même. Et, j'aimerais ajouter que les petits enfants doivent également profiter d'une maman souriante et motivée, pas seulement supporter une maman qui ne fait que rêver d'aller se coucher ! J'espère que la suite sera aussi agréable. J'en suis convaincue, car je sais quoi faire si des problèmes surgissent. Je me sens calme. Et je suis déjà plus qu'heureuse !

J'ajoute un conseil pour vous qui êtes sur le point de commencer la cure. Préparez votre entourage et acceptez toute aide possible ! La présence de ma sœur, installée sur un matelas en tant que coach les deux premières nuits, valait de l'or, car ce n'est pas évident de trouver la bonne attitude au début. Et le fait que mes parents sortaient Élise la journée les premiers jours m'a permis de dormir un peu afin d'être d'attaque pour la nuit à venir. Et un grand merci pour toute l'aide ici sur le forum. Un merci tout particulier à vous, Anna, qui à mes yeux méritez le prix Nobel. La cure m'a rendu ma vie !

PS. Est-ce seulement moi qui trouve que le BVC devrait conseiller la cure Au dodo les petits ? Ils n'ont pas pu me proposer beaucoup de soutien. Je pense qu'ils sont bloqués par le conseil de coucher les enfants sur le ventre. Pourtant c'est la position préférée, nuit et jour, des petits, mais interdit par les médecins dès qu'il s'agit de dormir. Moi aussi, je n'y étais pas favorable au début. Mais il se trouve que, chaque matin sans exception, j'ai retrouvé ma fille sur le dos, même si nous l'avions couchée sur le ventre. Je pense que grâce à la cure, elle dormirait aussi bien debout sur sa tête, si c'était cela son choix ! Ce n'est pas la position qui permet le bon sommeil et qui l'aide à se rendormir toute seule, ce qui était notre objectif le plus important. Grâce à la comptine, elle est sûre de notre présence en dehors de sa porte entre elle et le loup. Elle est sereine, tout simplement. Elle connaît les routines, elle s'y retrouve. Chaque soir elle reçoit les mêmes messages réconfortants. Que j'ai dû moi-même me faire faire une cure pour lutter contre mon envie de tout contrôler et mes tendances de mère poule, et finalement accepter qu'elle dorme mieux toute seule dans sa chambre qu'avec nous, c'est un tout autre problème… !

Peut-être que mes notes de la cure peuvent encourager ceux parmi vous qui êtes en train de faire la cure. Les voici :

Nuit : 19h30 – 7h00. Trois siestes par jour.

Sommeil total : 15h/24h.

⌐⊃ Nuit 1

Elle s'endort après avoir été flapotée[4] pendant quarante minutes. Elle se réveille huit fois dans la nuit, on la flapote et on la quitte avec la comptine. Elle semble fâchée, mais pas triste. Elle se rendort seule une fois ou deux, gazouille le matin.

⌐⊃ Nuit 2

---

4   Flapoter : un des outils physiques de la cure *Au dodo les petits*. Il s'agit de tapoter les fesses de l'enfant avec le poignet légèrement fermé, fermement mais sans violence. Pour une explication détaillée, voir p 162.

Elle s'endort après avoir été flapotée et entendu la comptine, le tout en cinq minutes, très fatiguée, sans aucune protestation. Elle se réveille cinq fois, vers quatre heures il faut vingt minutes avant qu'elle ne se rendorme, une petite demoiselle très en colère.

⇝ Nuit 3

Elle s'endort après avoir été flapotée et après avoir reçu la comptine, le tout en dix minutes. Pas de protestation. Elle se réveille vers 22h30, se contente d'une petite comptine toute calme, se rendort, puis elle gère toute seule TOUTE la nuit !! On l'entend un peu, mais elle semble dormir plus profondément que jamais. Le lendemain, j'étais euphorique et je voulais crier pour que tout Stockholm m'entende qu'Anna Wahlgren fait des miracles ! J'ai failli arrêter une femme enceinte au magasin pour l'en informer à l'avance.

⇝ Nuit 4

Après avoir été positionnée dans son lit et après avoir entendu la comptine, elle s'endort sans protestations en cinq minutes.

Dans la nuit, elle se réveille huit fois, bien réparties. Au début, elle est très en colère, puis de plus en plus docile jusqu'à six heures du matin où elle est de nouveau en colère, jusqu'au matin. Est-ce que c'est cette nuit qu'elle comprend vraiment ce que nous essayons de lui dire ?

⇝ Nuit 5

Elle s'endort toute contente en deux secondes, sans bruit après positionnement dans son lit et comptine.

Comptine vers 21h30 et 23h. Elle se réveille encore quatre fois, mais se rendort toute seule.

⇝ Nuit 6

Elle s'endort en quinze minutes, râle un peu. En la mettant sur le ventre vers 20h, je la réveille. Elle est triste, mais se rendort après trois comptines. Elle se réveille vers 3h50 mais se rendort toute seule. Comptine à 5h35. Entre 6h et 7h elle pleurniche un peu, mais s'arrête à chaque fois avant que je me sente obligée d'intervenir. Mais je décide de démarrer la journée à 7h15 car elle semble être sur le point de relancer une session de pleurs...

⇝ Nuit 7

Elle s'endort en 10-15 minutes, contente. Comptine vers 4h30 et 6h. Demi-heure difficile entre 6h15 et 6h45, avec un bébé très en colère et sans l'ombre d'une fatigue. Comptine très ferme, on la flapote deux fois. La comptine de confirmation la renvoie à ses colères deux fois. Enfin, silence... Ouf ! Matin à 7h25. Je ne suis pas bien réveillée ce matin. Élise non plus.

↷ Nuit 8

Elle s'endort en dix minutes, contente. Nous avons des invités et il y a un peu plus de bruit que d'habitude – j'ai peur que cela la dérange, mais pas de problème. À 4h et à 5h, elle se réveille, mais se rendort toute seule. Comptine à 6h. Elle fait quelques petits bruits de temps en temps entre 6h et 7h15. Quand je suis rentrée lui dire bonjour à 7h25, je l'ai retrouvée réveillée en train de jouer avec son doudou chien. Ma puce !

↷ Nuit 9

Elle s'endort en quinze minutes, contente. Elle gazouille (ou est-ce qu'elle parle avec son doudou chien ?)

Comptine à 4h35, 5h50, et 6h. Bruits entre 6h et 7h. En entrant dans sa chambre à 7h25, je la retrouve en train de jouer avec son doudou.

↷ Nuit 10

Elle s'endort en dix minutes. Contente. Très en colère à 1h30, ne veut pas entendre parler de la comptine. Je la remets sur le ventre, elle se détend, je sors de sa chambre avec une comptine tout en douceur.

Moitié réveillée entre 6 et 7h, fait quelques petits bruits, tousse un peu etc. En colère vers 7h. J'essaye de la calmer par la comptine, sans résultat. Je la « réveille » quand elle fait une petite pause dans ses cris.

↷ Nuit 11

Comme d'habitude, elle s'endort en dix minutes à peu près, contente dans son lit en discutant avec son doudou chien. Se réveille vers 3h, mais se rendort seule. Comptine à 4h20, 6h10, 6h30, 6h55. Je me tiens prête à intervenir et attend que les minutes passent afin de pouvoir la « réveiller » avant qu'elle ne redémarre... Je patiente et finis par la « réveiller » à 7h20.

↷ Nuit 12

Elle s'endort en dix minutes, contente. Je me réveille par la sonnerie du réveil de mon mari à 7h !!! Panique. Est-ce qu'elle est vivante ? Ouf, je l'entends parler dans sa chambre.

J'entre dans sa chambre à 7h25, elle est en plein discussion avec son petit chien et ne me voit même pas. Puis, elle me donne son plus beau sourire.

Quel bonheur de démarrer la journée ainsi !

L'ENFANT ET LE SOMMEIL

Demain, nous fêterons les trois ans de mon petit prince. Je regarde en arrière et je constate que depuis sa naissance, cette belle journée d'été il y a maintenant trois ans, notre vie est vraiment fantastique ! Mais cela n'a pas été que du bonheur, en tout cas pas tout au début. Pourtant, moi, je n'aurais pas pu être plus préparée pour le rôle de maman, et mon fils n'aurait pas pu être plus désiré et aimé. Il aurait dû être aussi heureux et équilibré qu'un enfant puisse l'être. Mais il ne faisait que pleurer et crier. Ne dormait jamais plus de 45 minutes d'affilée. Dans le meilleur des cas !

Pendant quatre mois et demi, j'ai supporté la situation. Puis j'ai craqué. En rentrant de la journée hebdomadaire d'accueil parent enfant organisée par notre ville, je ne pouvais pas retenir mes larmes. J'étais vraiment une maman catastrophique. Pourquoi est-ce que mon bébé serait si mécontent sinon ?

Alors, quelqu'un m'a parlé de votre forum. J'y ai beaucoup lu, j'ai posé beaucoup de questions, puis j'ai commencé la cure. Trois jours plus tard, mon bébé dormait toute la nuit, et il faisait ses siestes de jour sans aucun problème !

Tout d'un coup, j'avais un fils qui était heureux, content et très curieux. Couché sur son tapis sur le sol, il n'en demandait pas plus. La semaine suivante, à la journée d'accueil parent enfant, on nous a trouvés bien différents ! Aujourd'hui, c'est un petit garçon très heureux, avec beaucoup de caractère et une très forte tête. Et il est absolument charmant. Même d'après d'autres personnes !

Nous pouvons sortir, et il dort n'importe où. Il est réglé comme une horloge pour les repas et le sommeil. Alors, pour bien fêter ses trois ans, nous voulons vous remercier d'être là, et d'avoir le courage de nous aider, nous, qui ne savions simplement pas comment faire. La petite sœur est née il y a six mois. Elle vous doit son existence, tout simplement. Nous n'aurions jamais eu l'idée d'avoir un autre enfant, si vous ne nous aviez pas montré la voie. Nous vous embrassons très très fort !

Hélène, qui a la meilleure famille du monde.

Le petit de l'humain est pendant très longtemps un être vulnérable. Pour survivre, il dépend chaque minute, chaque heure, chaque jour et chaque nuit pendant de nombreuses années – bien plus que n'importe quel autre petit mammifère – des soins et des protections qu'il est incapable d'assurer lui-même.

Nous avons tous été petits. Vous-même, vous avez également su que vous alliez mourir très rapidement si personne ne s'occupait de vous immédiatement.

Nous avons tous été tourmentés par l'angoisse de survie. Nous avons tous vu le loup en face.

Les nouveau-nés sont, d'instinct, conscients de leur vulnérabilité. Leur maigre expérience de la vie leur dit que celle-ci est fragile. Ils sont poussés en dehors de leur existence protégée dans l'utérus, où ils n'ont jamais éprouvé la faim, où ils n'ont jamais dû respirer, où ils n'ont jamais ressenti le froid ni senti aucun danger les menacer. Ils sont expulsés car leur accès à la nourriture et à l'oxygène est soudainement coupé.

Ils ne naissent pas remplis d'envie de voir leur maman ou par curiosité de leur papa. Ils naissent à travers la gueule de la mort, torturés par l'angoisse de survie.

Dans cette angoisse de survie, ils prennent de l'air pour la première fois et ils repoussent cet air en criant. Ils n'ont jamais respiré avant.

Intellectuellement, ils ne comprennent évidemment pas que cette respiration leur permet d'oxygéner leur sang, via leurs poumons, ce qui leur permet à son tour de continuer à vivre.

Ils respirent car il faut qu'ils respirent.

De même, ils sont loin de conclure que la succion, imposée par leur instinct, implique que le liquide qui passe par leur bouche avant d'être avalé va les nourrir et permettre de vivre. Ils têtent parce qu'il faut. La relation nourriture dans la bouche - ventre plein - bien être - angoisse de survie atténuée n'existe pas dans leur univers.

L'expérience va leur permettre de comprendre la logique, tout comme la respiration deviendra automatique. Mais ce jour-là est encore loin.

Certains enfants naissent avec une angoisse de survie plus forte que d'autres. Exactement comme chez les oiseaux, où il semble toujours y avoir un bébé oiseau qui crie plus fort que les autres et qui arrive à arracher les plus gros vers de terre à ses frères et sœurs, plus petits et moins dégourdis.

Les petits oiseaux ne souffrent pas de colique. Pas plus que les nouveau-nés humains. Aucun enfant ne naît avec la colique.

Aussitôt que l'angoisse de survie est atténuée – avec de la nourriture, beaucoup de nourriture, encore de la nourriture et encore plus de nourriture – « la colique », « le mal au ventre » ou tout autre terme utilisé pour nommer ce qui est censé expliquer les cris désespérés des nourrissons, disparaît.

La colique est de l'angoisse de survie non atténuée.

Pour que les nourrissons osent croire en la vie aussi pour demain, non seulement de la nourriture, mais beaucoup de nourriture, encore de la nourriture et encore plus de nourriture est nécessaire. Il faut également qu'ils aient la force de vivre.

Il faut qu'ils aient la force d'éprouver le plaisir de vivre la vie pour laquelle ils sont destinés. Il faut qu'ils aient la force de profiter de la joie de vivre et de la force de vivre, qui imprègnent et dirigent l'instinct de survie humain.

Cela n'est possible qu'avec du sommeil, suffisamment de sommeil et encore un peu plus de sommeil.

Quel est le besoin de sommeil de l'enfant?

☾ Un mois : environ 16,5h/24h

🌙 Deux mois : environ 16h/24h

🌙 Trois et quatre mois : environ 15,5h/24h

🌙 Cinq et six mois : environ 15h/24h

🌙 Sept et huit mois : environ 14,5h/24h

🌙 Neuf, dix et onze mois : environ 14h/24h

🌙 Douze mois et toute la deuxième année : environ 13,5h/24h

🌙 Trois et quatre ans : environ 13h/24h

🌙 Cinq et six ans : environ 12,5h/24h

🌙 7 à 11 ans : environ 12h/24h

Le sommeil du nouveau-né est proche de l'inconscience. L'enfant sombre dans le sommeil n'importe où et n'importe quand. Tous ceux qui ont essayé, savent qu'il est quasiment impossible de réveiller un nouveau-né.

Pour le nouveau-né le sommeil est une délivrance, qui pour le moment – souvent pour plusieurs heures – le protège du traumatisme de la naissance et de l'angoisse de survie.

Dans l'utérus, il n'y avait pas de faim, pas besoin de manger, pas de respiration fatigante, pas de froid, pas d'épuisement. La vie se résumait simplement à grandir et jouer dans un endroit bien connu et sûr.

Cette vie sécurisée a brutalement pris fin. La vie tenait littéralement à un fil – le cordon ombilical, qui fournissait en permanence de la nourriture et de l'oxygène. Et ce fil a été coupé.

La vie sûre a été remplacée par une autre. Aussi sûre ?

« Les bébés prennent le sommeil dont ils ont besoin. » voilà ce que l'on vous a, parents depuis peu, probablement déjà dit. « Ne vous inquiétez par pour cela. Laissez simplement l'enfant décider ! »

Ceci est vrai pour les nouveau-nés, dont le sommeil est assez proche de l'inconscience. Et c'est sûrement vrai en ce qui concerne les bébés à naître !

La période où l'enfant peut être considéré comme « nouveau-né » est cependant très courte. Elle comprend les deux premières semaines de vie, parfois aussi la moitié de la troisième.

Ensuite apparaît ce que j'appelle la vraie naissance. L'enfant, qui s'est remis du choc traumatisant de la naissance, commence à se tourner vers l'extérieur dans tous les sens du mot, et une volonté prononcée de participation sociale voit le jour.

À partir de la vraie naissance, très peu d'enfants prennent le sommeil dont ils ont besoin par eux-mêmes. Voire aucun.

Il est impossible de le leur demander. Nous ne pouvons pas leur demander de se nourrir par eux-mêmes non plus. Vous ne vous attendez pas à ce que votre enfant vous montre le frigo du doigt en hurlant quand il a faim.

Vous ne croyez pas qu'il ou elle va tirer le pull de maman, ouvrir le soutien-gorge et sortir le sein.

C'est vous qui permettez à votre enfant de manger. C'est vous qui lui servez de la nourriture. C'est vous qui le nourrissez, en insistant, car vous savez que c'est nécessaire qu'il mange.

Vous ne pouvez pas manger pour votre enfant. Ce que vous pouvez et devez faire, plusieurs fois par jour, c'est d'assurer à votre enfant les prérequis pour qu'il ou elle puisse se nourrir.

Je parie que vous aurez été plus qu'étonné(e) si votre pédiatre ou puéricultrice vous avait dit : « Les bébés prennent la nourriture dont ils ont besoin. Ne vous inquiétez pas pour cela. Laissez l'enfant décider ! »

Les bébés ne sont pas capables de se nourrir eux-mêmes, ni de trouver le calme qu'il faut pour qu'ils puissent − osent − s'endormir paisiblement, en confiance.

Tout seuls, ils ne peuvent pas assurer leur survie.

Tout seuls, ils ne peuvent pas faire face au loup.

La maman de la petite Béatrice :

> Nous pensons souvent au jour où nous avons décidé de faire la cure. Notre petite fille avait alors cinq mois. Maintenant elle a un an et elle dort comme une princesse. Aujourd'hui, nous avions rendez-vous au BVC pour un vaccin. La puéricultrice nous a demandé, l'air inquiet : « Comment ça se passe, le sommeil ? Est-ce qu'elle dort un peu ? »
>
> Quand je lui ai répondu que notre fille dormait douze heures la nuit et deux heures par jour, elle m'a regardée, très surprise, puis a demandé où on pouvait commander de tels enfants. Je lui ai dit que c'était possible chez Anna Wahlgren !

À partir de la vraie naissance, un nouveau genre de cri apparaît chez le bébé.

Si chez les nourrissons, neuf cris sur dix expriment l'angoisse de survie et s'éliminent grâce à l'apport de nourriture, beaucoup de nourriture, encore de la nourriture et encore plus de nourriture, le dixième cri signifie l'épuisement.

Le monde agresse. Des centaines de milliers d'impressions et de stimuli attaquent l'enfant chaque jour.

L'enfant de trois semaines ne peut pas se couper du monde, qui souvent, est simplement trop pour lui. Les nourrissons ne peuvent pas comme nous, les adultes, prendre un peu de repos mental.

Après la vraie naissance, la conscience de l'enfant ne « s'éteint pas » aussi facilement qu'avant. Ils ont besoin d'aide pour trouver le calme.

Leur sommeil est également différent de celui du nouveau-né. Il ressemble plus au sommeil normal, au sommeil des adultes. Il donne de la force et de l'énergie. Il permet à tous les sens de se reposer, un repos sain et nécessaire, car chez le nourrisson, les sens sont en alerte vive en permanence.

Il ne faut pas plaindre les enfants qui dorment. C'est une bénédiction dont tous les enfants devraient profiter. Comme tous les êtres humains, faits de chair et de sang !

Et votre petit enfant est fait d'exactement la même matière que vous.

Le besoin des enfants de bien dormir la nuit, en continu et sans être dérangés, n'a jamais été aussi remis en question qu'aujourd'hui — mais cela, c'est une autre - et triste - histoire.

Une jeune maman raconte :

J'ai lu « For the Love of Children[5] » quand j'étais adolescente et j'ai eu très envie d'avoir des enfants. Tout semblait si facile !

Dieu merci, il a fallu quinze ans avant que mes voeux se réalisent — à quatorze ans je n'étais pas aussi prête à avoir des enfants que je ne le pensais — mais les idées d'Anna m'étaient restées dans la tête. Pour ma fille, les routines, la participation sociale et les rituels du soir simples et rapides ne posaient aucun problème. Elle ne pleurait presque jamais et son développement était très rapide.

Puis, les choses se sont compliquées. Quand elle a commencé à pleurer au moment de se coucher le soir, j'étais très surprise. J'ai commencé à l'endormir au biberon, et je passais mes nuits à aller la voir, la rassurer en la caressant jusqu'à ce qu'elle s'endorme. Cela était supportable, tant que ce n'était qu'une ou deux fois la nuit, mais la fréquence augmentait et elle restait réveillée de plus en plus longtemps. C'est vite devenu insupportable. En même temps, il me semblait exagéré de faire la cure Au dodo les petits à la lettre — ma fille savait dormir après tout !

Un soir, j'ai étudié la stratégie de la cure concernant les petites rechutes ou autres questions : donner la comptine une fois, attendre que la réaction passe, donner la comptine à nouveau quand le silence est revenu ou si l'enfant devient triste et demande encore une réponse. Gagné ! Je l'ai couchée encore éveillée et j'ai quitté sa chambre en égrénant la comptine. J'ai attendu devant sa porte qu'elle ait fini de réagir. Et devinez quoi ? Elle s'est endormie toute seule après trois minutes de plaintes, à la suite de quoi elle a eu une comptine de confirmation. Puis, elle s'est réveillée UNE fois cette nuit-là.

Aujourd'hui, quatre semaines plus tard, il arrive toujours qu'elle se réveille et appelle, mais elle se contente de la comptine (au lieu d'une heure de caresses dans son lit à barreaux, ce qui a pour résultat une maman très frustrée et un mal de dos horrible) et cela arrive de plus en plus rarement. Tous les soirs, je la couche contente et réveillée, toujours à sept heures. Elle se fait son nid et s'endort toute seule quand j'ai déjà

---

5   Wahlgren, Anna For the Love of Children Childcare and Child Rearing 0-16 years Stockholm, Anna Wahlgren AB, 2009. La publication de la traduction française est prevue pour le second semestre 2019 aux éditions BIOVIE.

quitté sa chambre. Elle a simplement compris à quel point c'est agréable de dormir. Maintenant, le temps passé à la coucher équivaut au temps qu'il faut pour dire la comptine. Le matin, je veille à ce qu'elle ne soit pas obligée de m'appeler, la plupart du temps c'est moi qui la réveille, contente, à sept heures.

Dois-je dire qu'elle et le reste de la famille aiment la vie ? Je suis stupéfaite, et un peu abasourdie !

Chaque enfant naît avec une baguette magique dans sa main. La nature a fait de son mieux pour assurer sa survie.

Les deux parents, ayant eu neuf mois de préparation, sont prêts au moment de la naissance à assumer la responsabilité du bien-être d'un autre être humain 24 heures sur 24. Ils sont prêts et ils disposent d'une volonté d'aimer, qu'ils ne ressentiraient probablement pas pour n'importe quel petit enfant que quelqu'un aurait déposé à leur porte d'entrée en leur disant de s'en occuper jour et nuit pendant quelques décennies.

La nature a tout soigneusement préparé. La disposition des parents est totale. Mais les petits bébés humains ne naissent pas avec cette certitude. C'est à travers la gueule de la mort qu'ils voient la lumière.

La naissance doit être une expérience atroce : l'enfant passe par un canal tellement étroit que les os du crâne sont parfois chevauchés, avant que le visage soit poussé vers le haut, puis dehors.

Immédiatement après, les poumons doivent fonctionner, des poumons qui n'ont jamais été au contact de l'air. L'enfant prend de l'oxygène et repousse sa première bouffée d'air en criant. C'est la première fois que l'enfant entend ce cri. Tout est inconnu et effrayant : les sons, la lumière, le froid – la différence de température atteint 15 degrés – et le monde est nouveau.

Nous comprenons aisément que ce monde inconnu semble très dangereux du point de vue de l'enfant.

Personne ne peut dire à l'enfant que tout va se passer à merveille. Personne ne peut lui expliquer que sa survie est garantie. Personne ne peut assurer au nouveau-né que le loup ne viendra pas. Personne ne peut raconter à l'enfant qu'il n'y a pas de risque : il ou elle ne va pas mourir de froid ou de faim, ni être abandonné dans la forêt.

Les mots ne servent à rien. Les adultes doivent garantir la survie à travers des actions.

Avant toute chose, l'enfant doit être nourri. Nourriture – et chaleur humaine. Nourriture – et chaleur humaine. Nourriture – et protection du loup. Nourriture – et sommeil, un sommeil reposant, de délivrance.

Les nourrissons, excepté les nouveau-nés, dont le sommeil est proche de l'inconscience, sont incapables de prendre le sommeil dont ils ont besoin. Le rapport se sentir fatigué(e) - se coucher – faire silence en soi – s'endormir – se réveiller en forme n'existe pas dans leur univers.

Ils ont peur de mourir « Est-ce que je vais succomber ? ».

Ils ont peur du loup, qui dans les cultures occidentales symbolise tout ce qui menace l'homme.

Noyés dans cette angoisse de survie, ils crient. Ils demandent de la sécurité. Ils demandent de l'aide réconfortante pour trouver leur calme. Pour oser dormir paisiblement ils ont besoin d'aide, tout comme ils ont besoin d'aide pour le sein, le biberon, le porridge ou la purée afin de pouvoir manger. Les nourrissons sont aussi incapables de se nourrir qu'ils sont incapables de prendre le sommeil dont ils ont besoin.

Une maman réfléchit :

> Mardi dernier, mon bébé et moi avons participé à un cours de massage pour bébés. L'animateur nous a demandé pourquoi nous nous étions inscrits. Sept sur dix ont répondu que c'était à cause d'un « mal au ventre » ou d'une « colique ». J'ai regardé les enfants. Leurs yeux étaient rouges. Leur peau pâle. Certains criaient sans cesse, bien que « tous les enfants adorent se faire masser » (peut-être pas ceux qui sont complètement épuisés ?) et certains étaient simplement couchés sur le dos, en train de regarder le plafond. J'avais envie de ramener tous ces enfants chez moi, leur donner à manger, les bercer en tirant le landau et les flapoter jusqu'au calme, quitte à me casser les bras et le dos s'il fallait. Ces enfants souffrant de « coliques » souffraient d'un manque de

nourriture et de sommeil évident ! « Quand votre enfant commence à crier exactement à six heures du soir et refuse de s'arrêter avant deux heures du matin », continuait l'animateur, « faites ceci : ne nourrissez pas l'enfant. Portez l'enfant, cela peut parfois aider. Massez l'enfant. Faites un tour en voiture. Si vous allaitez, évitez les produits laitiers et les produits à base de céréales. Cela ne devrait pas durer plus de trois mois ! » Pardonnez-moi, cher animateur, vous n'auriez pas oublié quelque chose ? Deux besoins primordiaux chez tout être humain ? Le sommeil, par exemple ? Des quantités de nourriture ? J'avais envie de crier. Se faire masser est agréable, mais cela n'élimine aucune angoisse de survie.

Mon objectif consiste à ce que la cure Au dodo les petits remplace et envoie aux oubliettes la méthode du 5-10-15 ; la méthode des pleurs, appelée en anglais « **CONTROLLED CRYING METHOD** ».

Vous vous demandez peut-être pourquoi ? N'est-il pas plutôt facile de simplement laisser l'enfant pleurer jusqu'à l'endormissement pendant quelques nuits, jusqu'à ce que l'enfant comprenne qu'il vaut mieux dormir ?

Ce que vous avez lu sur la cure Au dodo les petits, vous semble bien fatigant comparé à quelques nuits de pleurs, non ? On doit tirer le landau, flapoter, dire la comptine, établir un planning et tenir des routines – pourquoi ne pas simplement laisser l'enfant gérer ?

Afin de comprendre l'énorme différence entre la méthode des pleurs et la cure Au dodo les petits, il faut comprendre la thèse du loup. Il faut être capable de comprendre l'angoisse de survie, du point de vue de l'enfant, cette même angoisse que vous avez vous-même vécue au même âge.

À la différence de la méthode des pleurs, la cure Au dodo les petits rend les parents responsables. Ce sont les adultes qui doivent aider l'enfant à retrouver son calme.

Ce sont eux qui doivent chasser le loup – l'angoisse de survie –, le mettre à la porte et le faire fuir.

Ce sont eux qui doivent garantir la survie de l'enfant et plus encore : lui garantir une bonne vie, une vie sûre, avec un bon sommeil, un sommeil paisible et un sommeil suffisant – un sommeil agréable que l'enfant appréciera bientôt profondément, assez confiant en lui-même pour pouvoir oser et vouloir s'endormir en paix.

Le principe de la méthode des pleurs trouve ses origines dans les années 1940 aux États-Unis. Cette méthode stipule que les bébés doivent s'endormir tout seuls, en pleurant, pendant que les parents vont les voir toutes les cinq minutes, au mieux, pour les rassurer. La méthode rend les enfants responsables de se calmer eux-mêmes, tant bien que mal.

Cette méthode requiert des nerfs solides chez les parents. Ils doivent en effet ignorer leur instinct de protection qui les appelle à secourir leur bébé au plus vite.

Les enfants s'endorment effectivement tôt ou tard, puisque leurs pleurs ne donnent pas d'autres résultats que résignation et épuisement. Ainsi, la méthode des pleurs fonctionne – à condition que les parents soient capables de rester passifs face au désespoir plus ou moins hystérique de l'enfant.

La méthode des pleurs présente de sérieux inconvénients :

🌙 1. Les pleurs ignorés créent forcément des sentiments d'abandon chez l'enfant. Pour un bébé qui est incapable de survivre seul, être abandonné signifie danger de mort.

🌙 2. Le sommeil qui arrive après résignation, désespoir et épuisement physique est rarement un sommeil réparateur et récupérateur. Cela est vrai pour nous tous.

🌙 3. La plupart des enfants ayant été « guéris » par la méthode des pleurs dorment trop peu. Les parents doivent épuiser l'enfant avant de le coucher. Cela se comprend parfaitement car nous voulons tous éviter des heures de pleurs.

🌙 4. Le sommeil, dont l'enfant ne profite pas et qu'il ne recherche pas, est très facilement dérangé par le moindre stress, tel qu'une poussée dentaire ou un rhume. Le résultat de la méthode des pleurs est ainsi rarement de longue durée. La méthode doit être répétée encore et encore.

Selon la cure Au dodo les petits, les questions de l'enfant ne doivent jamais être laissées sans réponse. Leur angoisse de survie, leur peur du loup et leur inquiétude d'être si vulnérables, ne doivent jamais être ignorées.

Pour moi, les enfants ne devraient pas pleurer du tout.

Mais ils pleurent, on le sait tous. Mais ce grand nombre de questions qu'ils posent la première fois, le premier soir de la cure Au dodo les petits, doivent recevoir des réponses immédiates et réconfortantes, dans le vrai sens du mot – même si cette première réponse peut exiger entre 20 et 45 minutes pour des enfants qui n'ont jamais bien dormi (ou dormi tout court...).

Des petits enfants ont tout à fait le droit d'être de mauvaise humeur, ils peuvent être fâchés et ils peuvent réagir plus ou moins convenablement – mais dans mon monde les petits ne doivent pas être tristes ou malheureux.

Les petits ne doivent pas se croire abandonnés une seule seconde.

Une jeune maman :

Nous avons suivi les conseils dans « For the Love of Children[6] » à la lettre. Nous avons nourri notre bébé autant que possible et nous avons éliminé les repas nocturnes successivement en utilisant votre technique de tirer le landau. Et comment les gens dans notre entourage ont pu rigoler. « Un bébé de quatre mois qui dort douze heures par nuit ! Ha ha, bonne chance ! » Puis il a eu quatre mois et il dormait effectivement douze heures par nuit. « D'accord, d'accord, mais tenez-vous prêts. Dès qu'il aura un rhume ou quand ses dents vont commencer à pousser, vous allez le savoir. Vous avez simplement eu beaucoup de chance jusqu'à maintenant. » Puis il a eu un rhume. Et une gastro. Et deux dents. Et le petit garçon a appris à marcher à quatre pattes et à tenir debout. Il dort toujours ses douze heures par nuit.

---

6   Wahlgren, Anna For the Love of Children Childcare and Child Rearing 0-16 years Stockholm, Anna Wahlgren AB, 2009 La publication en français est prevue pour le second semestre 2019 aux éditions BIOVIE.

Une fois ou deux nous avons utilisé la comptine, et il s'est rendormi de suite. Et vous vous en doutez, j'adore en parler autour de moi !

LE SAFARI. UNE ALLÉGORIE.

Imaginez-vous que vous participez à un safari. Vous en rêviez depuis des années. Et maintenant vous y êtes !

Vous êtes loin de tout, au milieu de nulle part. Dès ce premier jour, vous avez vu une quantité d'animaux sauvages. Demain, vous allez vous lever à l'aube pour aller observer des oiseaux.

Vous êtes un petit groupe, tous passionnés par les expériences extraordinaires de la nature. Et le guide semble fantastique. Un vrai passionné, compétent et sûr. Votre confiance en lui est totale. Son équipe comprend des porteurs, des cuisiniers, des éclaireurs, bref, tout ce que l'on peut souhaiter. Une organisation tout simplement fabuleuse !

Dès le premier instant, vous avez été pris(e) en charge de manière professionnelle et réconfortante.

Le voyage n'était pas donné, mais on dirait que vous en aurez pour votre argent. Cette expérience va dépasser vos attentes les plus optimistes !

Le campement est installé, et la nuit tombe. Vous dégustez un bon dîner à côté du feu. La conversation est animée. Vous avez même aperçu un lion aujourd'hui. Un grand mâle prenant un bain de soleil, juste à côté de vous.

Quelle chance de vivre une telle expérience ! Vos compagnons de voyage sont tout aussi enthousiastes que vous-même.

On vous montre la tente dans laquelle vous allez passer la nuit, ici dans le bush. Vous avez opté pour une tente individuelle car vous préférez dormir bien au calme, sans être dérangé(e).

Ainsi vous êtes certain(e) de passer une bonne nuit. Le guide vous fournit un oreiller et une couverture et vous souhaite une bonne nuit. Avant de vous laisser, il vous avertit sur un ton amical :

« C'est préférable de rester sur le lit de camp cette nuit. Il se peut qu'il y ait des scorpions et des araignées pas très sympathiques par ici. »

Vous vous précipitez sur le lit de camp, en faisant de votre mieux pour placer vos pieds au niveau du menton.

« Allez, on se calme, vous dites-vous intérieurement. » La journée a été longue, et bouleversante, des milliers d'impressions ont bombardé votre pauvre petite tête, et maintenant la fatigue vous envahit. Qu'est-ce que cela va être agréable de dormir !

Couché(e) dans le noir, vous devinez le feu de camp quelque part dehors et vous écoutez les bruits dissonants et étranges de la savane. Vos paupières deviennent lourdes.

Mais c'était quoi cela ? C'était quoi ce bruit ? Le rugissement d'un lion ? Juste en dehors de la tente ?

Droit(e) comme un piquet, vous vous tenez assis(e) sur votre lit de camp. Il y a un lion dehors ! Vous avez entendu un rugissement ! Et voilà – encore un ! Un lion rugit dans la nuit, juste devant votre tente !

Votre cœur bat intensément. Tétanisé(e) de peur, vous regardez fixement dans le noir vers l'ouverture de la tente. Les pans sont en toile fine, rien de sécurisant. Horrifié(e), vous visualisez très clairement comment le lion réussit à pénétrer dans la tente en un rien de temps, avant de vous attaquer dans votre lit.

Mon Dieu, encore un rugissement ! Encore plus près, non ? Votre cœur bat tellement fort que vous entendez à peine vos propres pensées angoissées.

Vous essayez de retrouver votre calme. Il faut faire quelque chose. Mais quoi ? Vous êtes tout(e) seul(e), dans une pauvre petite tente dans la savane, et si le lion décide d'attaquer, vous n'avez absolument aucune chance.

Encore un rugissement ! Vous avez des sueurs froides.

Vous ne criez pas. Vous êtes une personne adulte après tout, et même si vous n'avez jamais eu aussi peur dans votre vie, vous tenez tout de même à vous comporter de manière civilisée. Vous vous raclez nerveusement la gorge.

« Hé ? » *appelez-vous doucement en direction de la porte. « Il y a quelqu'un ? Hé... ? »*

Et quel soulagement incroyable ! La porte de la tente s'ouvre légèrement, et vous apercevez le fusil grâce à la faible lueur du feu. Et qui tient le fusil ? Le guide, le guide si merveilleux, si sûr et si fantastique !

Maintenant vous le voyez très clairement, et rien au monde n'aurait pu vous faire plus plaisir.

« Ne vous inquiétez pas », *dit-il avec un sourire réconfortant.* *« Je suis là. Je veille. Vous pouvez dormir tranquillement. »*

Vous auriez pu vous jeter dans ses bras, tellement vous êtes soulagé(e) ! S'il n'y avait pas cette histoire de scorpions...

« J'ai cru entendre un lion », *bafouillez-vous, pas très rassuré(e).*

« Aucun lion n'oserait s'aventurer ici », *assure le guide. « Et si jamais il y en avait un assez bête pour essayer, ce serait son dernier acte, croyez-moi ! »*

Il s'en va. Les pans de la tente retombent après son passage. Vous vous recouchez, votre calme revenu. Le cœur retrouve enfin sa place habituelle et vous vous endormez paisiblement.

Mais alors, c'était quoi ? Encore ce bruit !

Brusquement, vous vous asseyez sur le lit, réveillé(e) comme en plein jour. Votre cœur bat intensément. Maintenant vous entendez plusieurs lions. Il y en a au moins trois qui rugissent. Un de chaque côté de la tente, et encore un derrière – vous en mettriez votre main au feu !

Vous avez dormi combien de temps? Aucune idée. Si seulement tout cela pouvait être un cauchemar ! Vous pouvez quasiment voir les lions marcher doucement en jetant leurs ombres menaçants sur la toile de la tente. Et vous les entendez, de tous les côtés ! Leurs rugissements vous entourent dans cette nuit noire de la savane.

Vous tentez désespérément de vous calmer. Vous êtes en sueur, votre cœur bat. Il faut essayer de réfléchir...

Le guide a bien dit qu'il veillait. Il a bien dit que vous pouviez dormir tranquillement. Si des lions approchaient, il allait s'en charger. Il l'a promis.

Mais si jamais il n'est plus là ? Il faut bien qu'il dorme un peu lui aussi, non ? Et si jamais il n'entendait pas les lions ? Et peut-être que le guide a une dame quelque part dans la savane, et qu'il est parti se coucher chez elle, très loin, dans une tente isolée ?

C'est sûr, il est loin de savoir que vous vous trouvez face à un danger de mort !

Maintenant les lions rugissent atrocement. C'est certain : un, deux ou bien tous les trois, vont se jeter sur la tente dans les prochaines secondes, la déchirer et sauvagement vous attaquer. Ils vont vous dévorer !

« Hé ? », vous gémissez de nouveau, cette fois-ci avec une voix aussi minable que votre for intérieur. « Hé ! Il y a quelqu'un ?»

Osez-vous croire en la présence du guide, comme la dernière fois ? Non, vous n'osez certainement pas l'espérer ! Les lions rugissent dans la nuit. Est-ce que le guide serait capable de vous entendre, même s'il était posté juste devant la tente ?

Peut-être qu'ils l'ont déjà pris ?

Oh Dieu merci, il est là ! Son fusil apparaît à l'ouverture de la tente, et il entre. Grand et sûr, tenant fermement son fusil.

« N'ayez pas peur », rassure-t-il. « Je suis là. Vous pouvez être complètement rassuré(e). »

Oh, vous êtes tellement reconnaissant(e) que vous ayez pu vous mettre à genou pour le remercier, si seulement il n'y avait pas cette histoire de scorpions et d'araignées.

Vous avez toujours un peu peur, mais les rugissements des lions semblent un peu plus lointains maintenant. Peut-être que vous vous êtes simplement imaginé(e) qu'ils étaient si proches ? Peut-être qu'ils n'avaient jamais été proches de la tente ? C'est tellement difficile d'estimer les distances dans cette nuit noire, évidemment. Et les ombres sur la toile de la tente... Peut-être que c'était simplement les flammes du feu du camp ?

Mais non, ce raisonnement sensé ne suffit pas à vous calmer complètement. Vous êtes toujours tellement effrayé(e) que vous avez du mal à respirer.

« *Ils semblaient tellement proches* » *prononcez-vous péniblement.*

Le guide voit que vous êtes bien angoissé(e). Il pose son fusil et s'approche.

« *Nous sommes plusieurs à monter la garde dehors* », *assure-t-il.* « *Nous ne risquons pas la vie de nos voyageurs, sûrement pas !* »

Cela semble logique... Vous vous recouchez sur votre lit de camp étroit et vous faites de votre mieux pour desserrer la gorge. Le guide prend un air inquiet.

« *Allons* », *dit-il en s'approchant encore.* « *Vous avez si peur ? Mais il ne faut pas ! Je suis là ! Je suis avec vous.* »

Voilà bien le problème, pensez-vous, en sentant votre gorge se serrer à nouveau. Le guide n'est pas posté en dehors de la tente, prêt à dégainer. Il est là avec vous. Il a posé son fusil à côté de l'ouverture de la tente, hors de portée. Au lieu de monter la garde dehors, il se tient debout à côté de votre lit de camp en vous regardant.

Voilà ce qui n'atténue pas votre peur.

Maintenant, vous êtes réellement angoissé(e). Ce guide professionnel, qui inspire une telle confiance, qui représente la sécurité personnifiée – le voilà planté en face de vous, l'air inquiet.

Et maintenant vous entendez les lions, à nouveau ! Ils sont là ! Ils envahissent le campement ! Vous pouvez les entendre, tous les trois ! Et ils s'approchent de plus en plus... !

Vous regardez le guide, terrorisé(e). N'entend-il pas ? Pourquoi ne fait-il rien ?

Vous avez tellement peur, votre cœur est sur le point de s'arrêter.

« *Mais alors* », dit le guide avec beaucoup de compassion. « *Vous avez vraiment peur ? Vous me faites de la peine.* »

Maintenant il s'approche encore plus, jusqu'à votre lit où vous êtes allongé(e), tétanisé(e), la panique vous gagnant de plus en plus. Il penche la tête et vous regarde, plein de compassion :

« *Si vous voulez, je peux m'allonger ici à côté de vous. Je peux vous cajoler un peu.* »

Vous cajoler ? Terrorisé(e) d'horreur et de peur, vous ne savez pas quoi penser. C'est évidemment très gentil de sa part, mais... les lions rugissent dehors ! Trois ! Le bruit est tellement net que l'on pourrait penser qu'ils étaient déjà entrés dans la tente.

Comment est-il possible qu'il puisse s'imaginer qu'en s'allongeant à côté de vous sur le lit et en vous cajolant, les lions allaient disparaître ?

Vous essayez de vous raisonner. Forcément, il sait ce qu'il fait, c'est lui le guide après tout. Il a une grande expérience des safaris et de la savane. Que se passerait-il si vous acceptiez son offre de se coucher sur votre lit et vous cajoler un peu ?

Ce serait lui le plus proche de l'ouverture de la tente. Ce serait donc à lui de se faire manger en premier par les lions. Ce qui représenterait une petite protection pour vous.

Mais une protection temporaire seulement ! Il y a encore deux lions ! Même si le premier se contentait de dévorer le guide, les deux autres auraient toujours faim. Vous seriez une proie facile. Votre dernière heure serait venue, même si un peu attardée.

Non, cette idée ne vous plaît pas du tout ! Le guide a l'air inquiet. Puis, son visage s'illumine et il fait encore une proposition :

« *Si on dansait un peu ? Ce serait agréable et cela vous détendrait, n'est-ce pas ?* »

Puis il ouvre grand ses bras et vous invite à le suivre dans une valse lente. Agréable ? Détendant ? Vous n'en êtes pas si sûr(e). Vous ne trouvez pas cela particulièrement détendant de poser vos pieds parmi les araignées venimeuses, sans parler des scorpions, pour valser avec le guide. Puis, de toute façon, vous ne voyez pas comment le fait de danser une valse lente dans la tente empêcherait les lions affamés d'attaquer à tout moment. Non, cette idée ne vous plaît pas davantage.

« Et si on prenait une tasse de thé ? On pourrait se faire un petit goûter, tous les deux ? Ce serait sympa, non ? Cela vous ferait plaisir, un bon miam-miam ? »

Et en plus il se met à vous parler comme si vous étiez un bébé... « Un bon miam-miam ? »

Le guide, à qui vous avez confié votre vie et votre sécurité, vous sourit tendrement. Il semble vraiment prêt à tout faire pour que vous ayez un moment agréable dans la tente.

Dans la savane.

En plein milieu de la nuit.

Avec les lions rugissant juste dehors.

Qu'êtes-vous censé(e) penser ? Êtes-vous en train de perdre la tête ? Vous voici en danger de mort imminent, et le guide vous parle comme si vous étiez un bébé dans les bras de maman !

À cet instant précis, vous entendez un lion rugir de si près que vous êtes sûr(e) qu'il suffirait de tendre la main pour qu'il la dévore. Votre sang se glace. Vous vous rendez compte que le lion vient d'atteindre l'endroit où le guide est censé être posté. Alors, vous explosez.

« Sortez ! Allez tirer sur ces lions ! » hurlez-vous *en abandonnant la moindre ambition d'avoir des manières civilisées. « J'ai payé cher ce voyage, et j'exige la sécurité que l'on m'a promise. Demain, je me lève à l'aube pour aller observer des oiseaux. Je dois dormir ! Et je dois dormir calmement. Arrêtez de me déranger ! Vous êtes censé faire exactement votre travail de garde, c'est tout ! Allez, à votre poste et laissez-moi tranquille ! Montez la garde, bon sang ! »*

« Vous ne m'aimez pas ? » dit le guide.

« Pardon ? »

Vous ne croyez pas vos oreilles. Et en parlant d'oreilles, vous n'entendez plus les lions.

« Je croyais que vous m'aimiez », dit le guide.

58

On dirait qu'il trouve que vous devriez vous occuper de lui, plutôt que des lions et de tous les autres dangers. On dirait même qu'il s'attend à ce que vous ayez de la pitié pour lui, en le voyant si triste de vos paroles si dures. Après tout ce qu'il a essayé de faire pour vous, vous ne faites que lui crier dessus !

« Quel est le rapport ? », dites-vous violemment. « Ce n'est pas une affaire de sentiments ! Il s'agit de mon sommeil, au calme, sans lions. »

« Il n'y pas de lions ici », marmonne le guide. « En tout cas, pas de lions dangereux. En tout cas, pas de lions dangereux qui s'approchent du campement. En tout cas, pas de lions dangereux qui s'approchent du campement et dont il faut avoir peur. En tout cas, pas de lions dangereux qui s'approchent du campement et dont il faut avoir peur et qui pourraient vous attaquer. En tout cas, pas de... »

« Assez de mots », l'interrompez-vous brusquement. « Convainquez-moi plutôt ! »

Vous vous demandez si le guide et ses coéquipiers, dont la tâche principale est d'assurer le rôle de garde de nuit, ne font pas preuve de graves lacunes professionnelles. Est-ce possible qu'ils croient sérieusement que le fait de cajoler, consoler, danser, parler et encore parler – le tout accompagné d'un peu de miam-miam – puisse garantir la sécurité des voyageurs ?

Finalement, le guide semble comprendre. Il prend son fusil et il s'en va. Ce n'était pas trop tôt ! Les pans de la tente se referment silencieusement, et vous vous sentez en paix.

Les lions se sont tus. Voilà ce qui est agréable, car vous êtes épuisé(e). Il ne reste que quelques heures avant que vous ne vous leviez pour aller observer des oiseaux. Il faut des forces pour y arriver.

Pas seulement y arriver, mais profiter !

Vous êtes venu(e) pour vivre des expériences extraordinaires dans la nature, pas pour des nuits mouvementées comme celle-ci. Vous vous recouchez sur le lit de camp, bien conscient(e) qu'à tout moment un rugissement menaçant peut surgir et vous effrayer. Mais maintenant vous êtes sûr(e) que le guide se trouve bien à sa place avec le fusil chargé.

Vous allez dormir tranquillement ! Le guide ne va plus traîner dans la tente en parlant de sentiments. Mais, c'est quoi cela ? Un tir ? Ou autre chose, l'un des multiples bruits de la savane que vous ne connaissez pas encore ?

Ou simplement le fruit de votre imagination... ?

Quoi qu'il en soit, vous allez maintenant vous endormir tranquillement et profiter d'un sommeil paisible, un vrai délice !

II. LA CURE AU DODO LES PETITS : CALME, SÉCURITÉ ET PLAISIR !

Si et quand vous décidez de vous vous lancer dans la cure Au dodo les petits, vous aurez trois objectifs :

🌙 Le premier consiste à transmettre du **calme** à votre enfant.

🌙 Le deuxième consiste à transmettre de la **sécurité** à votre enfant.

🌙 Le troisième et dernier objectif consiste à donner à votre enfant le **plaisir** de dormir, un cadeau qui, nous l'espérons, durera toute sa vie.

Vous atteindrez le premier objectif, le calme, dans les quatre jours suivant le début de la cure.

Vous atteindrez le deuxième objectif dans la semaine de suivi.

Une fois que vous aurez réussi à faire ressentir le calme et la sécurité à votre enfant, de sorte que cela ne soit remis en question par personne, le plaisir viendra tout seul dans les semaines à venir. Vous y serez arrivés. Vous aurez réalisé la cure Au dodo les petits.

Une vie complètement nouvelle s'ouvrira alors à vous et à votre famille. À ce moment-là, si ce n'est pas avant, vous allez comprendre – et partager ! – de tout cœur le message que je transmets autour de moi depuis longtemps :

Les petits sont source de plaisir, et ils doivent
eux-mêmes prendre plaisir à vivre !

LE CALME

Les petits doivent être calmés là où ils sont couchés. Les méthodes pour calmer un enfant en pleurs seront décrites en détail dans le chapitre La boîte à outils.

Les mots ne suffisent pas, comme vous l'avez probablement déjà constaté. Il faut y aller de manière concrète. Les outils sont physiques. Nous en avons déjà un peu parlé : tirer le landau, flapoter, l'éventail... Leurs objectifs sont communs : a) arrêter les pleurs et b) aider l'enfant à se détendre physiquement.

S'endormir en pleurant ou en criant n'est pas chose facile. C'est même quasiment impossible. De la même manière, il n'est pas facile de s'endormir si physiquement on est tendu comme un ressort. Le calme, mental et physique, est un prérequis au bon sommeil, aussi bien pour les petits que pour les grands. Sans lui, impossible de se rendormir si on se réveille dans la nuit, ce que nous faisons tous (même si nous ne nous en souvenons pas toujours le lendemain).

L'opposé du calme est l'angoisse.

L'état de base du nourrisson, si on peut dire, est l'angoisse de survie. Tous les bébés, étant expulsés de l'utérus au moment où l'accès à la nourriture et à l'oxygène est coupé, naissent à travers la gueule de la mort avec une angoisse de survie dans leur bagage. Cette angoisse de survie doit être calmée immédiatement et de façon continue. Tout le monde sait d'instinct que les bébés en pleurs réclament avant tout de la nourriture. C'est seulement quand leur petit ventre est plein que d'autres sources de bien-être peuvent être considérées. Ce qui s'applique généralement aussi bien pour les grands.

On ne peut pas donner trop à manger à un nouveau-né.

Le surplus sort d'un côté ou de l'autre. Un ventre bien plein calme en grande partie l'angoisse de survie, mais cela ne l'élimine pas. Quel que soit le degré de satiété du bébé, il reste néanmoins vulnérable et complètement incapable de survivre seul. Tombé par terre, il ne peut même pas se relever. Si on ne meurt pas de faim, on peut mourir de froid comme on peut tout aussi bien se faire dévorer par un animal sauvage !

Tout nouveau-né est d'instinct conscient de ces dangers et ce dès la naissance. C'est pourquoi les bébés sont angoissés par un comportement hésitant ou trop délicat chez l'adulte. Bien qu'ils ne soient jamais vraiment tombés par terre, le risque de tomber les rend morts de peur (littéralement !), car pour eux, tomber, c'est être face à la mort.

Les outils de la cure Au dodo les petits ne sont pas douillets. En les appliquant, vous n'allez pas caresser la petite tête, ni le ventre ou le dos du bébé. Vous n'allez pas, résigné(e), prendre bébé doucement dans vos bras pour ensuite le bercer comme s'il était en porcelaine. Vos gestes seront très fermes. Vous serez capable de calmer bébé, au lieu de l'inquiéter encore plus, et vous serez épaté(e) par l'efficacité de ces outils.

Maintenant vous comprenez pourquoi.

Ce calme doit cependant être transmis immédiatement. C'est pourquoi vous ne pourrez pas dormir vous-même pendant les deux premières nuits de la cure. Vous devez rester infatigablement prêt à intervenir sur-le-champ.

Pendant la troisième et la quatrième nuit vous allez pouvoir vous endormir par moments, peut-être même plusieurs heures de suite, mais il faut toujours maintenir la garde afin de pouvoir agir à la seconde si nécessaire.

Comme vous allez pouvoir le constater en étudiant le chapitre La boîte à outils, et comme vous l'avez réalisé à travers les témoignages des parents cités précédemment, la « comptine » a une signification immense, quasiment magique.

Elle est bien rythmée, répétée quatre fois de suite, comme une variante un peu sophistiquée de l'expression « hip hip hourra ! » si vous voulez. C'est par la comptine que vous allez clore toute intervention physique pendant la cure.

Pendant la deuxième nuit, l'effet de la comptine prend de l'ampleur. Concrètement cela veut dire que votre intervention commencera par cet outil vocal, au lieu d'entrer dans la chambre. Vous allez donner – quand vous sentez que le message pourra être reçu – à votre enfant l'opportunité de se rendormir tout seul, sans votre intervention physique.

Déjà vers la fin de la deuxième nuit, vous allez probablement ressentir que l'enfant « répond » à votre comptine et s'en contente. Vous aurez alors établi un contact avec votre enfant que vous n'avez peut-être jamais ressenti auparavant. Vous êtes en communication – c'est un dialogue ! Vous allez ressentir un sentiment souvent décrit par d'autres « parents curistes » comme euphorique. Et ce sentiment est juste ce qu'il faut pour un cœur de parent déchiré.

(Si une tétine figure dans les habitudes actuelles, elle sera éliminée la première nuit, afin qu'une vraie communication mutuelle soit possible. L'enfant l'oublie en une nuit.)

Calmer un bébé n'est pas difficile. Les outils de la cure Au dodo les petits sont tellement efficaces que vous allez être étonné(e) de leur facilité. (Exceptée évidemment la toute première fois où l'enfant, naturellement, se demande ce qui se passe et surtout si vous savez bien ce que vous faites. 20 à 45 minutes peuvent être nécessaires pour donner une réponse suffisamment convaincante pour qu'elle soit acceptée par l'enfant – mais seulement cette première fois.)

Être capable de transmettre le calme à un bébé, qui pour une raison ou une autre est en pleurs, nécessite bien évidemment que votre propre calme soit plus que solide.

Et cela n'a pas forcément toujours été le cas – sinon vous n'auriez pas ce livre entre vos mains en ce moment.

L'homme porte en lui un instinct de protection très fort, qui ne vaut pas seulement pour ses propres rejetons. Les pleurs du nourrisson représentent le son qui nous touche le plus, toutes catégories confondues. Même un jeune carriériste célibataire en costume-cravate, courant vers un rendez-vous extrêmement important, ne pourrait passer devant un bébé en pleurs sans réaction. Et sa réaction serait l'inquiétude. Peut-être qu'il ne s'arrêterait pas, parce qu'il n'a pas le temps, mais il jetterait un coup d'œil à gauche et à droite en se demandant Où est la mère ? Pourquoi personne n'intervient ? Est-ce que le bébé est tout seul ?

Les pleurs du nourrisson éveillent immédiatement l'instinct de protection de chacun. Nous savons, tout comme le bébé, qu'il ne survivra pas s'il tombe par terre, littéralement ou de façon imagée. Le loup le prendra. Les nourrissons pleurent d'angoisse de survie, et l'instinct de survie est ce que nous avons de plus fort. Sans cet instinct, l'homme aurait disparu depuis longtemps. Mais au lieu de se laisser mourir, l'homme a conquis le monde, et cela ne s'est pas fait en abandonnant les uns et les autres – et surtout pas les petits enfants qui sont notre avenir.

La peur de mourir est présente en chacun de nous, de façon plus au moins latente. Quand il s'agit d'un petit enfant, la responsabilité parentale d'assurer le bien-être de l'enfant va de pair avec l'instinct de protection, qui, lui, se nourrit – naturellement – d'angoisse. C'est pourquoi il est tellement plus facile de dire que de mettre en pratique ce que je viens de vous dire : Pour que vous puissiez effectivement transmettre le calme à votre bébé, qui pour une raison ou une autre est en pleurs, il est absolument nécessaire que votre propre calme soit plus que solide.

Si vous êtes vous-même pris(e) d'angoisse, de peur du fameux loup, vous avez de multiples remèdes : le bon sens acquis sur la route de la vie, la connaissance de soi, la connaissance du monde, votre propre expérience et celle des autres, etc.

En parler avec la famille et les amis peut aider, mais seulement s'ils ne renforcent pas votre inquiétude. Non, tu ne vas pas t'en sortir. Tu peux aussi bien laisser tomber tout de suite, tu n'y arriveras pas. Voilà ce qui n'est pas forcément la réponse espérée.

Vous avez besoin qu'ils vous encouragent et qu'ils vous respectent en tant qu'être humain, même si au fond ils ne comprennent pas exactement pourquoi vous êtes tellement obnubilé(e) par cette ... angoisse de survie (!). Vous recherchez leur prise de recul rassurant à travers des mots simples, donnés par une voix convaincue : Ça va s'arranger, ne t'inquiète pas. Tu vas y arriver. Tu n'es pas tout seul(e). Tout ira bien. Tu en es capable ! Voilà des propos que vous pouvez accueillir dans votre cœur, à condition de vous sentir compris(e), profondément compris(e), et non pas écrasé(e) par des clichés lancés à la va-vite ou prononcés de manière indifférente. Angoissé(e) par tous vos problèmes insurmontables, vous n'iriez pas vers des amis eux-mêmes complètement noyés dans les leurs. Une personne aveugle ne pourra pas bien guider une autre personne aveugle. Vous iriez vers quelqu'un en qui vous avez confiance, quelqu'un que vous qualifiez de fort, sage, expérimenté et compétent. Et nous ne faisons évidemment pas référence « seulement » à des problèmes personnels ici. Lorsque vous rencontrez des problèmes sur le plan professionnel, vous faites très attention dans le choix de la personne à qui demander de l'aide. Menacé(e) par l'huissier, vous n'iriez pas demander conseil chez quelqu'un qui serait lui-même surendetté.

Si vous prenez tout cela en considération, vous comprendrez que votre enfant, dont vous n'avez pas encore réussi à éliminer l'angoisse de survie, doit être convaincu de votre propre calme absolu afin de pouvoir ressentir lui-même le calme.

Et vous comprendrez pourquoi les bébés qui pleurent hystériquement trouvent leur calme dans la présence de certaines personnes et pas du tout en présence d'autres (en général, les parents inquiets). Vous comprendrez comment j'ai personnellement réussi à aider des centaines d'enfants depuis tant d'années. Je leur étais pourtant parfaitement étrangère, la maison et la chambre leur étaient complètement inconnues. De plus, dans bien des cas, ces enfants ont été au cœur de la phase dite de « l'angoisse du huitième mois ». J'ai été capable de leur transmettre du calme.

Quand vous cherchiez du soutien, ce n'était pas de l'angoisse qu'il vous fallait. Vous ne vouliez pas que vos amis tombent en larmes face à votre détresse. Vous ne vouliez pas être consolé(e). Vous vouliez leur compassion, oui, mais vous ne vouliez pas de la pitié. Vous vouliez de la compréhension et de l'écoute attentive, mais surtout pas de désespoir muet. Vous vouliez de l'aide !

L'angoisse de survie est un savant mélange de peur de mourir, d'anxiété de la lutte de la vie et la peur de ne pas y arriver – physiquement ou psychiquement ou les deux. Si l'homme doit sauver sa peau, assurer son existence, si son corps et son esprit doivent être en état de fonctionner, au moins à peu près, il est impératif qu'avant toute chose il retrouve son calme.

Le nourrisson n'a pas de calme à retrouver. L'angoisse de survie l'a frappé même avant la naissance. Le bébé est expulsé de l'utérus, connu et sûr, sachant pertinemment que je suis incapable d'y arriver tout seul. Une fois le cordon ombilical coupé, sa vulnérabilité absolue devient un fait.

Du fond de son angoisse de survie, l'enfant crie. Et crie. Et crie. Chez les parents, l'instinct de protection s'éveille immédiatement. C'est la vie elle-même qui doit être protégée, personnifiée par ce petit bébé.

Non seulement l'inquiétude est éveillée par les pleurs du nourrisson. « Pourquoi est-ce que personne ne fait rien ? » se demandait notre jeune carriériste en passant devant le bébé en pleurs. L'instinct de protection appelle l'action. L'enfant doit être nourri, sans nourriture nous ne pouvons pas vivre. Mais être nourri n'est pas suffisant. Une série d'autres mesures sont nécessaires pour garantir la survie à l'enfant.

La première mesure, toute naturelle, est la prédisposition des futurs parents à aimer ce bébé, qui naîtra avec une baguette magique d'amour dans sa main. Le calme doit également être assuré. Le nourrisson n'a pas de calme à retrouver. Ce calme doit être établi maintenant.

Vous avez retrouvé votre calme (espérons-le !) grâce à votre bon sens, votre expérience, vos amis et votre aptitude à prendre du recul, etc. Mais cela n'a pas résolu vos problèmes. Ils sont toujours là. Or, votre calme retrouvé, vous êtes désormais capable de les gérer, ce qui était impossible avant.

Tant que vous étiez abattu(e) par l'inquiétude, peinant à trouver le sommeil, tête et ventre tordus par l'angoisse, vous n'aviez aucune chance. Vous étiez pris(e) dans un cercle vicieux, qui empirait à vue d'œil. Il n'y avait aucune source de joie dans votre existence. Rien ne pouvait vous distraire tant que l'inquiétude, l'angoisse de survie, vous torturait.

La même chose vaut pour les enfants. Les petits sont faits à partir d'exactement la même chose que les grands.

Des nuits morcelées, où on s'endort à peine et où on ne trouve jamais le bon et profond sommeil, ne sont pas plus reposantes pour les petits que pour les grands. On vous a probablement déjà dit le contraire :

☾ **Les petits prennent le sommeil dont ils ont besoin.** Mais vous, vous ne le faisiez pas, couché(e) dans votre lit et tordu(e) par l'angoisse, incapable de trouver le sommeil, votre esprit pollué par tous ces problèmes. Vous ne pouviez pas prendre le sommeil dont vous aviez pourtant vraiment besoin. C'était tout ce que vous vouliez, mais c'était tout bonnement impossible.

☾ **Les petits n'ont pas besoin de tant de sommeil.** Pourquoi pas ? Vous en avez besoin, pourtant. On dirait même immensément besoin ! Vous n'en pouvez plus. Et votre enfant ? Regardez la peau pâle, les cernes sous les yeux, le regard fatigué dépourvu du moindre éclat !

☾ **Tous les petits se réveillent la nuit les premières années.** Cela vient de telle ou telle raison, on vous l'a expliqué, et c'est complètement normal. Pour ne pas dire inévitable. *Sommeil – oubliez-le tout de suite !* Des réveils répétés pendant les deux-trois premières années font tout simplement partie de ce que c'est que d'être parent, alors autant l'accepter (et le supporter). Mais comment se fait-il alors que les petits enfants – même des bébés de quatre mois seulement – simplement aidés par la cure Au dodo les petits, dorment d'un trait leurs douze heures par nuit au lieu de se réveiller toutes les deux minutes ?

Et le pire de tout, c'est que vous n'en pouvez plus, tout simplement. Le *statu quo* ne peut plus durer. Vous commencez même à vous demander si les vérités que l'on vous présente sont en fait des vérités. Depuis quand est-ce normal que les petits enfants ne dorment pas la nuit ? Est-ce vrai que les petits enfants ne peuvent pas dormir la nuit ? Vous, petit, vous ne dormiez pas la nuit ? Toutes ces « vérités » vous semblent même avoir été inventées après-coup pour justifier une réalité insupportable, une réalité où votre mariage tombe en ruine et votre équilibre mental est en voie de disparition.

Et vous voilà avec mon livre entre les mains et vous y placez votre dernier espoir. *Nous avons tout essayé.*

À ce stade, vous ne souffrez pas seulement du manque de sommeil, ce manque fatal qui menace votre couple, votre travail, votre vie sexuelle et votre aptitude à apprécier toutes les autres sources de joie de l'existence. Vous culpabilisez également d'être un parent insuffisant. Le problème de sommeil vous surpasse. Que l'on vous répète que tout est normal ne vous aide guère. C'est ça d'avoir des enfants. Vous ne supportez plus cette situation, même si vous le devriez.

La vie avec un petit enfant, cela se résumerait-il à la *supporter* ?

Les problèmes sont là pour être résolus. Vous avez échoué. L'homme veut résoudre ses problèmes, pas se laisser abattre.

Chacun sait, vous aussi, que les nourrissons sont extrêmement vulnérables. Ils sont totalement dépendants des personnes qui s'occupent d'eux. Et si possible ils doivent non seulement survivre, mais aussi vivre. Vivre, cela veut dire ressentir – et exprimer – sa joie, sa satisfaction et son contentement d'une vie agréable. Avec tout votre amour, vous devriez bien être capable de donner à votre enfant cette joie de vivre ! Tout le monde s'attend à cela, et surtout vous-même. Mais chaque cri insistant, qui n'en finit pas, devient une confirmation du contraire : votre échec en tant que parent. *Quoi que je fasse, ça ne change rien. Je suis la pire maman du monde.*

De telles pensées représentent une torture aussi cruelle que d'être privé de sommeil. Se qualifier de mauvais parent, c'est se dire que l'on est un mauvais être humain. Si vous ne pouvez pas vous occuper de votre enfant de sorte qu'il ressente le calme et le plaisir de vivre, bien que vous ayez tout ce qu'il faut à votre disposition, alors vous, parent, ne valez pas grand-chose. Avoir des enfants, être parent, devrait être la chose la plus naturelle du monde !

Depuis la nuit des temps, des enfants naissent et grandissent et apparemment cela s'est plutôt bien passé puisque nous sommes toujours là. Autrefois, un nourrisson ne bouleversait probablement pas la vie de sa famille, où il y avait peut-être déjà onze frères et sœurs, et dix-huit vaches à traire. Comment faisaient-ils ? Comment font les autres ? *Pourquoi moi je n'y arrive pas ?*

Votre confiance en vous disparaît petit à petit, et c'est déjà assez grave. Mais votre estime de vous-même est également en train de s'échapper et de disparaître au fond du gouffre de l'impuissance, accompagnée par vos larmes. Voilà ce qui est encore pire. Quand notre estime de soi se fragilise, nous nous approchons dangereusement de la panne mentale.

Et le fait que vous aimez ce bébé plus que tout n'a aucune importance, que vous passez des heures à le bercer dans vos bras, que vous le prenez avec vous dans votre lit, que vous remettez sans cesse la tétine (ou peut-être est-ce vous la tétine, si vous allaitez). Vous craquez. Vous souhaitez à votre bébé de meilleurs parents, et que vous-même n'auriez jamais dû naître.

Je me permets une parenthèse polémique. Que le taux de natalité baisse dans les pays industrialisés me semble plutôt logique, tout comme le souhait des gouvernements que ce même taux augmente. Le plaisir d'avoir des enfants semble avoir disparu. C'est même devenu atrocement compliqué d'en avoir. Jour et nuit, les parents sont censés satisfaire les besoins insatiables de l'enfant en termes de proximité – ce qui n'arrange rien pour que l'enfant ait un jour des frères et sœurs. Le travail en dehors de la maison est devenu la norme. Nous sommes censés être indépendants, nous réaliser professionnellement, être autonomes financièrement. Comme nos enfants sont privés de notre présence le jour, il est somme toute très logique que nous nous sentions obligés de compenser cette absence par des longues soirées en notre compagnie, des nuits en commun et des week-ends surchargés d'activités. (Et des jouets bien sûr. En Suède, les enfants préscolaires possèdent en moyenne 536 jouets. Et une boîte de Lego d'un millier de pièces compte pour un.) Cette même société, qui ne cesse de prôner l'importance de la famille et qui glorifie la relation de confiance et de partage entre parent et enfant, rend en pratique impossible aux parents d'offrir à leurs enfants une vie familiale digne de ce nom. Les mêmes experts, qui placent « l'angoisse de séparation » au même niveau que les Sept péchés, accompagnent les intérêts financiers de la société en recommandant très fortement que les petits soient gardés n'importe où sauf par les parents. Les contorsions logiques sont légion. Nous sommes tous des parents fantastiques. Personne ne connaît nos enfants mieux que nous. Nous sommes les meilleurs, voire les seuls, experts. En parallèle, c'est à la maison et de la part des parents, que l'enfant risque de se trouver face aux pires situations : maltraitance, abus de drogues, violence. Si les enfants ne vont pas bien, c'est en compagnie de ceux qui les aiment le plus qu'ils vont le plus mal. Les parents sont le meilleur et le pire, blancs comme la neige et noirs comme le loup, les autorités et les boucs émissaires, tout à la fois. Le pain quotidien est constitué de stress et d'angoisse, alors qu'il aurait dû être fait maison et sans sucre ! Il faut apprendre à vivre avec la privation du sommeil, tout en faisant en sorte d'être reposé. Maman doit être libre, indépendante, autonome et politiquement correcte, et vivre en symbiose prolongée avec son enfant. Papa doit accepter ses nouvelles responsabilités concernant les enfants et la maison, en faisant le ménage, la vaisselle, la cuisine, en changeant les couches, en jouant, en consolant, en berçant la nuit et en travaillant à temps plein. Un divorce est terrible pour un enfant et la disparition de la maison est un traumatisme. Cependant ce n'est pas grave si les parents se séparent (en Suède, 40% des parents se séparent avant le premier anniversaire de l'enfant et 50% avant que l'enfant ait eu deux ans), tant que l'enfant peut passer une semaine sur deux chez maman et l'autre semaine chez papa et ainsi être aimé autant par les deux. C'est pourquoi les parents ne doivent pas trop aimer d'éventuels nouveaux enfants avec leur nouveau partenaire car le premier enfant, qui est prioritaire, pourrait se sentir exclu, alors qu'il est déjà exclu. Quelle pagaille ! Je pourrais continuer encore longtemps, mais ce ne serait pas cohérent avec l'objectif de ce chapitre, calme (*ou peut-être bien que si ?*).

Laissez-moi conclure : quand les gens arrêtent d'avoir des enfants dans la société où ils vivent, car ils jugent impossible, d'un point de vue pratique et financier, de concilier travail et enfants, alors cela veut dire qu'ils rejettent cette société. Ils ne croient pas en son avenir. La société est alors condamnée à mourir, car sans les enfants il n'y a pas de futur possible.

Revenons au calme. Vous souvenez-vous du safari ?

Si vous avez lu l'allégorie du safari, et si vous avez réussi à vous mettre dans la peau de la personne effectuant ce voyage, alors vous pouvez vous rappeler qu'il ne vous fallait pas grand-chose pour que vous vous sentiez calme, tout en vivant cette aventure fantastique. Vos attentes positives étaient maximales. Le guide, en charge du safari assisté par ses coéquipiers, vous a tout de suite inspiré confiance. Il vous semblait *fantastique. Un vrai enthousiaste, capable et sûr.*

C'est exactement cette attitude de calme, simple et positive, que vous allez pouvoir transmettre à votre enfant – enfin !

La confiance spontanée que vous aviez à l'égard du guide est tout à fait comparable à la confiance instinctive de la part du nourrisson pour ses parents. La confiance instinctive fait partie du bagage de la naissance et elle est entourée d'attentes positives. Votre enfant s'attend à ce que vous et vos coéquipiers vous en occupiez convenablement. Sinon la vie ne serait pas très intéressante ! De la même manière, vous et vos compagnons de voyage, passionnés par les animaux de la savane, vous vous attendiez à ce que le guide et ses coéquipiers s'occupent de vous convenablement. Sinon le safari ne serait pas très intéressant !

Quel était votre ressenti ? Vous étiez pris(e) en charge de *manière sûre et professionnelle.* Ainsi, votre esprit était en paix. Quel était l'effort du guide pour accomplir cela ? Pas énorme. Votre confiance à son égard existait déjà, exactement comme la confiance instinctive du nourrisson. Vous n'aviez aucune chance de survie sans lui, mais vous ne vous mépreniez pas. Au contraire, vous étiez prêt(e) à l'admirer et apprendre en sa compagnie. Il n'était pas obligé *d'établir* cette confiance. Vous étiez amplement rassuré(e) du fait qu'il tenait le rôle du guide. Vous supposiez qu'il était compétent.

L'enfant aussi.

Cela n'empêche qu'il est tout à fait possible pour le guide de *ruiner* cette confiance de votre part. Vous souvenez vous de son comportement aussi bizarre que soudain dans la tente ? Vous étiez assis(e) sur votre lit de camp, tétanisé(e) de peur car il y avait une bande de lions juste en dehors de la fine toile de la tente. À votre grand étonnement il a alors posé son fusil à l'entrée de la tente et il s'est approché de vous en penchant la tête vers vous l'air inquiet. Il avait pitié de vous, tellement pris(e) de peur. Il a proposé un câlin, une petite danse, puis un peu de « miam-miam ». Il a fini par bien vous énerver. Vous vouliez retrouver votre calme. C'était impossible en sa présence, à cause de son inquiétude. Il aurait plutôt dû se mettre en dehors de la tente, avec le fusil à portée de main, et faire son travail. Il aurait dû assurer qu'aucun lion n'approche de la tente ! Sans quoi il vous serait impossible de vous endormir calmement et trouver les forces nécessaires pour l'observation des oiseaux prévue le lendemain matin.

Votre confiance en lui a été un peu endommagée sur les bords, mais elle était toujours là. On peut tous avoir une mauvaise journée de temps en temps. Vous vous êtes décidé(e) à considérer sa soudaine incertitude et son étrange inquiétude comme un dérangement d'esprit momentané.

L'instinct de protection se réveille en chacun de nous quand on entend les pleurs du nourrisson. La raison d'être de cet instinct est, ou en tout cas devrait être, de transmettre du calme. Nous ne sommes pas censés confirmer l'angoisse de survie des bébés en nous inquiétant nous-mêmes, et ainsi renforcer leur angoisse.

Ce calme devrait apparaître en tête de liste des choses nécessaires pour les bébés. Mais quand vous avez désespérément cherché à comprendre pourquoi votre enfant se réveille et pleure des heures de suite, j'ose parier que personne de votre entourage, ni vos amis, ni les médecins, ni les experts.., ne vous a répondu que votre enfant avait *besoin de calme*.

On vous a plutôt conseillé de chercher l'erreur. Quelque chose ne va pas puisque l'enfant ne dort pas. Colique ? Gaz ? Mal au ventre ? Il faut d'abord éliminer toute maladie, alors rendez-vous chez le médecin. Peut-être une allergie ? Les théories sont nombreuses. Les dents ? Des cauchemars ? Peur du noir ? Une maladie génétique ? Est-ce que l'enfant a trop chaud, trop froid ? Est-ce qu'il est mouillé ? Peut-être que les besoins de proximité physique du bébé n'ont pas été satisfaits ! Mais on ne peut pas bercer un bébé dans ses bras plus de 24 heures sur 24. Nous avons tout essayé.

Ce n'était pas une frénétique recherche d'erreur, accompagnée par des tentatives de consolation de plus en plus désespérées, dont l'enfant avait besoin. Tout comme vous-même, couché(e) dans une petite tente au milieu de la savane, vous n'étiez pas aidé(e) par l'inquiétude du guide et le fait qu'il ait pitié de vous. C'était du calme dont l'enfant avait besoin.

La cure Au dodo les petits vous donne des outils qui apportent le calme, portés par votre calme plus que solide. *L'attitude d'évidence* en fait partie.

Je me répète, vous allez être étonné(e) à quel point il est facile de transmettre du calme à un nourrisson inquiet. Votre propre enfant, qui est encore torturé par l'angoisse de survie, n'est pas une exception.

Cela s'explique tout simplement par le fait que les enfants ont besoin et demandent du calme.

Comme nous tous.

LA SÉCURITÉ

Pour que l'enfant puisse se détendre, rester silencieux, puis s'endormir, il est avant toute chose primordiale qu'il soit calme.

Et vous allez constater, si et quand vous décidez à réaliser la cure Au dodo les petits, que calmer un bébé, même hystérique de pleurs, n'est pas très difficile, quand vous savez comment faire.

Et l'ayant réussi, l'estime de soi revient en fanfare !

Il est alors très tentant de fermer le livre, puisque vous avez tout compris. Maintenant vous savez comment faire : *ne pas* prendre l'enfant de son lit, mais le calmer sur place. Voyez comme vous le faites bien ! Vous en êtes *capable* !

Oui, vous en êtes capable. Mais au risque de paraître rabat-joie, je vous dis qu'il ne faut pas s'arrêter là. Il faut aller encore plus loin. Vous devez, en plus du calme, également transmettre de la *sécurité*.

Votre enfant ne se contenterait pas de moins.

Et cela, vous pouvez aisément le comprendre. Rappelez-vous la première soirée du safari. Après un dîner délicieux et un bon digestif pour clore cette soirée fantastique, vous êtes allé(e) vous coucher dans votre tente, parfaitement satisfait(e). Vous aviez bien mangé, vous étiez calme et vous aviez hâte du safari du lendemain.

Mais, vous avez entendu le rugissement d'un lion, assez près du campement pour que vous ressentiez le besoin de vous assurer des conditions de *sécurité* dans le bush.

Oseriez-vous réellement vous endormir calmement ? Était-il possible de ne pas craindre pour sa vie alors que les pans de l'ouverture de la tente étaient ridiculement fins et n'empêcheraient absolument pas un animal quelconque d'entrer dans votre tente ?

Est-ce que le loup viendra me prendre ? C'est précisément la question que se pose le petit enfant.

Donc, même si le petit ventre est bien plein – et c'est un prérequis non négociable, il doit être plus que plein ! – il est également primordial que l'enfant ressente un sentiment de *sécurité* absolue. Uniquement du calme momentané n'est pas suffisant.

C'est pourquoi il ne faut pas se contenter de la percée, certes fantastique, des deux premières nuits de la cure. Être capable de calmer son enfant, grâce aux outils, afin qu'il ou elle ose s'endormir est une chose merveilleuse. Si vous vous arrêtez là, en pensant que les choses sont réglées puisque l'enfant se calme quand vous le flapotez ou quand vous tirez le landau, alors la troisième ou quatrième nuit vous mettra dans un état *d'insécurité*.

L'enfant se laisse certes calmer, tant que vous utilisez les outils, mais ne se réveille pas de plus en plus rarement (c'était bien cela le but !), mais de plus en plus souvent – un peu comme avant la cure. Et vous voilà en train de le flapoter, de tirer le landau, de lui faire l'éventail et de prononcer la comptine de toutes vos forces. Et en un rien de temps, vous vous trouvez dans la chambre de votre enfant la moitié de la nuit, voire la nuit entière – à nouveau. L'enfant semble content de ce que vous faites, mais proteste dès que vous arrêtez. L'enfant ne dort pas du tout toute la nuit !

Alors, pourquoi cela ne marche pas, alors que le début était plus que satisfaisant ? *Quelle est mon erreur* ?

Vous vous êtes laissé(e) gagner par le sentiment d'insécurité. Voilà pourquoi cela ne marche pas.

L'insécurité est l'opposé de la sécurité.

Lorsque vous aurez compris l'importance fondamentale de la *sécurité*, et que vous aurez appris à transmettre à votre enfant cette sécurité absolue d'une manière dont il ou elle se contente, il sera alors impossible d'échouer la cure Au dodo les petits.

Mon enfant ne se sentirait pas en sécurité ? Impossible ! Vous et votre conjoint avez absolument tout fait pour assurer la sécurité de ce petit être, dont vous êtes responsables !Vous veillez à ce qu'il ne soit pas en danger. Vous ne le laissez jamais seul. Vous ne traversez pas la rue avec le landau avant d'avoir bien vérifié qu'il n'y a pas de voitures. Matériellement, vous avez dépensé une petite fortune, précisément pour sa sécurité. Vous ne prenez aucun risque. Vous faites tout ce qui est possible pour vous protéger – et surtout pour protéger votre bébé – contre le loup sous toutes ses formes, jour et nuit, à la maison et ailleurs, à l'intérieur comme à l'extérieur.

Et c'est vrai. Vous savez que votre enfant est en sécurité. Votre conjoint le sait également.

Mais l'enfant ne le sait pas.

Si votre enfant se sentait effectivement en sécurité, vous ne liriez pas ce livre. Si votre enfant se sentait en *sécurité*, il dormirait la nuit. *Car dormir la nuit est naturel pour l#homme.* C#est aussi naturel que c#est nécessaire. Dieu créa la nuit afin que l#homme et les animaux se reposent. Telle était la théorie et telle est la pratique. Et les petits enfants sont faits à partir d#exactement la même chose que les adultes.

Les petits enfants qui se sentent en sécurité, protégés contre le loup sous toutes ses formes, ne se réveillent pas plusieurs fois toutes les nuits. Qu'ils dorment sur le dos ou sur le ventre, dans leur propre lit, dans leur propre chambre ou bien entre les parents dans leur lit, sur la poitrine de maman ou sur la tête dans le placard... Ils dorment. Et ils dorment bien.

Et ils dorment volontiers douze heures par nuit déjà vers quatre mois.

À l'opposé, des petits enfants qui ne se sentent pas en *sécurité*, qui ne sont pas convaincus d'être protégés du loup sous toutes ses formes, continuent à se réveiller. Encore et encore ils se réveillent – jour et nuit – après avoir dormi bien trop peu et bien trop mal. Encore et encore ils sont pris par l'angoisse de survie. Encore et encore ils posent la même question angoissée : Est-ce que le loup viendra me prendre ?

Ce sera votre mission – si et quand vous décidez de réaliser la cure Au dodo les petits - de répondre à cette question de façon à ce que *l'enfant s'en contente.* L'homme est une créature très faible. Nous ne survivons pas une seule nuit d'hiver dehors. Nous n'avons pas de griffes, pas de crocs, pas de fourrures. Nous ne pouvons pas courir si vite pour nous sauver du danger. Notre force musculaire est tellement peu impressionnante que nous sommes obligés de nous armer pour affronter l'ennemi ou pour nous défendre. Nous sommes fragiles et nous sommes des proies faciles pour des « loups » divers. Nous tombons facilement malades. Nous ne supportons pas très bien le stress et seuls nous ne survivons pas.

Cet être frêle, l'homo sapiens, a conquis le monde.

Il est alors aisé de comprendre que son objectif premier consiste à assurer sa *sécurité* physique, puisque le loup sous toutes ses formes menace de chaque recoin et peut à tout moment attaquer.

Et voici maintenant votre tout petit enfant, résultat de l'évolution de millions d'années, qui sait pertinemment qu'il ou elle est complètement incapable de survivre, encore moins de se nourrir tout seul. Le loup qui s'appelle angoisse de survie menace l'enfant déjà dans l'utérus, quand l'accès à l'oxygène et la nourriture est coupé. L'enfant est expulsé, afin d'avoir une chance de survivre, et il se trouve à nouveau confronté à ce même loup.

Vous, vous savez que votre maison est plus que sûre. Vous savez que la vie que vous offrez à votre enfant, dans un monde en paix avec des ressources matérielles virtuellement illimitées, est une bonne vie, une vie sûre et agréable où l'on n'a rarement ou jamais peur.

Il n'empêche que, chaque heure et chaque jour, vous prenez des *mesures préventives* pour maintenir le loup dehors.

Vous regardez à gauche et à droite avant de traverser la rue. Vous payez vos factures pour ne pas avoir l'huissier sur le dos. Vous évitez de manger des choses dangereuses et vous faites de votre mieux pour ne pas vous faire contaminer et tomber malade, voire mourir.

Et surtout, avant d'aller vous coucher, en vue de la nuit où vous allez forcément baisser la garde, vous êtes vigilant(e). Vous verrouillez votre porte d'entrée. Vous vérifiez que les fenêtres sont bien fermées, afin qu'aucun bandit ou assassin ne puisse entrer. Vous activez votre système d'alarme si vous en avez un. Peut-être même que vous avez un chien, qui peut avertir les visiteurs indésirables que la maison est bien gardée. Vous éteignez les bougies, vous vérifiez que la cuisinière est bien éteinte, et le fer à repasser, et vous vérifiez que l'alarme d'incendie est bien activée. Vous faites probablement un tour de la maison ou de l'appartement pour vérifier que tout est en ordre avant d'aller vous coucher.

Et juste avant de vous poser dans votre lit, vous allez probablement voir votre enfant – une dernière fois.

L'homme s'est créé des abris afin de se protéger contre les animaux sauvages. Un abri très sécurisé permet à l'homme de s'abandonner au sommeil reposant et nécessaire d'autant plus facilement.

Si l'homme ne se sent pas en *sécurité* face au « loup » – en temps de guerre, en mer, en safari dans la savane – il doit soit monter la garde lui-même ou bien avoir confiance en les personnes qui le font.

Aujourd'hui, il existe certes des méthodes de garde plus sophistiquées que les anciennes, nécessitant la responsabilité individuelle et personnelle, mais nous avons tous en mémoire le soldat de garde, l'homme de vigie posté dans le nid de corbeau de son bateau, ainsi que le guide de votre safari dans la savane.

Le soldat de garde était tenu de marcher autour du campement pendant que ses camarades dormaient. Alerte et vigilant, il devait observer les alentours, vers le territoire de l'ennemi, jusqu'à ce qu'il soit relevé. Seulement une fois qu'il avait été relevé, il était autorisé à aller se reposer, lui aussi. Dès le moindre signe de danger, il était tenu d'informer immédiatement ses supérieurs, afin que le campement dans son ensemble soit prêt à se défendre sur-le-champ.

Sa mission n'était pas d'aller vérifier si ses camarades dormaient bien, ni s'ils étaient confortablement installés. S'il l'avait fait, ses camarades auraient sans doute sauté de leur lit, terrifiés. Y avait-il danger ? L'ennemi était-il là ?

L'homme de vigie, dans son nid de corbeau, était bien en hauteur par rapport à ses camarades. Son travail consistait à observer la mer, guetter les icebergs, d'autres bateaux, n'importe quoi qui pourrait représenter une menace pour son bateau. Lui aussi, il était tenu d'informer immédiatement le capitaine en cas de problème.

Sa mission n'était pas de se tenir assis dans la cabine du capitaine en lui tenant la main. Et s'il avait eu l'idée d'aller voir ses camarades pendant leur sommeil, il aurait très probablement été lynché.

Votre guide au safari a sécurisé votre sommeil la nuit, un sommeil précieux puisque vous alliez vous lever à l'aube pour aller observer les oiseaux. Il était posté en dehors de la tente. Il ne vous a pas embêté(e) avec ses propres peurs, angoisses ou incertitudes. Il ne vous a pas imposé ses propres envies de compagnie nocturne. (Excepté son dérangement d'esprit momentané, que vous lui avez pardonné à condition qu'il ne le refasse pas. Une fois n'est pas coutume !) Lui et ses coéquipiers ont tenu la garde, afin que tous les voyageurs puissent dormir tranquillement dans les tentes. Et se rendormir, même si les lions rugissaient dans la nuit.

Le guide respectait votre besoin de sommeil. D'un sommeil sécurisé.

« Aucun lion n'oserait venir ici », vous a-t-il assuré. *« Et si jamais il y en avait un assez bête pour essayer, ce serait son dernier acte, croyez-moi. »*

C'est exactement ce message-là que vous devez transmettre à votre enfant.

« Tu peux dormir tranquillement. Nous te surveillons. Nous connaissons le danger et nous le maintenons à l'écart. Ta survie est assurée. »

Je le répète : quand vous aurez compris l'importance fondamentale de la sécurité, et quand vous aurez appris à transmettre cette sécurité absolue d'une manière convaincante pour l'enfant, il est alors impossible de ne pas réussir la cure Au dodo les petits.

Mais d'abord, regardons bien en face les choses qui vous amèneraient à coup sûr droit à l'échec. Je tiens à attirer votre attention sur les quelques loups qui se cachent dans les buissons, afin que vous soyez capable de les éviter.

☾ Dévoiler sa propre insécurité à l'enfant.

☾ Placer l'enfant dans le rôle du leader, au lieu d'endosser la responsabilité soi-même.

☾ Maintenir une situation de crise permanente.

L'art d'échouer 1 : Dévoiler sa propre insécurité à l'enfant

Ce n'est pas difficile. On ne se sent pas très sûr de soi. C'est dans l'ordre des choses.

Si vous étiez une nourrice expérimentée de la vieille école, ou si vous aviez déjà eu huit enfants, vous ne seriez pas en train de vous arracher les cheveux en ce moment. Et vous ne vous arracheriez pas les cheveux face à votre enfant non plus. Vous sauriez, de façon quasi-innée, comment gérer tel ou tel problème qui apparaît.

Car, les problèmes vont apparaître. Et vous n'êtes pas une nourrice de la vieille école. Tout ce qui se passe – si et quand vous décidez de vous embarquer dans la cure Au dodo les petits – est nouveau, autant pour vous que pour votre enfant.

La cure *Au dodo les petits* est un processus. Elle vous met sur de nouveaux rails. Elle vous sort de vos anciennes habitudes. Elle n'est pas une méthode statique, où la partie facile de calmer l'enfant suffit pour atteindre le résultat souhaité : le plaisir.

Les premières deux ou trois nuits de la cure se passent en principe à merveille, même si la toute première nuit peut provoquer des protestations plus ou moins violentes de la part de l'enfant. La première nuit est en effet le moment où, à son grand étonnement, les anciennes habitudes sont rompues. Répondre à ses protestations nécessite alors un travail intense et résolu.

Quand le calme a fait son entrée, ce qui en général *commence* au cours de la deuxième nuit, quand ce que l'on appelle la comptine devient de plus en plus significative pour l'enfant (et qui finira comme outil principal), l'enfant pose de nouvelles questions. Et montre de nouvelles réactions. Vous aurez alors le plaisir d'écouter des protestations que l'on est facilement tenté de décrire comme des injures colériques.

Il se peut également que vous entendiez un genre de pleurs nouveau. Que signifie-t-il ? Comment y répondre ? Il est triste ! Il est malheureux !

Je dois aller le consoler ! Et vous entrez dans sa chambre, et vous le calmez, en utilisant les gestes que vous maîtrisez maintenant à merveille, alors qu'il était prévu que désormais, il fallait surtout utiliser la comptine.

Ce faisant, vous ne calmez pas l'enfant dans le sens où vous le *rassurez* que tout va bien. Ce que vous faites, c'est le calmer dans le sens de le *consoler*. Et c'est parfaitement compréhensible d'agir ainsi. Mais il n'empêche – *se faire consoler n'aide pas un enfant qui réclame de la sécurité.*

Tout comme vous-même, vous n'étiez pas aidé(e) par la consolation du guide, en dérangement mental momentané, lorsqu'il a posé son fusil et s'est approché de votre lit, plein de compassion :

« *Mais alors, vous avez vraiment peur ? Vous me faites de la peine.* » *En penchant la tête et en vous regardant avec un air plein de compassion, il a continué : « Si vous voulez, je peux m'allonger ici à côté de vous. Je peux vous cajoler un peu. »*

Vous cajoler ? Terrorisé(e) d'horreur et de peur, vous ne savez pas quoi penser. C'est évidemment très gentil de sa part, mais... les lions rugissent dehors ! Trois ! Le bruit est tellement net que l'on pourrait penser qu'ils étaient déjà entrés dans la tente. Comment est-il possible qu'il puisse s'imaginer qu'en s'allongeant à côté de vous sur le lit et en vous cajolant, les lions allaient disparaître ?

Vous aviez peur, couché(e) dans votre lit en écoutant les lions (vrais ou imaginaires) qui rugissaient. Mais ce n'était pas de la consolation qu'il vous fallait. Vous n'étiez pas triste ou malheureux (se). Peut-être que vous, tellement terrifié(e) que vos dents n'arrêtaient pas de claquer, inspiriez de la pitié, mais le remède n'était pas de la compassion. Ce qu'il vous fallait, c'était de la sécurité.

C'est *l'Attitude d'évidence* – un des outils le plus importants de la cure Au dodo les petits – qui mieux que n'importe quoi d'autre transmet la garantie de sécurité absolue à votre petit enfant.

L'art d'échouer 2 : Placer l'enfant dans le rôle du leader, au lieu d'endosser la responsabilité soi-même

Ceci n'est pas difficile non plus, aujourd'hui les jeunes parents entendent partout que c'est l'enfant qui doit décider. Mais les petits enfants ne peuvent pas décider. Ils ne savent pas du tout quelles sont les routines en vigueur dans cet endroit nouveau et inconnu.

Vous, lors de votre safari, étiez également incapable de décider.

Prenons le domaine de la nourriture par exemple. On imagine aisément qu'il n'y a pas un nombre infini de restaurants dans la savane. Devra-t-on faire à manger sur le feu ? Vers quelle heure est-ce que le dîner sera servi ? Et le petit déjeuner, et le déjeuner, ce sera où, quand et quoi ?

Vous n'étiez pas réellement angoissé(e), mais vous auriez bien aimé savoir. Vous et vos camarades, vous vous demandiez comment ce safari était *organisé*.

Et le guide est venu vous chercher à l'aéroport, avec ses coéquipiers. Il vous a consciencieusement informés de tous les aspects du safari. La partie culinaire était justement longuement décrite. Il y aurait une cuisine transportable, et voici le chef ! (Applaudissements spontanés.) Tous les jours, un stop de ravitaillement était prévu, et vous étiez invités à en profiter pour remplir vos réserves personnelles. Tous vos besoins seraient satisfaits, alors pas de panique ! (*Rires.*)

Vous avez immédiatement fait confiance au guide. C'était évident qu'il avait de l'expérience. Dès le premier instant, vous vous êtes senti(e) pris(e) en charge de *manière professionnelle et réconfortante*.

L'objectif de ce safari n'était pas exactement de chasser de quoi vous nourrir ! Ni de rester réveillé(e) la nuit, le cœur battant. Vous vouliez être complètement disponible pour profiter de chaque instant de cette aventure fantastique.

La même chose vaut pour les petits enfants.

Imaginons une seconde qu'en venant vous chercher à l'aéroport avec ses coéquipiers, le guide ne vous présente pas du tout une organisation bien pensée. Il n'a rien de concret à dire concernant la nourriture, ni concernant autre chose par ailleurs.

« Désolé, chers amis, mais je ne connais rien de tout ça. On verra bien comment ça va se passer. Vous êtes venus jusqu'ici après tout, alors vous pouvez décider comment faire. Moi, je ne sais pas. C'est la première fois que je suis le guide d'un safari. »

Comment est-ce que vous auriez réagi ? Vos compagnons de voyage et vous-même vous seriez probablement regardés d'un air très étonné, en vous demandant ce qui se passait au juste. Le guide ne savait pas quoi faire ? Il n'était pas le leader ? C'était à vous de gérer le safari ?

Votre réaction spontanée aurait été de l'insécurité.

L'insécurité est l'opposé de la sécurité.

Les petits enfants et les routines vont de pair.

C'est très facile d'instaurer des routines pour un petit enfant. Et elles sont très appréciées.

Déjà vers les deux mois, les petits enfants acceptent facilement – et je dirais même qu'ils le réclament – tout ce qu'implique un leadership solide basé sur des routines et des horaires fixes.

Il me semble que vous-même et les routines vont également de pair. Cela ne m'étonnerait pas, car c'est vrai pour la plupart des femmes et des hommes faits de chair et de sang. Je vous vois bien réclamer deux tasses de café le matin, un bon petit déjeuner vers neuf heures, le déjeuner vers une heure de l'après-midi, un petit goûter vers quatre heures, puis le dîner vers sept huit heures peut-être.

Mais qu'est-ce que vous faites au moment du dîner, si je peux me permettre ? Est-ce que vous mangez vraiment le strict nécessaire pour vous maintenir en vie ? Ou est-ce que vous vous régalez avec une entrée et un dessert autour du plat principal ?

Et ce bon vin qui accompagne votre repas, est-il vraiment nécessaire ?

Non non, cela n'est pas nécessaire, rétorquez-vous. Vous êtes en fait tout à fait capable de survivre avec seulement 800 calories par jour !

Vous l'êtes certainement. Toutes ces petites choses délicieuses que vous buvez et mangez, ce n'est pas du tout nécessaire à votre survie, mais cela vous procure du *bien-être*.

Vous prenez *plaisir* à boire et à manger. Pour vous, boire et manger, ce n'est pas une corvée. Le fait que vous devez manger n'inspire pas de la pitié.

De la même manière, bien dormir toute la nuit vous fait plaisir, et vous allez probablement bientôt renouer avec cette bonne habitude perdue. Dormir, ce n'est pas une corvée. Le fait que vous devez dormir n'inspire pas de la pitié non plus.

La même chose vaut pour les petits enfants.

Les routines fixes libèrent non seulement de l'énergie, mais aussi du *plaisir*.

L'objectif de votre safari n'était pas exactement de chasser de quoi vous nourrir, ni de tenter de gérer vous-même cette organisation plus que défaillante. Une fois dans la savane, vous vouliez être *complètement disponible pour profiter de chaque instant de cette aventure fantastique.*

C'est également tout ce que souhaite le petit enfant. Les petits sont source de plaisir, et ils doivent eux-mêmes prendre plaisir à vivre !

Quand vous endossez le rôle du leader, au lieu de l'imposer à l'enfant, votre enfant ressentira le même sentiment de sécurité que vous-même avez ressenti à l'aéroport quand le guide vous a informé(e) de tout ce qu'il y avait à savoir sur le safari. Immédiatement, vous avez compris que lui-même et ses co-équipiers maîtrisaient la situation.

Même si vous n'étiez pas réellement angoissé(e), vous étiez un peu soulagé(e) de son discours. Tous vos besoins seraient satisfaits, jusqu'à votre café du matin !

Pour vous, ce tout premier safari était une *terra incognita*. Même si vous aviez prévu de seulement photographier et ne pas chasser, vous seriez quand même face aux animaux sauvages dans la savane. Vous alliez passer vos nuits dans une tente, seul(e) et sans armes. Veiller à vos intérêts vous-même était tout bonnement impossible, qu'il s'agisse de votre café du matin ou d'échapper à un lion affamé. Vous, tout comme vos compagnons de voyage, étiez obligé(e) de placer la responsabilité de votre bien-être et de votre sécurité dans les mains du guide.

C'est le cas des petits enfants également.

Les petits enfants, comme vous et vos compagnons de voyage, sont incapables de veiller à leurs intérêts pendant leur safari, leur premier voyage dans ce monde. Ils s'attendent à ce que leur bien-être et leur sécurité soient la responsabilité du leader – le guide – et ses coéquipiers.

Et ils ont tout à fait raison. Quel est leur choix ? Comme vous pendant votre safari, ils veulent survivre. Ils veulent également que toute angoisse de survie soit éliminée – et ils veulent éprouver du plaisir.

Ce dernier n'est pas possible tant que le premier n'est pas garanti.

Si et quand vous décidez de réaliser la cure Au dodo les petits, les horaires et les routines vont être la première chose à mettre en place. Vous allez établir un planning à partir des besoins de l'enfant.

Ce planning, que vous allez suivre à la lettre (avec un quart d'heure de marge au maximum), implique que vous allez continuellement prendre des *mesures préventives* pour tenir le loup bien à l'écart, exactement comme vous le faites pour vous tous les jours.

Vous aurez constamment une longueur d'avance. À partir de vos propres besoins, vous avez compris les besoins de votre enfant. Vous êtes maintenant capable de les satisfaire de façon préventive. Vous ne courez plus derrière en essayant en vain de comprendre ce que l'enfant veut et comment le satisfaire.

En établissant le planning, vous assumez la responsabilité de leader. Vous devenez le guide que l'enfant attend.

Que l'enfant veuille, ait la force ou soit à même de décider comment les jours et les nuits devraient se dérouler pendant ce safari – le premier voyage dans ce monde – est absurde. Vous n'en auriez pas été capable non plus pendant votre safari. Si vous et vos compagnons de voyage deviez vous-même diriger le safari, parce que le guide et ses coéquipiers ne savaient pas du tout comment faire, vous vous sentiriez vite en insécurité.

En imposant des horaires et des routines, qui satisferont les besoins de l'enfant en continu et de façon préventive, vous assumez le rôle du leader et mettez ainsi votre enfant en sécurité à votre enfant. Il sait à quoi s'en tenir et sait qu'il n'est pas nécessaire de se soucier de comment satisfaire ses besoins et assurer son bien-être. Ce qui est par définition impossible.

Je crois vous entendre soupirer. Un planning, c'est tellement ennuyeux ! Est-ce réellement nécessaire ? On en devient prisonnier, non ? Est-il même possible de sortir tout court, si on a des horaires à respecter en permanence, avec seulement un quart d'heure de marge ?

C'est vrai. On ne peut pas aller bien loin pendant la cure, quand le calme doit être établi. On ne peut pas aller bien loin pendant la semaine de suivi non plus, quand la *sécurité* doit être établie.

Car le calme et la sécurité nécessitent justement du calme et de la sécurité, et convaincre votre enfant que ces deux notions tout à fait nouvelles sont réelles se fait plus facilement à la maison. Réfléchissez un peu à ce que votre maison, votre havre de paix, évoque pour vous. Mais après ?

Après avoir réalisé la cure *Au dodo les petits* à la lettre, et après avoir laissé tout cela « prendre » pendant une semaine ou deux, vous aurez un enfant qui pourra être nourri par n'importe qui, manger n'importe où, être couché par n'importe qui et dormir n'importe où. Et qui le fait volontiers.

Tant que les *horaires sont respectés.*

Vous allez constater que les routines que vous aurez établies ne tiennent pas aux personnes ou aux endroits. Ils tiennent aux horaires.

Ce qui implique un paquet de mesures préventives pour compenser le décalage horaire pendant votre voyage à l'autre bout de monde avec votre enfant... Mais vous aurez un compagnon de voyage joyeux et satisfait, je vous le garantis !

Quand votre enfant se sentira bien en *sécurité*, il sera plus que prêt à profiter du plaisir de vivre. Vous aurez alors le compagnon de voyage le plus agréable, le plus content et le plus flexible que vous pourriez souhaiter, où que vous alliez dans le monde !

L'art d'échouer 3 : Maintenir une situation de crise permanente

L'été de mes huit ans, j'ai rendu visite à ma tante Elinda. Elle vivait seule, dans une grande et vieille maison en bois, à la campagne.

Un après-midi, le ciel s'est assombri. On entendait le tonnerre. Le soir, les éclairs traversaient le ciel. La maison n'était pas équipée de paratonnerre, alors tante Elinda était vigilante.

« Avant d'aller te coucher, tu dois faire ta valise », m'a-t-elle dit. *« Et tu sortiras tes vêtements de voyage. N'oublie pas d'aller chercher ta veste. Ne dors pas en pyjama, reste en sous-vêtements ! »*

Elle m'a expliqué que nous serions obligées de quitter la maison très rapidement si celle-ci était frappée par la foudre. Je n'avais pas très envie d'aller me coucher ce soir-là. Et, en effet, au milieu de la nuit, tante Elinda m'a réveillée.

« Prépare-toi ! Je t'attends dans la salle à manger.Dépêche-toi ! »

J'ai sauté de mon lit et je me suis habillée en vitesse, tant bien que mal, j'ai attrapé mon sac et ma veste, puis j'ai couru vers la salle à manger. Tante Elinda y était assise, directement sur le sol, complètement habillée et elle guettait ardemment par les grandes fenêtres. Elle écoutait et elle comptait :

« Un, deux, trois, quatre... Ca y est ! La foudre va tomber ! »
Et nous voilà assises avec nos sacs, prêtes à fuir, en comptant les
secondes entre l'éclair et le tonnerre. Plus l'intervalle était court,
plus proche était l'orage. Plus proche l'orage, plus grand le
danger. Nous étions en *situation de crise* !

Si la maison était frappée par la foudre, il faudrait
absolument sortir avant qu'elle ne prenne feu complètement.
C'est pourquoi la porte d'entrée n'était pas verrouillée, des
provisions étaient préparées, des sacs avec quelques habits
étaient prêts. Tante Elinda avait mis en place des mesures
préventives de sécurité afin de gérer cette situation de crise
selon les règles de l'art. Rien n'avait été oublié.

Lorsqu'elle fut finalement assurée que le danger n'était plus
imminent, elle m'a autorisée de retourner me coucher.

« *Mais laisse ton sac tel qu'il est* », a-t-elle ajouté. « *On ne sait
jamais quand l'orage reviendra.* »

Bouleversée, je me suis recouchée. Je n'avais jamais été
confrontée aux colères de la nature auparavant. Le danger était
réel ! La maison pouvait prendre feu en deux secondes. Endormi
dans son lit, on était aussitôt pris par les flammes. On n'aurait
jamais le temps de sortir. Peut-être que l'on se réveillerait par le
feu, mais ce serait trop tard... C'était une pensée horrible, qui
suffisait à tétaniser de peur cette petite fille que j'étais.
L'imagination des enfants de huit ans est plus que vive. Je voyais
clairement les flammes monter le long de mes bras et de mes
jambes, mes cheveux s'illuminer par le feu, pendant que mon lit,
ma chambre, toute la maison disparaissait sous les flammes...
Puis j'étais morte !

Mais cela n'allait pas arriver. Je n'allais pas mourir dans les
flammes. Tante Elinda savait comment gérer cette situation de
crise. Quand le loup attaquait, avec les éclairs et le tonnerre, en
menaçant de brûler la maison, tante Elinda lui faisait face pour
nous deux.

Elle n'a pas nié le danger. Elle n'a pas dit :

« *Le tonnerre, ce n'est rien de grave, n'aies pas peur !* ».

Elle a admis le danger. Il était présent. Le loup était là.

Et elle ne m'a pas consolée quand j'avais peur. Elle n'a pas dit :
« Oh ma pauvre petite, tu as tellement peur du tonnerre ? Tu
me fais pitié ! »

Se faire consoler n'aide pas celui qui demande de la sécurité.

Au contraire, elle a entrepris les mesures concrètes et préventives qu'elle jugeait nécessaires afin d'assurer notre sécurité.

Quand l'orage est passé, elle m'a autorisée à retourner me coucher. Elle ne m'a pas accompagnée dans ma chambre. Elle ne m'a pas empêché de dormir. Elle ne m'a pas dérangée. Elle ne m'a pas inquiétée, elle le ferait seulement si une *situation de crise* se présentait à nouveau.

Vous souvenez-vous du conte du garçon qui avertissait les villageois du loup ? Il cria : *« Au loup ! Au loup ! »*

Alors, tout le village s'est préparé pour y faire face. Tout le village s'est mis en situation de crise. Mais le loup n'est pas venu. Le garçon cria à nouveau ! « Au loup ! Au loup ! »

À nouveau, le village se tenait prêt. Tous les hommes sont sortis, armes levées, pour affronter le loup. Mais à nouveau, le loup n'est pas venu. Le garçon continua à crier : « Au loup ! Au loup ! »

Maintenant les villageois ne le croyaient plus. Le loup ne venait pas. Le garçon inventait à nouveau des histoires, se disaient-ils. Il trouvait cela très amusant de voir tout le monde s'activer, en mode de crise. Voilà un peu d'action, et le fait d'être à l'origine de l'excitation rendait le petit garçon important à ses propres yeux.

Mais trop c'est trop. Les villageois en avaient largement assez. Ils voulaient revenir à leur quotidien paisible et bien dormir la nuit.

Puis le loup est venu, pour de vrai, et il a eu le temps de faire beaucoup de dégâts, puisque les cris du garçon ont été ignorés... Mais c'est une autre histoire !

Restons un peu dans le monde des contes... Dans les villes, au temps de Gulliver, un homme, tenant une lanterne, arpentait les rues toute la nuit en chantant à des intervalles réguliers: « All is well ! All is well ![7] »

Tout allait bien dans la ville. Les citadins pouvaient s'abandonner au sommeil.

Et les citadins ne demandaient que cela, et les villageois ne demandaient que cela, vous, au milieu de la savane pendant votre safari, ne demandiez que cela – et les petits enfants ne demandent que cela.

Dieu créa la nuit afin que l'homme et les animaux se reposent. Telle était la théorie et telle est la pratique. Dormir la nuit est ce qu'il y a de plus naturel pour l'homme.

Et les enfants sont faits à partir d'exactement la même chose que les adultes.

Alors, pourquoi est-ce que votre petit enfant ne dort pas ? Pourquoi avez-vous ce livre entre les mains, en train de désespérément chercher l'aide que vous n'avez pas encore réussi à trouver ?

(Ou l'aide que vous avez refusée ? Disons que la méthode des pleurs ne vous tente pas, je l'espère vraiment – votre petit enfant ne sera jamais obligé de crier et pleurer jusqu'à ce qu'il s'endorme de pur épuisement, d'un sommeil qui est aussi peu sûr que l'enfant lui-même et qui se dégrade au moindre stress. J'espère également que votre enfant ne sera jamais exposé non plus à l'agression violente qui consiste à être drogué par des neuroleptiques.)

Encore et encore votre enfant se réveille après des siestes qui jour et nuit sont trop courtes, et de plus, pas reposantes. Nous avons tout essayé. Votre situation est devenue insupportable. Vous êtes sur le point de succomber, toute la famille.

Et vous me posez une question, d'un air suspicieux : « Si c'est tellement naturel pour l'homme – y compris les petits enfants – de dormir la nuit, pourquoi est-ce que mon enfant ne dort pas ? » Réponse : Parce que vous et votre conjoint, malgré les meilleures intentions du monde, avez déclaré à votre enfant qu'il

---

7   [NdT] « Tout va bien ! »

se trouvait dans une *situation de crise*. Vous avez maintenu une situation de *crise permanente*.

Comment cela s'est-il passé ?

En criant comme le font les nourrissons, l'enfant a signalé qu'il était en détresse : *Au secours ! Danger !* Et vous l'avez secouru sur le champ.

Comme nous l'avons constaté, aucun être humain ne peut s'empêcher de réagir aux pleurs du nourrisson. Où est la maman ? Pourquoi personne ne fait rien ?

L'instinct de protection est immédiatement activé. Nous l'avons tous en nous. Même les petits enfants l'ont, et les enfants encore plus petits sont encore plus vulnérables.

Vous avez pris l'enfant dans vos bras, qui pleure de détresse, et vous avez lancé la fameuse recherche d'erreur.

Vous avez fait tout ce que vous avez pu imaginer : vous l'avez nourri, vous avez changé sa couche, vous l'avez porté et bercé, vous l'avez consolé, vous avez pris sa température, vous avez vérifié si une dent n'était pas en train de percer et vous lui avez peut-être donné un peu de Doliprane, vous avez fait une balade en voiture, vous avez monté et descendu des escaliers, vous avez sauté et dansé avec bébé dans les bras, vous avez chanté, vous l'avez massé et caressé.

Puis, enfin, un de vous deux a réussi à l'endormir dans les bras. Tout doucement, vous l'avez posé dans son lit à nouveau. Et il ou elle a dormi encore un moment, bien trop court, ou bien il ou elle s'est réveillé(e) tout de suite. Quoi qu'il en soit, il ou elle est à nouveau en pleurs.

Cela est parfaitement logique. Il y a un loup dans son lit !

Ce que l'on fait, quand on sort des enfants en pleurs du lit, au lieu de les calmer là où ils sont couchés, c'est que l'on les *sauve*. En réalité, on leur dit : « Non, tu ne peux vraiment pas rester couché ici ! Le loup viendra te prendre! Il faut absolument que nous te mettions en sécurité ! »

Chaque fois que vous avez *sauvé* l'enfant afin de le ou la protéger avec votre corps, vous avez confirmé le danger. Et cela n'a pas calmé l'enfant. Au contraire, cela a renforcé son angoisse de survie.

Dans l'immédiat, sauver l'enfant le calme. Votre protection physique le rassure, mais seulement pour un moment. Vous avez agi en tant que bouclier de sécurité. *Danger ! Le loup arrive !*

Et pendant ce temps, le loup s'installe confortablement dans le lit de l'enfant. Il y attend sa proie, salivant patiemment.

C'est pourquoi l'enfant se réveille, dès que vous le posez. C'est pourquoi l'enfant crie à nouveau. C'est l'angoisse de survie qui l'attrape – à nouveau.

Le cri de l'enfant traduit son angoisse de survie. *Est-ce que le loup viendra me prendre ?*

Vous avez répondu : « Oui, il viendra. Tu seras perdu d'un moment à l'autre. Si je ne te protège pas avec mon corps, tu ne survivras pas. »

Peut-être que même vous, vous vous êtes laissé(e) convaincre que le besoin universel de proximité émotionnelle de l'enfant devrait être satisfait par une proximité physique pendant la nuit.

La proximité physique devrait transmettre tout sauf le danger ?

Mais tout d'abord, la proximité physique n'est pas la même chose que la proximité émotionnelle. Tous ceux qui ont déjà pratiqué une activité corporelle avec quelqu'un sans en être amoureux le savent. La proximité émotionnelle dont nous sommes tous dépendants ne peut être satisfaite que lorsque l'on est réveillé. Elle est réciproque, clairvoyante et chaleureuse ; elle est active.

D'autre part, votre proximité physique ne garantit pas la sécurité de l'enfant. Pas plus que le guide lors du safari, quand il a posé son fusil et vous a approché en proposant de vous cajoler et en voulant vous consoler. Vous l'avez mis dehors. Vous vous disiez qu'il devrait avant tout faire son travail. Sa mission consistait à garantir votre sécurité nocturne.

Si vous dormez avec votre enfant la nuit, dans le même lit, vous faites office de protection physique. Que votre proximité physique assure le rôle de protection, comme lors d'une guerre, ne transmet aucunement de la sécurité à l'enfant. L'enfant en déduit qu'il se trouve *en situation de crise.*

Et c'est la raison pour laquelle les petits enfants, qui sont couchés dans le lit parental, s'attendent à ce que les parents s'y trouvent également. En permanence. Ils ne doivent pas s'échapper deux secondes. Ils doivent être et rester des boucliers vivants face au loup.

Les besoins de proximité physique et émotionnelle de l'enfant doivent être satisfaits pendant le jour ! La nuit, ce sont les besoins de calme et de sommeil paisible et sécurisé, tout aussi nécessaires et universels, qui doivent être satisfaits.

Le sommeil de l'enfant appartient à l'enfant seul. Il est sacré, et il doit à tout prix être respecté !

Bien que paré(e) des meilleures intentions, en voulant assurer des nuits calmes et sûres à votre enfant, vous avez en fait maintenu une situation de *crise permanente.* « Au loup ! Au loup ! » avez-vous crié et confirmé, à chaque fois que l'enfant a posé son éternelle question : *Est-ce que le loup viendra me prendre ?*

De par votre inquiétude et votre recherche frénétique de l'erreur, soutenues par votre entourage, vous avez même invité le loup. Le loup arrive ! Sûrement.

La situation dans laquelle vous vous trouvez, en cherchant désespérément une solution à ce problème de sommeil qui vous dépasse, peut justement être appelé une situation de crise. Pour encore combien de temps arriverez-vous à la supporter ?

Pas très longtemps, si vous voulez mon avis. Le barrage va finir par céder.

Les petits enfants ne peuvent pas supporter une telle situation de crise très longtemps non plus.

Personne ne peut supporter une situation de crise permanente.

Pendant la deuxième guerre mondiale, les raids nocturnes étaient précédés par une sirène d'alerte aérienne. Les citadins étaient avertis et pouvaient rejoindre à temps les abris. Ils y attendaient, pendant une durée indéfinie, jusqu'à ce que le signal de fin d'alerte sonne, enfin.

Aujourd'hui aussi, de nombreux pays sur Terre connaissent des situations de guerre. Même si la guerre n'est pas officiellement déclarée, *des situations de crise règnent*. Même, il n'est pas toujours possible de concrètement mettre en place des mesures préventives de sécurité, comme le faisait tante Elinda lors de l'orage.

Combien de nuits d'affilée, et combien de fois par nuit, un être humain peut-il supporter d'avoir son sommeil interrompu pour aller s'abriter d'un raid aérien, avant de s'effondrer ? Combien de temps peut-il psychologiquement supporter cette situation ? Autant qu'il la supporte physiquement ? Combien de nuits d'affilée, et combien de fois par nuit, tante Elinda pourrait-elle déclarer à cette petite fille de huit ans qu'il y avait une situation de crise, le sac préparé et le chemin de secours contrôlé, avant que l'enfant proteste contre cette tension psychologique, provoquée sans cesse, de façon répétée ?

Et s'il n'y avait en fait pas d'orages ? Pas de tonnerre, aucun éclair ? Et si aucun raid aérien ne se présentait ? Et si les avertissements du garçon qui criait au loup n'étaient rien d'autre qu'une façon pour lui de se donner de l'importance, tout simplement, et qu'il n'y avait en fait pas un seul loup dans les parages ? Alors toutes ces mesures préventives de sécurité ne reposeraient que sur des mensonges ! Voilà ce qui ne rendrait pas exactement les gens plus heureux. Quand une situation de crise est déclarée, l'adrénaline monte immédiatement, et avec de tels niveaux d'adrénaline plus d'un a été capable de meurtre pour des provocations bien moindres que le fait d'avoir le calme nocturne perturbé.

Vos voisins se sont sûrement plaints : Il y a des gens qui doivent se lever tôt le matin ici ! On aimerait pouvoir dormir ! Et maintenant c'est votre enfant qui se plaint...

Et il a tout à fait raison, il faut l'avouer. Non seulement vous l'avez sauvé sans cesse et vous avez maintenu une situation de crise permanente – peut-être que vous avez l'habitude d'appeler cela proximité, consolation, tendresse – mais en plus vous lui avez menti.

Le loup **n'est pas** là.

Le lit **n'est pas** dangereux.

Le loup ne viendra pas chercher l'enfant.

Voilà la vérité. Et elle restera vraie, au moins nous pouvons l'espérer.

Le vrai message est le suivant : *Tu peux dormir tranquillement. Nous te surveillons. Nous connaissons le danger et nous le maintenons à l'écart. Ta survie est assurée.*

Si et quand vous décidez de réaliser la cure Au dodo les petits, voilà le message de sécurité, **vrai et réconfortant**, que vous devez transmettre à votre enfant – d'une manière qui convainc l'enfant.

Et j'ose parier que la seule chose que vous allez regretter, c'est de ne pas avoir réalisé la cure Au dodo les petits bien plus tôt !

Tellement les résultats sont évidents et fiables.

LE PLAISIR

Les petits sont source de plaisir, et ils doivent eux-mêmes prendre plaisir à vivre !

Les parents de Léonard :

Notre petit Léonard a maintenant dix-huit mois et il est la joie de toute la famille au sens large. Mais avant tout pour ses parents, bien sûr ! Il y a un peu plus d'un an, nous étions malheureusement un peu moins sûrs de nous concernant notre petit garçon. J'étais perdue. Personne ne dormait ! Trois fois par heure – au moins – nous le nourrissions et le portions et nous pensions que cela allait finir par s'arranger. Un jour, j'en ai eu assez. J'ai réalisé que la famille – dans son ensemble ! – avait besoin de dormir. J'ai fait des recherches sur Internet et j'ai trouvé la cure Au dodo les petits. J'ai lu jusqu'à ce que ma vue se brouille, puis 24 heures plus tard nous nous sommes lancés dans la cure. Une semaine plus tard, le résultat était là. Cela nous a rendu la vie ! Nous ne comprenions pas Léonard. Je ne savais pas comment l'écouter. Anna Wahlgren nous a donné la clé. Mon mari peut maintenant s'imaginer avoir un autre enfant. Il y a un an, cela nous paraissait impossible. Nous étions dépassés par la fatigue. Pessimiste dans l'âme, j'ai passé ces douze derniers mois à attendre une rechute, en vain ! Léonard est merveilleux, beau, intelligent et amusant, et nous sommes une FAMILLE HEUREUSE !

Merci, Anna ! Grâce à vous, nous sommes devenus les parents que Léonard mérite.

Si et quand vous décidez de réaliser la cure Au dodo les petits – après avoir sagement et consciencieusement étudié le livre dans sa totalité, si possible jusqu'à ce que vos yeux se croisent – vous allez comprendre que la cure est bien plus qu'une méthode de sommeil. C'est une philosophie de la vie.

Il s'agit de prendre plaisir à vivre. De profiter d'un bon sommeil. De profiter de la bonne nourriture. De profiter de la vie et de travailler ensemble dans la lutte commune de survie.

De profiter de l'aube lorsque le jour qui se lève et de profiter du calme de la soirée. De profiter du bonheur, de la musique et des rires. De profiter de la paix et du calme. De profiter des bonnes pensées et de la gentillesse, de la beauté qui existe sur Terre, parmi les hommes, les plantes et les animaux. De profiter de son existence, d'aimer et de se faire aimer en retour. De prendre plaisir !

Vous vous demandez à qui je m'adresse ? À vous ou à votre enfant ?

À vous deux.

Car vous êtes tous les deux des êtres humains. Un grand, un petit – mais des êtres humains, faits de chair et de sang à l'image de Dieu.

Les petits enfants sont faits à partir d'exactement la même chose que les grands. Vous vous reconnaissez en votre enfant. N'a-t-il pas votre nez ? N'a-t-elle pas vos yeux ? Et vous avez exactement la même fossette ! Et les cheveux, les mêmes ! Et regardez bien sa morphologie, c'est tout comme vous, non ? Et je parie que vous devinez un ou deux talents qui viennent sans doute de vous-même ? Et des traits de caractère ?

Avec la cure *Au dodo les petits* vous allez élargir cette manière de vous voir en votre enfant.

Les besoins universels de base qui sont nourriture, sommeil et sécurité, sont communs à vous deux, ainsi qu'à tout être vivant.

Vous, en recherche désespérée d'aide pour pouvoir dormir la nuit, vous comprenez aisément que votre petit enfant, lui aussi, fait tout ce qu'il peut pour demander la même chose. Vous, prêt(e) à donner votre bras droit pour des nuits à nouveau tranquilles – ce que vous estimiez complètement normal avant d'être parent – vous pouvez également comprendre comment l'enfant, s'il avait le choix, retournerait probablement volontiers dans l'utérus pour y profiter du calme absolu dont il jouissait avant la naissance.

98

Vous, de par votre propre expérience, pouvez comprendre pourquoi la privation de sommeil est un moyen de torture tellement efficace. Vous pouvez voir le manque de sommeil de votre enfant comme le loup qu'il est.

Depuis longtemps, vous avez dû vous contenter de peu de sommeil, et de plus d'un sommeil peu sûr et interrompu.

Votre enfant aussi.

Mais le prix à payer est élevé – trop élevé. Votre vie de famille est menacée, votre vie professionnelle également, votre vie amoureuse... Vous n'en pouvez plus. Vous ne fonctionnez plus.

La même chose vaut pour l'enfant.

Vous avez fonctionné jusqu'à maintenant parce qu'il *fallait* que vous fonctionniez. Vous deviez gérer le strict nécessaire. Vous deviez *supporter* la situation. Mais au fond de vous, une petite voix se faisait entendre : la vie ne se résume pas simplement au fait de la *supporter*.

Vous voulez vivre ! Et non pas seulement survivre.

L'enfant aussi.

En deux mots, vous et votre enfant, vous voulez simplement *profiter* de la vie.

Avec la cure Au dodo les petits dans vos bagages, vous n'allez plus jamais croire que dormir est un effort contraignant pour votre enfant.

Le sommeil est un cadeau divin, et il n'y a pas plus naturel pour les êtres humains – petits et grands – que de dormir la nuit. C'est une bénédiction dont nous rêvons tous : pouvoir dormir paisiblement et longtemps, en continu, sans être dérangé, et en sécurité !

C'est un plaisir.

Si et quand vous réalisez la cure Au dodo les petits à la lettre, avec le calme en guise de fondation et la *sécurité* en guise de murs plus que solides, votre enfant va couronner le tout avec le *plaisir*, tel un toit immense de liberté donnant sur un ciel étoilé illimité.

Comme vous pouvez le constater, on devient facilement poétique en évoquant le plaisir. Et vous me suivez, n'est-ce pas ? Que vous allez profiter de vos nuits, quand vous les aurez rien que pour vous, à nouveau ! Que vous allez profiter de vos repas, quand vous ne serez plus déprimé(e) de fatigue, mais en vous régalant de vos plats préférés dégustés avec un bon appétit ! Que vous allez profiter de votre moitié, du temps passé avec vos amis que vous ne voyiez plus depuis longtemps, de vos passions et de vos loisirs, de la musique, du bonheur et des rires, du travail et de la vie !

Et c'est exactement ce que font les petits enfants, qui peuvent enfin profiter d'un bon sommeil également. Ils prennent *plaisir* au sommeil et à toutes les autres bonnes choses de la vie.

Et comment ce plaisir se caractérise-t-il au juste ? Que se passe-t-il, très concrètement ?

Déjà pendant la deuxième ou troisième nuit, quand vous assurez la fondation de la cure de par le *calme*, vous allez voir les premiers signes du plaisir faire leur entrée :

- ☾ L'enfant commence à écouter votre comptine et vous croire sur parole.
- ☾ L'enfant commence à se rendormir tout seul, après des réveils de plus en plus espacés et sans même avoir entendu la comptine.
- ☾ L'enfant commence à manger avec appétit le troisième jour.(*Nous parlerons de l'enfant et la cure plus longuement dans le chapitre suivant.*)

Et vous-même ? Est-ce que vous osez croire à cette petite lueur d'espoir que vous devinez bien loin à l'horizon ? Peut-être bien, confortablement installé(e) dans le canapé avec votre moitié après avoir couché votre enfant en deux minutes, en vous demandant :

« Et qu'est-ce que l'on va faire ce soir ? »

Pendant la semaine de suivi, lorsque vous renforcez votre chef d'œuvre avec la sécurité, d'une manière qui rassure votre *enfant* du fait que cet édifice tiendra cent ans, au moins – alors votre enfant répondra en dormant toute la nuit, pour la toute première fois. Douze heures, onze ou bien onze heures et demie, selon ce que vous aurez décidé.

Et vous-même ?

Maintenant vous percevez les premiers signes du fait que ce cercle vicieux de manque de sommeil, de manque d'appétit, d'épuisement épouvantable et d'indifférence générale commence à lâcher prise. Est-ce possible que vous allez pouvoir dormir la nuit ? Et avoir les soirées rien que pour vous ? Ah, dans ce cas, vous avez bien quelques petites idées ! Un dîner romantique pour commencer peut-être ? Quand est-ce que vous et votre moitié avez profité d'un tel plaisir la dernière fois ?

Et puis, quand vous prendrez pour acquis vos nuits de sommeil paisible et continu, puisque votre enfant dort, vous allez entrer dans ce que l'on appelle la phase zombie. Pendant une semaine, dix jours, voire trois semaines, vous aurez l'air complètement épuisé(e).

Et votre entourage vous demandera :

« Mais pourquoi es-tu si fatigué(e) ? Tu dors enfin !

- Justement. » Voilà la bonne réponse.

Imaginez-vous un ouvrier surchargé, croulant de fatigue, que sa famille n'a à peine vu pendant toute l'année. Les vacances sont là, enfin. Deux semaines pleines. La famille va enfin se retrouver, passer du bon temps ensemble, profiter tout simplement, enfin ! Et qu'est-ce qu'il fait, notre ouvrier ? Il dort comme un loir. Les deux semaines complètes. Il n'a de l'énergie pour rien du tout. Même pas pour aller voir sa mère qui l'attend et qui lui a préparé tous ses plats préférés. Même pas le courage de jouer avec ses enfants. Impossible de s'imaginer des activités amoureuses, pourtant devenues si rares, avec son épouse. Il n'arrive à rien faire. Il lui faut simplement *dormir* !

La période zombie, passée dans un état semi conscient, correspond au temps nécessaire à la récupération. C'est la dernière fois que vous allez toucher le fond avant d'entamer la période de plaisir. Notre ouvrier devrait avoir six semaines de vacances, pas deux.

Et l'enfant ? Il ou elle, qui, grâce au calme a pu trouver la paix et qui grâce à la sécurité ose dormir toute la nuit, tombe malade ! Dans neuf cas sur dix, de la fièvre apparaît dès que l'enfant – exactement comme notre ouvrier – retrouve la force physique nécessaire pour laisser sortir ce qu'il couvait depuis si longtemps.

Mais après, une fois que la période zombie du parent ainsi que la période de maladie de l'enfant sont finies, des forces nouvelles apparaissent dans vos vies. Un nouveau mode de fonctionnement positif s'est enclenché. Vous pouvez enfin prendre plaisir, à tous les niveaux, vous-même et votre enfant !

Une partie très importante de la cure Au dodo les petits correspond à la *rigolade du soir*.

On vous a sûrement dit que le coucher devait être précédé par des rituels en douceur qui feraient comprendre à l'enfant que l'heure du coucher approche : baisser la lumière, lire des histoires à voix basse, faire des câlins et caresser l'enfant jusqu'à dans son lit, si possible se coucher à côté de son enfant en le caressant et le cajolant jusqu'à ce qu'il s'endorme.

Cela sous-entend que les petits enfants qui doivent aller se coucher seraient à plaindre. (Leurs pauvres parents qu'on empêche de dormir la nuit sont également à plaindre.) Cette diminution progressive du rythme – qui peut très bien durer des heures – est censée permettre à l'enfant de se sentir fatigué ; l'enfant est censé *vouloir* dormir de lui-même, comme apparemment tous les enfants. Et cela ne semble être possible que quand ils sont fatigués. Ou doit-on plutôt dire épuisés ? Par conséquent, on les fatigue autant que l'on peut.

La cure Au dodo les petits prône une approche radicalement différente.

Les petits enfants doivent être couchés tôt, et ils doivent se coucher avec grand plaisir ! Les petits enfants doivent rigoler avant d'aller se coucher. Si possible ils doivent rigoler jusqu'à ce qu'ils soient dans leur lit. Ils doivent s'amuser, avant d'aller se coucher ou avant qu'on les couche, comme jamais ils ne se sont amusés auparavant. Ils doivent rire aux éclats. Même s'il faut les chatouiller ! Ils doivent éclater de rire, à tout prix !

Et pourquoi ?

Mettez-vous à leur place. La journée qui vient de passer a été sans intérêt, difficile et tout sauf marrante. Si, en plus, vous deviez allez vous coucher, sans avoir vécu le moindre moment amusant de toute la journée, vous n'êtes pas exactement en position d'attendre le lendemain avec plaisir. Probablement, vous retardez votre heure de coucher autant que possible, afin de faire au moins quelque chose d'intéressant avant de dormir. Or, si au moins vous vous amusez le soir, si vous vivez quelque chose de positif, de sympathique, ou tout simplement d'agréable – vous pouvez en tout cas vous dire que la journée a eu *quelque chose d'intéressant*. Vous pouvez alors vous coucher avec une sensation de bien-être et une toute autre attitude. On pourrait même dire que vous attendez le lendemain avec impatience !

Les petits enfants fonctionnent de la même manière. Ils peuvent avoir des journées où rien ne va. Et l'excès de fatigue (que tout enfant souffrant de troubles du sommeil, et donc d'un manque de sommeil, cumule depuis des mois, voire des années) favorise de telles journées. Il suffit de se mettre à leur place pour le comprendre. Quelqu'un qui est fatigué en permanence a bien du mal à voir la beauté de la vie.

C'est pourquoi les petits enfants doivent vraiment s'amuser avant de s'endormir – même s'ils ne veulent pas, je dirais. Ils doivent rire, idéalement aux éclats. Tout ce que l'on met dans la catégorie de lecture d'histoires, cajoleries, caresses, tendresse et proximité doit avoir lieu avant – pas au moment du coucher, qui doit être un moment de *rigolade*.

Après la rigolade du soir, le coucher proprement dit se fait ensuite en moins de deux minutes.

Cette approche ne sous-entend absolument pas que les petits enfants qui doivent aller se coucher soient à plaindre. C'est même exactement le contraire. Les petits enfants qui doivent dormir la nuit ne sont pas plus à plaindre que les parents qui eux aussi doivent dormir.

Dormir la nuit est ce qu'il y a de plus naturel, et en plus c'est nécessaire, pour les petits comme pour les grands. Et c'est merveilleux, agréable et souhaitable ! La rigolade du soir accentue le fait que dormir la nuit est bénéfique. En plus, c'est tellement amusant d'aller se coucher ou de se faire mettre au lit. Une vraie fête !

La rigolade du soir ouvre en grand la porte sur le plaisir.

Vous pourrez le constater par vous-même à la fin de la semaine de suivi, ou la semaine suivante, une fois que vous aurez réalisé la cure Au dodo les petits dans les règles de l'art.

Il est alors possible que votre petit enfant qui ne sait pas encore marcher (disons), s'approche de son lit à quatre pattes, lève ses bras vers les barreaux en vous regardant, vous les parents préoccupés à votre show délirant pour vraiment amuser votre enfant (et vous-mêmes), et demande avec un regard suppliant :

« Vous êtes hilarants tous les deux, c'est vraiment très drôle, mais s'il vous plaît, est-ce quelqu'un pourrait m'aider à me mettre dans mon lit, afin que je puisse dormir ? »

Et vous allez voir, tous les soirs après la cure réalisée à la lettre, votre enfant soupirer de bien-être en se couchant dans son lit, dans le noir (désormais) rassurant, avec son doudou, sous sa couverture bien chaude, tranquille tout seul, en *sécurité* et en paix.

Si vous traînez trop dans la chambre, qui représente son espace de sommeil sacro-saint, vous risquez de vous faire mettre dehors d'une manière pas tout à fait diplomatique.

Et voilà une pensée qui n'est pas forcément agréable : que votre présence peut être ressentie comme une source de nuisance pour votre enfant. Accepter que l'on n'est pas le seul cadeau de Dieu pour son enfant n'est pas chose facile pour une mère consciencieuse. Maman est là, tout va bien.

Si maman vient déranger le sommeil sacré, alors tout ne va pas bien. L'enfant trouvera un moyen de lui faire comprendre qu'il faut le laisser. Nous les adultes nous savons ce que cela signifie lorsque quelqu'un nous dit : « Va-t-en ! » Et maman doit avaler sa fierté et se souvenir qu'elle aussi, elle apprécie d'avoir son espace de sommeil à elle la nuit.

Et vous allez vivre ce qui fait partie des plus grands plaisirs : le petit enfant, ayant passé une très bonne nuit, qui accueille le nouveau jour avec une chanson – et qui vous accueille, vous, quand vous entrez dans sa chambre, avec un sourire qui pourrait faire fondre de la glace.

Alors, il ne s'agit pas simplement de bien-être. Il s'agit de *plaisir*.

Et voilà l'objectif que vous allez atteindre, si et quand vous décidez de réaliser la cure Au dodo les petits. C'est ce même objectif que vous allez permettre à votre enfant d'atteindre. Vous ne devez pas vous contenter de moins. Votre enfant non plus ne doit pas se contenter de moins !

J'ai mentionné le mot *liberté*. J'ai décrit le plaisir de l'enfant à profiter de ce bon sommeil, sécurisé et en paix, comme *un toit immense* de *liberté* couvrant la construction – la philosophie de la vie – qui s'appelle la cure Au dodo les petits.

Laissez-moi expliquer :

Si vous étiez à la veille de mourir de faim, toutes vos pensées, toute votre conscience, tourneraient autour de la question de nourriture. L'instinct de survie est le plus fort de tous.

Si vous avez faim, si vos placards sont vides, si les rayons du supermarché n'offrent que de la poussière, si vous n'avez pas d'argent, et si vous n'avez pas la moindre idée comment vous allez trouver quelque chose à manger – alors votre intérêt pour l'amour, le réconfort, les vêtements propres et la tendresse sera relativement faible. Il s'agira alors de choses purement concrètes, dont la plus importante est de survivre. Vous serez incapable de penser à autre chose.

Et lorsque vous avez trouvé enfin quelque chose à manger, que vous savez que ce jour-là est sauvé, alors vos pensées s'orientent tout de suite vers le lendemain. Avant de savoir si vous allez pouvoir survivre, il vous est impossible de vous sentir calme. Vous êtes incapable de vous intéresser à autre chose.

Dans ce cas, vous serez un être humain très peu libre.

Sans la garantie que les conditions physiques et concrètes nécessaires à votre survie sont remplies, vous aurez bien des difficultés à vous installer confortablement sur les bancs de l'école de la vie, à vous éduquer, à vous développer, à grandir et à vous réaliser selon la devise du psychologue américain A. H.

Masow : « *What a man can be, he must be* » - Ce qui l'homme peut être, il doit le devenir.

Si vous étiez à la veille de mourir de faim, vos occupations se limiteraient à trouver de la nourriture.

De la même manière, votre manque de sommeil vous rend prisonnier. Vous constatez par vous-même à quel point il vous désarme et vous affaiblit. Tout ce qui auparavant était important, amusant, stimulant et enrichissant, a pâli et ressemble désormais à des illusions futiles. Vous vous souvenez à peine comment c'était de *vouloir* faire quelque chose. Tout ce que vous voulez, c'est dormir la nuit, et ce besoin prend toute la place.

Le manque de sommeil vous occupe littéralement. Et vous savez très bien que votre besoin de sommeil, d'un sommeil paisible et suffisant – un sommeil sur lequel vous pouvez compter – n'est pas seulement physique. L'aspect psychologique est tout aussi important. Sinon vous ne seriez pas au bord de l'effondrement psychique, et la privation de sommeil ne serait pas un moyen de torture aussi efficace qu'il ne l'est.

Quand l'homme est incapable de satisfaire ses besoins fondamentaux – nourriture, sommeil, sécurité – il se trouve enfermé dans un cercle vicieux d'angoisse de survie et il est incapable d'avancer. Il n'aura aucune perspective, dans aucun domaine de la vie.

Si ses besoins fondamentaux ne sont satisfaits que dans une faible mesure, que de temps en temps, et ce de manière insatisfaisante, alors, l'homme survivra, certes. S'il est fort, il se portera même plutôt bien et pourra par moments prendre un peu de recul et surmonter la loi de la jungle, dictée par le pur instinct de survie.

Mais il ne sera toujours pas libre. Peut-être un peu plus qu'avant, mais pas complètement. Il ne pourra jamais complètement se laisser aller et oublier l'angoisse, l'insécurité et ce sentiment désastreux d'être vulnérable, même si l'angoisse de survie est maîtrisée. Ouvrir ses ailes pour prendre son envol représente un projet titanesque. Beaucoup de force et d'énergie sont nécessaires simplement pour *supporter* l'existence. Mais si ses besoins fondamentaux sont satisfaits, et ce dans une large mesure et pas seulement suite à un état de manque, mais de façon *préventive*, en continu et avec abondance, alors, l'homme sera libre de prendre son envol vers un ciel étoilé illimité.

Alors, il sera libre de développer tout son potentiel humain.

Alors, il sera libre, il ne sera plus entravé, il ne sera plus prisonnier.

Et votre enfant en sera l'illustration vivante, si et quand vous décidez de réaliser la cure Au dodo les petits jusqu'à atteindre l'objectif qui s'appelle le plaisir.

Dans le plaisir de vivre réside la force qui libère l'homme.

Chez le petit enfant, libéré de toute angoisse de survie et habité par le plaisir de vivre, le développement explose, littéralement. Aucun besoin de le « stimuler » ou de « l'activer » à diverses choses. What a man can be, he must be !

« Léonard est merveilleux, beau, intelligent et amusant, et nous sommes une FAMILLE HEUREUSE ! »

Vous allez pouvoir signer en bas de cette citation. Quel que soit le beau prénom que vous avez choisi pour votre petit(e).

Les petits sont source de plaisir, et ils doivent eux-mêmes prendre plaisir à vivre !

L'ENFANT ET LA CURE

Il n'est pas du tout obligé que les petits enfants souffrent des troubles du sommeil. Ou plus correctement, il est loin d'être obligé que les parents, bien que parés des meilleures intentions, causent des troubles du sommeil à leur enfant.

Mais c'est tellement facile. Vous avez probablement déjà constaté que vous n'êtes pas le seul parent à ne pas dormir la nuit. Les troubles du sommeil chez les petits enfants correspondent au problème actuel le plus important, toutes catégories confondues, chez les jeunes parents. Le concept de trouble du sommeil exige évidemment une définition claire et précise, mais le fait que bien plus de la moitié des enfants de six mois à 6-7 ans *ne dorment pas* douze heures par nuit, mais bien moins, et qu'en plus leur sommeil est interrompu par deux ou trois réveils, se vérifie facilement statistiquement.

Peut-être que vous avez l'impression que les autres enfants dorment mieux que le vôtre. Cela s'explique par le fait que les parents en général n'aiment pas admettre à quel point les nuits sont difficiles. Et cela s'explique à son tour par le fait que tout parent sait, au fond de lui-même, que les petits enfants ont besoin de dormir la nuit. Ils s'accusent eux-mêmes – tout comme vous, je l'imagine – de 1) ne pas réussir à faire dormir les enfants la nuit, et donc d'être de mauvais parents, et de 2) ne pas supporter leur propre manque de sommeil, ce qui les rend encore plus mauvais parents. Ils devraient être des saints pourtant ! Et les saints n'ont pas besoin de sommeil.

Alors, ils embellissent un peu les choses. « Il dort très bien. Bien sûr, il arrive qu'il se réveille, mais cela ne nous pose pas de problèmes. »

Si et quand vous avez réalisé la cure Au dodo les petits dans les règles de l'art, avec le *calme* en guise de fondation, la *sécurité* en guise de murs solides et le *plaisir* pour couronner le tout, bien visible à tous, même pour ceux qui d'habitude ne voient pas très bien, la vérité toute nue se montrera. Les gens n'embelliront plus leurs nuits catastrophiques. Ils diront la vérité. « Nous n'en pouvons plus ! Pas une nuit de plus ! Comment est-ce que vous avez fait ? »

Une étude américaine avance que trois parents sur quatre aimeraient améliorer les habitudes de sommeil de leurs enfants. En parallèle, 90% des parents déclarent *croire* que leurs enfants dorment assez.

Or, il s'avère que ni les nourrissons, ni les petits enfants, ni les écoliers, ni les adolescents ne dorment assez. Les enfants de tout âge dorment une heure de moins en moyenne qu'il y a quarante ans. (J'ai eu mon premier enfant en 1962 et si on porte la comparaison jusqu'à cette époque, il faudra ajouter encore une heure : dans les années 1960, les enfants dormaient environ deux heures de plus qu'aujourd'hui.)

Cette heure ou ces heures en moins impliquent un manque de sommeil chronique chez les enfants et les adolescents qui affecte le cerveau, sensible et en cours de développement jusqu'à l'âge de 21 ans. Un grand nombre de chercheurs constatent aujourd'hui une relation catastrophique entre la privation de sommeil et la capacité de perception, la concentration, la mémoire et la stabilité émotionnelle. Un manque de sommeil chronique pendant les années sensibles de l'enfance et de l'adolescence menace d'endommager la structure du cerveau de façon durable. Ce sont des dommages qui ne se laissent pas réparer par un simple repos, comme n'importe quel état de lendemain de fête. Ce sont des dommages qui peuvent expliquer à la fois le stress, la dépression, la boulimie, l'obésité infantile, le TDAH (trouble déficitaire de l'attention/hyperactivité) et le suicide.

C'est pourquoi je pense que les parents occidentaux vont bientôt réaliser que les « vérités » qui leur ont été servies – que les enfants n'ont pas besoin de tant de sommeil, que les enfants prennent le sommeil dont ils ont besoin, que des nuits morcelées, avec bien trop peu de sommeil pour tout le monde, seraient un problème uniquement pour les parents et pas pour l'enfant – n'étaient rien d'autre que des mensonges purs et durs.

Il est grand temps d'admettre que la situation est grave.

Les enfants ont besoin de dormir la nuit. Ils ont besoin de douze heures de sommeil par nuit, pendant la plus grande partie de leur enfance. Un point c'est tout.

Ce ne sont pas mes propres enfants qui m'ont incitée à développer la cure Au dodo les petits. Ce sont ceux des autres.

Tout ce que je sais des petits enfants (et des enfants moins petits), je l'ai appris grâce aux enfants. Les enfants ont été mon université.

J'ai vécu et j'ai travaillé entourée d'enfants pendant toute ma vie d'adulte. Je n'ai jamais travaillé en dehors de la maison. Je ne savais rien sur les enfants quand j'ai eu mon premier, à 19 ans. Je n'avais aucune idée de quoi que ce soit. Je n'avais même pas grandi dans une famille. Je n'avais pas vraiment le choix : j'étais obligée d'apprendre grâce à l'enfant. Le point de départ, après tout, devait être que la petite était faite de la même chose que moi !

Elle l'était. Elle était un être humain, faite de chair et de sang, comme moi, avec les mêmes besoins universels que les miens.

Ce qu'elle m'a appris, c'est *l'universel humain*. Ses huit frères et sœurs, la dernière est née en 1979, ont perfectionné mes connaissances.

Dieu m'a donné la capacité de *comprendre* les petits enfants – un peu comme il y a des personnes qui comprennent les chevaux (ce que je ne fais vraiment pas) ou qui ont la main verte (ce que je n'ai vraiment pas). C'est pourquoi mon premier bébé n'a jamais été un cobaye. Je l'ai observé curieusement, avec une volonté d'apprendre et avec une capacité de me mettre à sa place, que Dieu m'a donnée.

Et j'ai agi en fonction de *ses* questions et réactions, pas en suivant les recommandations de l'époque.

En 1962, le principe des quatre heures était toujours en vigueur en Suède. Le bébé devait être allaité toutes les quatre heures. Une fois le repas fini – maximum 20 minutes – les deux seins devaient être complètement vidés. Les pompes d'allaitement n'étaient pas disponibles à la maternité, où les mères passaient une semaine, et sans quitter le lit pendant les trois premiers jours. On devait vider les seins à la main. Le troisième jour, au moment de la montée du lait, l'enfant était amené à sa mère. Pas avant. Que le bébé reste dans la même chambre que sa maman n'était pas envisageable.

Une fois à la maison, l'enfant devait boire une certaine quantité de lait par repas. Des listes, précises au gramme près, indiquaient les besoins de l'enfant selon son âge. J'ai vite réalisé que les ratios étaient pauvres, mais la prise de poids était suivie de près par le BVC : si l'enfant prenait 200 g par semaine, tout allait bien. Pour avoir la certitude que l'enfant avalait bien tout ce dont il avait besoin, les mères devaient louer une balance. L'enfant devait être pesé avant et après chaque repas. Il me semble que 110 g de lait était ce qu'il fallait pour un nourrisson de quatre semaines.

À l'âge d'un mois, l'enfant ne devait plus avoir son repas nocturne (il n'y en avait qu'un seul à l'époque). Il fallait un berceau pour l'enfant. Pour faire arrêter les pleurs, il était par ailleurs conseillé de tirer en avant et en arrière le landau par-dessus des seuils de portes ou des bords de tapis. On pouvait également faire faire à bébé un tour en voiture, un conseil très moderne à l'époque où tout le monde n'avait pas de voiture ! Les sièges auto et les harnais de sécurité n'existaient pas. Et dès que le cordon ombilical était tombé, ainsi que la pince affreuse qui y était associée, l'enfant devait être couché sur le ventre. Dormir comme une grenouille, voilà l'expression. Jusque-là, l'enfant devait être couché sur le côté avec un plaid roulé dans le dos. Il fallait absolument changer de côté chaque fois que l'enfant était mis au lit.

Une fois de retour à la maison avec mon bébé, âgé d'une semaine, j'ai fait exactement ce que l'on m'a dit. Mais elle criait. Et criait. Et criait.

Pourquoi criait-elle ? Elle avait tout ce qui lui fallait, selon la balance et les listes, alors pourquoi n'était-elle pas contente ? Elle criait jour et nuit. Vous, qui lisez ces lignes, comprenez probablement aisément que cette petite phrase contient suffisamment de sang, de sueur et de larmes pour remplir tout un océan.

Il se trouve que j'ai eu la chance insensée de découvrir, après quinze jours, que la balance que nous avions louée était défectueuse. Ma fille n'avait pas du tout eu tout ce qu'il lui fallait. Au contraire, elle avait perdu du poids depuis sa naissance ! J'ai alors jeté toutes les listes et j'ai rendu la balance au magasin. Puis, j'ai simplement pris en compte le bien-être de l'enfant, rien d'autre. Elle a mangé jusqu'à ce que le lait sorte par ses oreilles. Les cris se sont arrêtés. Et ils ne revenaient plus.

La semaine suivante, elle dormait, mangeait, dormait et mangeait. Rien d'autre. Puis, elle nous a livré son premier sourire, magnifique.

J'appelle cette histoire de balance défectueuse une chance insensée car cela m'a permis de prendre un chemin tout autre. Ce n'était pas la faute du BVC que la balance avait un défaut, mais en pesant ma fille par la suite, une fois qu'elle mangeait à sa faim, il s'est avéré qu'elle exigeait presque le double de la dose recommandée.

Et elle n'a pas changé la première année. Si seulement elle mangeait à sa faim, qu'elle était plus que repue, à chaque repas – alors elle ne criait pas. Elle prenait du *plaisir* à vivre.

Je ne comprenais pas pourquoi les ratios recommandés étaient si pauvres. Pourquoi est-ce que les petits enfants devraient tout juste survivre ? *Ne lui donnez pas trop à manger*, voilà ce que tout le monde me disait en permanence. Évidemment, je ne disais pas la vérité : que je lui donnais autant qu'elle pouvait avaler en vingt minutes, mais qu'en plus elle avait « une entrée » et « un dessert », à chaque repas. Pendant encore au moins vingt minutes.

Et rapidement j'ai entendu parler de coliques. Des histoires affreuses, des bébés qui criaient nuit et jour trois mois durant.

Grâce à la balance défectueuse, j'avais appris à réfléchir par moi-même. Et je savais ce qui avait calmé ma propre fille : beaucoup de nourriture, encore de la nourriture et encore plus de nourriture. Une théorie tout à fait personnelle s'est formée sur le phénomène de la colique. Et ma théorie s'est confirmée des centaines de fois dans les années suivantes : *les coliques sont de l'angoisse de survie non calmée.*

Aucun enfant ne naît avec des coliques. Il n'y a pas de nourrissons prédestinés à des coliques, tout comme il n'y pas de femmes prédestinées aux maux de têtes ou des hommes prédestinés aux ulcères.

Avec ma recette – de la nourriture, beaucoup de nourriture, encore de la nourriture et encore plus de nourriture – tous les bébés, dont les mamans ont jeté par-dessus bord les listes et nourri leurs enfants en les gavant de nourriture, jusqu'à ce que le surplus sorte par le haut ou par le bas, ont pu être guéris.

Pour la première fois – mais pas la dernière – j'ai réfléchi à ces recommandations qui préconisent que les bébés ne doivent pas aller **trop bien**. Juste assez bien ! Ils doivent manger le strict nécessaire, pas plus. Ils doivent dormir le strict nécessaire, pas plus. (Au moins à l'époque, les bébés dormaient les heures qui leur étaient strictement nécessaires, contrairement à aujourd'hui – mais pour s'endormir on les laissait crier, comme aujourd'hui.) Les nourrissons ne doivent pas se vautrer dans le plaisir, voilà la règle qui n'a pas changé. Ils ne doivent pas prendre plaisir à vivre. Ils doivent crier et avoir des problèmes. Et avant tout, ils doivent causer des problèmes, surtout à leur mère bien sûr.

Il y avait à l'époque probablement un rapport entre la libération de la femme et les besoins du marché du travail – en tout cas en Suède – où la demande de main d'œuvre était énorme. Déjà au début des années 1960, c'était très « comme il faut[8] » de considérer les petits enfants comme des obstacles à presque tout.

Méfiante, je flairais une conspiration sociopolitique. Les enfants devaient être tout simplement fatigants ! Ainsi, c'était plus facile pour les mères de se libérer. Et pendant les années 1970, le débat public était dominé par les plaintes, non seulement au sujet des enfants mais au sujet de la famille en tant

---

8   [NdT] En français dans le texte original.

qu'institution. Le nombre de divorces grimpait et les gens exigeaient que la société prenne en charge les soins et l'éducation des petits enfants. Les femmes vivaient un enfer avec les enfants : c'était fatigant de les porter, c'était fatigant d'accoucher, c'était fatigant de s'en occuper et c'était fatigant de s'en débarrasser. Il n'y avait pas de place dans les crèches pour tous les enfants.

Ma petite fille était heureuse. Elle allait aussi bien que possible pour une petite – ou grande – personne. Elle mangeait comme un ogre, dormait comme une souche, travaillait avec tout son cœur, découvrait le monde à l'intérieur et à l'extérieur tel l'explorateur courageux qu'elle était (et qu'elle est toujours) avec un intellect aussi brillant qu'un ciel étoilé illimité.

Était-elle heureuse parce que sa maman était à la maison avec elle ? Je ne le dirais pas. Je n'ai jamais exagéré l'importance de ma propre personne en tant que personne soignante – ma petite fille ne m'appelait même pas maman, car ce n'était pas le nom que je me donnais. J'étais Anna. Mon ambition était d'être à ses côtés, comme sa meilleure amie au monde, un partenaire qui veillait à ses intérêts, ce dont elle, par définition, était incapable. Mon travail consistait à lui donner les *prérequis* pour son propre développement, ce développement pour lequel elle était prédestinée, selon la loi de l'évolution.

Il ne m'a pas fallu beaucoup de temps pour comprendre que son développement libre – *what a man can be, he must be* – nécessitait avant toute chose qu'elle mange bien plus que le strict nécessaire pour survivre, et qu'elle dorme bien plus que les heures minimum qui lui permettraient de « fonctionner ».

C'est, comme je l'ai déjà dit, quand une petite personne – tout comme une grande – voit ses besoins fondamentaux complètement satisfaits, et pas seulement en situation de manque, mais de façon *préventive*, en continu et avec abondance, qu'elle est libre de prendre son envol vers un ciel étoilé illimité. Alors, elle est libre de développer tout son potentiel humain. Alors, elle est libre, elle n'est plus entravée, elle n'est plus prisonnière.

Tu ne dois pas avoir une minute à toi ! Voilà ce que l'on me disait souvent, quand ma fille a eu un an. Je ne comprenais sincèrement pas de quoi ils parlaient. Étais-je à plaindre ? Pourquoi ? J'avais tout le temps qu'il me fallait, des heures en fait. Ma fille dormait douze heures par nuit. Elle jouait seule dans son lit deux heures chaque matin, où elle s'acharnait à trouver des solutions à toutes sortes de problèmes et parfois elle faisait une petite sieste ; elle dormait une heure et demie l'après-midi et son père la couchait pour la nuit à dix-huit heures. De quoi devais-je me plaindre ?

J'ai compris que je devais me plaindre. Si j'avais dit la vérité, que j'étais impatiente de *profiter* de la présence de cet être joyeux, intelligent et constamment intéressant pendant les moments où j'étais effectivement toute seule, alors personne ne m'aurait cru.

Je crois que vous me suivez : Les petits enfants sont source de plaisir – et doivent eux-mêmes prendre plaisir à vivre ! Autre chose ne serait pas acceptable, quelle que soit la « vérité » actuelle.

Mais à ce jour, plus d'un demi-siècle plus tard, cette « vérité » reste communément admise, et comme je suis toujours aussi méfiante, je la trouve toujours aussi conspiratrice. Les petits enfants sont fatigants et doivent être *maintenus* fatigants – cela crée beaucoup d'emplois ! Cela nourrit en fait toute une industrie avec une offre énorme de produits et de services.

À quoi ressemblerait le monde, s'il n'y avait que des petits enfants harmonieux, rayonnant de santé, profitant de leur existence et utilisant leur cerveau en plein développement naturel ? Qui pourrait les oppresser ?

Aujourd'hui, c'est le manque de sommeil qui entrave les petits – et pas si petits – enfants et qui leur impose un *manque* de liberté physique et intellectuelle.

Le manque de sommeil des petits enfants n'est pas tombé du ciel. Il a été cultivé dans notre société. Les enfants ne naissent pas avec un manque de sommeil, tout comme ils ne naissent pas avec des coliques. D'après ma théorie de conspiration, les parents occidentaux n'ont pas seulement, malgré les meilleures intentions du monde, négligé de subvenir aux besoins humains fondamentaux des petits enfants d'une manière satisfaisante *pour les enfants*, mais ils ont été incités à le faire depuis des décennies.

Et c'est pourquoi la cure Au dodo les petits est considérée comme controverse par certains (pas par les enfants, cela dit). Car l'objectif de la cure Au dodo les petits ne s'arrête pas à un sommeil à peu près suffisant et à peu près calme, pour que les parents puissent eux aussi dormir à peu près suffisamment et à peu près calmement. L'ambition de la cure Au dodo les petits est de donner la liberté – aux petits et aux grands !

Si vous ne voyez pas de quoi je parle, vous allez le comprendre tout à fait une fois que vous aurez réalisé la cure Au dodo les petits jusqu'au bout, avec succès. Ce sera alors votre petit enfant qui, d'une manière tout à fait formidable, illustrera mes propos.

La liberté de la pensée n'est pas possible sans le bien-être physique. Pour commencer !

À trois semaines, avec son petit ventre plus que rempli, ma fille dormait six ou sept heures d'affilée la nuit, sans autre aide que du calme. À partir d'un mois, cela devient la règle plus que l'exception pour les bébés qui, à *des intervalles réguliers le jour mangent tout ce qu'ils peuvent avaler*, puis encore un peu plus.

Au moment de la vraie naissance, à la fin de la deuxième semaine ou au début de la troisième, ce « encore un peu plus » devient primordial. Des portions encore plus grosses sont exigées vers la fin du deuxième mois.

Si le petit ventre est bien rempli (un peu plus que rempli) même à deux mois, le bébé dort volontiers huit heures. Un peu d'aide à trouver le calme peut être utile au début, mais ce n'est pas grand-chose. Un bébé de deux mois – dans ces conditions – montre qu'il apprécie les routines. À trois mois, la nuit atteint dix heures et à quatre mois, l'enfant dort douze heures.

Et dans ce cas, la cure Au dodo les petits devient complètement inutile ! Alors, pour votre prochain enfant, vous pourriez donner ce livre à quelqu'un qui en aura plus besoin, n'est-ce pas ?

Plusieurs raisons font que je recommande la cure Au dodo les petits pour des bébés dormant mal à partir de précisément quatre mois (il n'y pas de limite d'âge au-dessus, comme nous en discuterons plus loin) :

🌙 La comptine est plus efficace chez les bébés de quatre mois, les bébés plus jeunes cherchent avant tout le visage associé à la voix.

🌙 Des bébés de quatre mois en bonne santé et d'un poids normal sont tout à fait capables de dormir douze heures sans manger.

🌙 Le besoin de succion a radicalement baissé. La tétine, qu'elle soit en plastique ou sous la forme du sein de maman, n'est plus nécessaire.

🌙 Les bébés de quatre mois peuvent se retourner, non seulement du ventre sur le dos, mais également du dos sur le ventre, ce qui leur donne la liberté de choisir leur position préférée de sommeil.

🌙 Pour finir, un peu de temps est nécessaire pour qu'un tel chaos – pardonnez-moi l'expression – dû à la privation du sommeil se mette en place et que les parents se mettent à désespérément chercher de l'aide. Les bébés de quatre mois, entravés dans leur angoisse de survie depuis la naissance, ne supportent plus la situation non plus. *La limite est atteinte*, toutes les parties sont d'accord. Non seulement les parents cherchent de l'aide. L'enfant, dans son chaos, le fait aussi. Si quelqu'un espérait que les bébés de quatre mois allaient d'eux-mêmes, avec le temps, bientôt, cette nuit, demain ou la nuit d'après, peut-être... faire leur nuit, cette illusion optimiste est efficacement brisée par les enfants eux-mêmes, avec de plus en plus d'insistance. Vous, qui avez lu les chapitres **Le calme**, **La sécurité** et **Le plaisir**, comprenez pourquoi !

Quatre mois

Charlotte, qui se décrit comme « une mère très heureuse » écrit :

Il fallait que je vous dise que la cure Au dodo les petits a donné des résultats fantastiques pour mon bébé de quatre mois et demi. J'ai réalisé la cure avec l'enfant couché sur le dos, sans aucun problème. Je suis tellement contente ! Merci !

PS. Nous venons de rentrer de cinq jours de vacances, et je voulais également dire que même la semaine de suivi s'est très bien passée, malgré un nouvel environnement, un nouveau landau et une nouvelle chambre.

Les petits enfants font ce que nous leur apprenons.

On peut dire que, pendant ses premiers temps sur Terre, le bébé humain se comporte exactement comme vous, ou moi, ou n'importe qui, l'aurait fait à un nouveau travail.

Dans un premier temps, nous nous installons. Puis, nous nous familiarisons avec les tâches à effectuer. Nous avons l'aide du patron et des collègues, ainsi que notre propre formation et expérience. Nous apprenons beaucoup par l'observation des autres.

Le bébé humain n'a pas d'expérience. Il apprend en observant le comportement des autres et grâce au leadership. Le bébé humain est né pour explorer, maîtriser et finalement changer la réalité, les conditions, le monde.

Pour qu'un enfant puisse explorer, puis maîtriser la réalité, il faut que l'enfant voie la réalité telle qu'elle est, la réalité telle qu'elle serait même sans l'enfant.

De la même manière, un nouvel embauché peut apprendre à effectuer ses tâches et maîtriser son travail seulement si l'entreprise existe et produit quelque chose.

Peu de personnes commencent un nouveau travail sans aucune connaissance préalable. Mais même les personnes les plus qualifiées ne rêveraient jamais de commencer par changer le lieu de travail et dérouter toutes les routines existantes.

Un nourrisson, qui par sa pure existence, change le « lieu de travail » et se rend compte que les routines sont déroutées voire inexistantes, réagit avec inquiétude, confusion et insatisfaction.

Les petits font ce que nous leur apprenons : votre enfant vous suit et apprend grâce à vous, que vous le souhaitiez ou non.

Si, au contraire, c'est vous qui suivez l'enfant, il protestera rapidement – exactement comme vous ou moi, en tant que nouveaux embauchés, l'aurions fait si notre patron plaçait la responsabilité de l'entreprise entre nos mains dès notre premier jour de travail.

Et voilà où se trouve petit **Adam, quatre mois**, notre enfant curiste imaginé.

Le poste de gérant d'entreprise n'intéresse pas Adam. Cela est devenu très clair déjà vers ses deux mois, quand il a cherché, sans trouver, des routines solides au quotidien. Maintenant il insiste de plus en plus lourdement. Il exige le *leadership* de sa direction.

Ce n'était pas par pure envie d'enfin rencontrer sa maman qu'Adam est venu au monde. Ni par curiosité de son père, qui l'attendait fièrement. Ses heureux parents aimeraient bien penser qu'Adam avait vraiment envie de faire enfin leur connaissance, comme eux-mêmes souhaitaient faire sa connaissance – comme la plupart des jeunes parents dans cette époque où les émotions individuelles règnent. Adam, lui, comme tous les autres petits bébés, est né pragmatique. Ses questions existentielles étaient au nombre de deux :

☾ Dans ce monde, qui surveille mes intérêts, afin que ma survie soit garantie ?

☾ Dans ce monde, que dois-je apprendre, afin d'être capable un jour de survivre seul ?

Ces questions peuvent être reprises dans le cadre d'un nouvel emploi, où vous ou moi aurions été embauché(e)s :

☾ Dans ce lieu de travail, qui surveille mes intérêts afin que la pérennité de mon emploi soit garantie ?

☾ Dans ce lieu de travail, que dois-je apprendre afin qu'un jour je sois capable de devenir mon propre chef ?

Vers quatre mois, le mauvais dormeur Adam n'a pas encore eu de réponse satisfaisante à sa première grande question existentielle. Il est pourtant grand temps de se débarrasser de cette angoisse de survie pour pouvoir se plonger dans la deuxième question existentielle et tout ce qu'elle implique au niveau de l'apprentissage.

Notre petit Adam cherche son avenir !

Il n'est pas venu au monde juste pour survivre d'une minute à l'autre, ni pour être consolé et sauvé temporairement. Il est venu au monde pour vivre. Pour cela, être sauvé au moment présent n'est pas suffisant. Un lendemain sécurisé et garanti est nécessaire.

Et après ce lendemain, encore des jours et des jours sécurisés et garantis, avec des nuits sécurisées sans aucun loup à l'horizon ! La cure *Au dodo les petits* donne les réponses convaincantes et sécurisées à la première question existentielle. Et le petit Adam est tout sauf réticent. Il n'a aucune envie de s'inquiéter pour sa survie.

Adam accepte volontiers les horaires fixes et les routines qui sont mis en place dans le cadre d'un *leadership convaincant*. Que tout soit changé dans le moindre détail ne le dérange absolument pas, car Adam n'est pas stupide : il sent que ces nouveautés lui sont bénéfiques. Il reçoit enfin des réponses aux questions qu'il pose de manière de plus en plus insistante depuis un certain temps. Il reçoit des réponses qu'il trouve satisfaisantes.

Les cris d'Adam ne sont pas des plaintes. Ce sont des questions. *Est-ce que le loup viendra me prendre* ? C'est facile pour Adam d'accepter la réponse répétée, convaincante et convaincue, qu'il se trouve en sécurité totale. Le loup ne viendra pas. Pas maintenant, pas après et d'ailleurs jamais !

Le petit Adam est idéal pour la cure Au dodo les petits, car il a exactement quatre mois. Il est plus qu'à l'écoute pour *se faire à des habitudes et des routines*. Je ne dis pas des habitudes et routines nouvelles, car il n'en a jamais eu auparavant. Il n'a pas d'anciennes habitudes à rompre. Si cela avait été le cas, Adam aurait été bien sûr capable de changer les routines. Mais la capacité des bébés de quatre mois à adopter des routines est tout simplement incroyable. On dirait que cet âge est fait pour acquérir des habitudes. Ces tendances sont nettes déjà vers deux mois, mais à quatre mois l'enfant n'attend que cela. Il s'agit simplement d'accepter ces faits avec reconnaissance – voilà exactement la réaction d'Adam. Il réagit à la cure Au dodo les petits avec un soulagement incontestable.

Mais la tétine lui manquera sûrement ? C'est bien une mauvaise habitude à rompre ?

Non. Adam ne trouve pas son compte en se faisant taire par un bouchon dans la bouche, alors qu'il demande de la *sécurité* (et demander est un droit non négociable). Il l'oubliera plus vite que ses parents.

Jusqu'à maintenant, Adam a mangé plusieurs fois par nuit. Le rythme des repas nocturnes a escaladé vers la fin, il se réveillait toutes les heures et prenait le sein. Après la première nuit de la cure Au dodo les petits, alors qu'il n'avait pas mangé depuis onze heures, au grand étonnement de sa maman, il n'a même pas faim. Il est fatigué !

Les parents d'Adam lui ont élaboré le planning suivant. Une nuit d'onze heures a été retenue afin de permettre au père et au fils de passer un peu de temps ensemble le soir. Quatre siestes le jour d'un total de quatre heures et demie font que le besoin de sommeil d'environ 15,5 / 24 h est satisfait. Les repas démarrent toutes les trois heures pendant la journée.

Bonjour 7h00 Repas : les deux seins pendant une heure maximum. Sieste matinale : 8h30 – 10h00 (1,5h)

Deuxième repas : 10h00 – 11h00 maxi. Purée de fruit, lait maternel. Sieste : 11h30 – 13h00 (1,5h)

Troisième repas : 13h00 – 14h00 maxi. Purée de légumes, lait maternel. Sieste : 15h00 – 15h45 (45 min)

Quatrième repas : 16h00 – 17h00 maxi. Purée de fruit, lait maternel. Sieste : 18h00 – 18h45 (45 min)

Cinquième repas au lait maternel. Bain et rigolade. 19h00 – 20h00. Bonne nuit 20h00

Cinq et six mois

La maman de Sébastien nous décrit leur situation avant et après la cure :

Il y a six semaines, j'avais un fils tellement mignon la journée. Il dormait bien, mangeait bien et tout se passait à merveille. Puis venait la nuit. Si je le couchais dans son lit, il ne s'endormait que si je restais auprès de lui, en le berçant, le caressant et en chantonnant jusqu'à ce qu'il s'endorme, après 40 minutes environ. Puis, il se réveillait après 45 minutes et tout recommençait. Évidemment, je n'avais pas la force de passer la nuit ainsi. Je l'ai donc couché avec moi dans mon lit. Nous passions déjà la dernière partie de la nuit de cette manière (mais cette dernière partie devenait de plus en plus longue). Au début, je trouvais cela agréable. Avec le temps, beaucoup moins. Sébastien dormait seulement si je lui servais de tétine géante, en touchant mes seins comme s'il cherchait du lait. Mais il se fâchait terriblement si effectivement le lait sortait. Il n'avait pas faim. Il me mordait et me donnait des coups de pied. J'étais une épave, pour dire les choses simplement. J'étais secrètement jalouse de tous les parents dont les enfants dormaient la nuit. Pas que je leur en voulais de leur bonheur, mais parce que moi aussi je voulais trouver la force de me frayer un chemin pour enfin faire cesser ces nuits horribles.

Finalement, j'en ai eu assez et j'ai étudié la cure Au dodo les petits. Je commençais à comprendre sur quoi elle reposait et le peu qu'elle me demandait. Une fois que je m'étais décidée, je ne pouvais pas attendre un jour de plus. Nous avons fait la cure pendant les fêtes de fin d'année !

On a fait des pas en avant et en arrière, on a eu des hauts et des bas, mais finalement on a avancé. Après trois semaines, tout était en place. Mon fils dort de 19h45 à 7h45 sans problème, et les siestes du jour conformément au planning prévu. Le résultat n'est pas celui que j'avais imaginé – il est bien MIEUX ! J'ai enfin une vie, à nouveau. Je ne me demande plus quand je pourrais bien avoir le temps de faire ceci ou cela (car je ne savais jamais à quel moment Sébastien dormirait). Aujourd'hui, je peux même promettre de faire telle ou telle chose pour telle ou telle date, puisque je suis certaine d'avoir le temps pendant ses siestes et j'en ai la force. Je suis reposée ! Avant, je m'inquiétais pour les siestes du jour. Je n'avais aucunement envie d'adapter toute ma vie aux horaires de mon petit bonhomme. Cela n'a pas été une contrainte, au contraire. Il me suit partout et dort dans son landau quand c'est l'heure de la sieste, où que l'on soit. Quelle liberté !

Si en tant que parent on peut supporter quatre mois et un peu plus de nuits morcelées, la limite est atteinte au cinquième mois. La privation de sommeil devient trop difficile à supporter. On se rend compte qu'il n'est pas possible de vivre ainsi, si on tient à sa santé mentale. Et on commence à perdre espoir. On ne pense plus qu'il y aura un miracle, que le petit enfant va faire ses nuits de lui-même. C'est maintenant que l'on demande de l'aide, si cela n'a pas déjà été fait.

Des bébés de cinq et six mois représentent en termes de taille le deuxième plus grand groupe d'enfants que j'ai pu aider personnellement. Le plus grand groupe est celui des bébés de huit et neuf mois. Leur parents, qui ont survécu jusque-là grâce à l'aide de leur entourage et tout ce que l'on peut imaginer de mesures extraordinaires, constatent alors – horrifiés – à quel point leur enfant souffre du manque de sommeil. Ils partagent la souffrance de l'enfant qui, n'arrivant pas à atteindre le sommeil profond, est au bord de l'effondrement. Désespérés, ils cherchent maintenant de l'aide pour l'enfant – alors que les parents des bébés de cinq et six mois sont plutôt désespérés pour leur propre équilibre.

Vers les cinq mois, la personnalité de l'enfant s'épanouit, tel un bouton de fleur qui s'ouvre. Ce n'est plus « seulement » un bébé – d'autant moins un nouveau-né – dont il faut s'occuper le mieux possible. Dès cet âge, c'est un petit individu que l'on rencontre. C'est une petite personne bien développée, avec des traits de caractère distincts. On est témoin d'une métamorphose !

Au sujet de l'enfant de quatre mois, j'ai fait une comparaison que l'on peut maintenant développer un peu plus.

Vous ou moi, ou pourquoi pas Mademoiselle X, cinq mois, démarre un nouveau travail qualifié dans une entreprise.

Le premier temps est consacré à se familiariser avec tout ce qui est nouveau. Mademoiselle X ne connait même pas le chemin pour arriver à son lieu de travail, et elle ne sait pas comment s'appellent ses collègues. Elle ne sait même pas exactement ce qu'elle est censée faire, concrètement. Ce premier temps est fatigant et nécessite beaucoup d'observation.

Finalement, mademoiselle X ne se perd plus dans les couloirs et elle exécute ses tâches sans problèmes. Elle sait qui est qui et qui fait quoi. Des routines s'installent. Mademoiselle X acquiert une réputation d'efficacité et répond aux attentes de son employeur.

Voilà à quel stade se trouve l'enfant de quatre mois, cet être a besoin d'acquérir des habitudes et des routines.

Mais maintenant il commence à se passer des choses !

Mademoiselle X, maîtrisant maintenant les routines, a envie d'apprendre plus. Elle veut connaître davantage l'activité même de l'entreprise. Elle prend un peu de recul. Elle inspire ses collègues et devient courageuse. Mademoiselle X dépasse le cadre connu.

Voilà où se trouve l'enfant de cinq mois.

Mademoiselle X entre en scène avec sa personnalité, une personne pleine d'idées et de visions, une personne qui sait ce qu'elle veut et où elle veut aller. Elle n'est plus juste quelqu'un qui disparaît dans la masse ! Mademoiselle X se fait remarquer. De la même manière, le bébé de cinq mois sort du lot anonyme, en tant qu'individu unique, avec un caractère bien marqué et un esprit qui s'étire vers les cieux.

Mais, afin que Mademoiselle X, ou vous ou moi à notre lieu de travail, nous soyons capables de développer notre personnalité, maintenir nos ambitions et réaliser nos visions – conformément à la thèse de Maslow : « What a man can be, he must be » – *la liberté physique et psychologique est nécessaire.*

Et ces deux notions sont inséparables, comme nous l'avons constaté dans le chapitre précédent. Leur terme générique est liberté :

☾ Quand un être humain peut satisfaire ses besoins fondamentaux, et ce dans une large mesure et pas seulement suite à un état de manque, mais de façon préventive, en continu et avec abondance, alors, il est libre de prendre son envol vers un ciel étoilé illimité.

☾ Alors, il est libre de développer tout son potentiel humain.

☾ Alors, il est libre, il n'est plus entravé, il n'est plus prisonnier.

Dans des termes très simples, ce n'est pas seulement les pauvres parents qui ont besoin de dormir la nuit !

Et je vais partager un secret avec vous. Quand les parents d'un bébé de cinq ou six mois placent en tête des caractéristiques de leur enfant sa très forte volonté, alors je sais que la famille a des problèmes liés au sommeil...

Sans cette forte volonté dont chaque bébé est doté à la naissance, la race humaine n'aurait pas survécu, soyons donc reconnaissants d'avoir cette caractéristique en commun.

Ce n'était pas sa forte volonté qui a poussé Sébastien, dans le témoignage ci-dessus, à mordre et donner des coups de pieds à sa tétine géante, sa maman, et à la transformer en épave. Ce qu'il exprimait, c'était sa très grande *frustration*.

Sa maman en a finalement eu assez, mais je pense sincèrement que Sébastien en avait eu assez depuis bien longtemps déjà. Il avait besoin de sa liberté physique et psychologique afin de pouvoir poursuivre son développement conformément aux trois points cités ci-dessus. Il exigeait cette liberté – et sa maman était assez intelligente pour entendre ce qu'il essayait d'exprimer. Avec la cure Au dodo les petits, elle lui a donné sa liberté. Je suppose que depuis, il la remercie par sa joie de vivre !

Une petite demoiselle X nommée Emma, presque six mois, est venue chez moi avec son papa pour bénéficier de la cure.

Emma était fatiguée en arrivant, mais visiblement contente. Mais elle ne tenait pas plus de 20 minutes, sur quoi il fallait la stimuler ou l'amuser, ce qui la fatiguait encore plus à la longue. Maintenant les choses ont changé !

Le planning que nous avons mis en place à partir du besoin de sommeil d'Emma était le suivant (15 h et 15 min / 24 h) :

☾ Nuit 20h00 – 7h00 (11h)

☾ Sieste matinale 8h00 – 8h45 (45 min)

☾ Sieste fin de matinée 9h45 – 10h30 (45 min)

☾ Sieste début d'après-midi 13h00 – 15h00 (2 heures)

☾ Sieste fin d'après-midi 17h00 – 17h45 (45 min)

Mes notes des trois premières nuits (la quatrième nuit a été gérée par son papa à la maison, ainsi que la semaine de suivi) sont assez significatives pour ces petites demoiselles et messieurs.

Nuit 1

20.00 Papa couche Emma et quitte la chambre. Je la flapote et termine par la comptine. Emma s'endort en 12 minutes.

22.15 Elle se réveille et pose des questions. Je la flapote et quitte la chambre avec la comptine. Elle est fatiguée. Je la flapote, sort avec la comptine, retourne la flapoter, sort avec la comptine, retourne et lui fait l'éventail. Comptine. Maintenant elle adore se faire flapoter !

22.32 Comptine de confirmation, puis silence.

23.55 Elle se réveille, pose des questions. Flapotement x 4 (se fâche quand j'arrête). Comptine. Silence.

1.10 Pose encore des questions. Flapotement et comptine.

3.15 Se réveille. Flapotement + comptine, s'endort à 3.17.

3.45 Comptine x 8. Flapotement x 6 et comptine. Silence 3.48.

5.15 Nouvelles questions. Flapotement x 4, comptine x 4. Silence 5.18.

5.30 Réveil très très court (l'heure du loup). S'endort toute seule !

6.00 Réveil très court, pose des questions. Flapotement x 6 + comptine x 4.

6.20 Un peu fâchée, des injures ? Flapotement très court, comptine x 8.

6.25 Flapotement. Comptine et confirmation. Silence 6.30.

6.55 Irritée, fâchée, fatiguée. Flapotement. Comptine x 6. Silence.

7.05 Papa la réveille en fanfares.

Nuit 2

20.00 Papa la couche et flapote Emma jusqu'à ce qu'elle soit complètement détendue, quitte rapidement la chambre en égrenant la comptine. Je prends le relais, en égrenant la comptine x 4 et combine le rappel et la confirmation. Emma s'endort en 7 minutes.

21.17 Comptine x 4 (devant la porte entr'ouverte et en partant), silence 21.18.

3.55 Couinement. Comptine de l'extérieur x 4. Silence 3.56.

4.03 Couinement ; comptine x 4, pause, comptine x 4, pause, comptine x 8 (confirmation incluse), pause, comptine x 8 (4 assez fermes + 4 de confirmation). Silence 4.18.

4.57 Couinement ; comptine x 6 (confirmation incluse), réaction irritée d'Emma, couinement, comptine x 6. Silence 05.06.

5.07 Couinement, silence sans intervention. Couinement, silence sans intervention. J'attends. Couinement – comptine x 4. Petite crise, Emma se plaint. À elle de gérer. Confirmation quand le silence revient à 5.12. Crise à nouveau, mais elle se lasse d'elle-même. Accepte la confirmation. Silence.

5.15 Re-crise. Flapotement (court), éventail (court), sort en égrenant la comptine x 6 (confirmation incluse). Couinement dès que j'arrête. Donc j'arrête. Pause. Comptine x 8. Pause. Comptine x 8 (un peu plus fort !)

5.20 Flapotement, éventail, dans ma tête je me dis SORS, comptine en sortant, attend que les réactions s'arrêtent, comptine à nouveau x 4. Attente.

5.28 Flapotement (court), éventail (court), sort avec la comptine. Crie haut et fort, fâchée. Et hop ! Silence 5.31. Je choisis de ne pas donner la confirmation.

6.30 Comptine x 8, très fort. Silence. Couinements. Dernière comptine 6 fois incluant la confirmation. Silence 6.34.

7.00 Papa la réveille en fanfares.

Nuit 3

20.00 Papa couche Emma, pas de flapotement car pas besoin, Emma reste volontiers couchée. Papa quitte la chambre en égrenant la comptine.

20.45 Elle pose des questions, plus en râlant qu'en étant inquiète. Comptine : forte, factuelle et ferme. J'attends. Comptine (fort) à nouveau x 4. Silence.

1.20 Elle montre tout ce qu'elle sait faire avec sa voix – et se tait après 30 secondes. Accepte une comptine de confirmation x 4.

5.40 Idem 1.20.

5.43 Idem 1.20.

5.47 Idem 1.20.

5.50 Je rentre dans la chambre et termine le tout avec des flapotements très très courts (3 seulement), un éventail très court et je sors en égrenant la comptine x 4. Elle se tait pendant la comptine.

7.00 Papa réveille une fille fatiguée en la saluant avec joie et en la levant dans l'air à bout de bras.

Un mois plus tard, papa raconte :

> C'est avec une immense fierté que je vous annonce qu'Emma, maintenant âgée de 7 mois, dort comme une princesse chaque nuit, toutes les nuits sans exception ! Pas mal, hein ! Son planning a été légèrement modifié. Nous avons simplement enlevé la dernière sieste, si elle a besoin elle dort cinq minutes. Puis, on la couche à 19h au lieu de 20h. Elle a donc maintenant des nuits de douze heures, et elle adore. Le jour, elle dort à l'extérieur au moins une fois, sans souci. Nous avons aussi réussi à lui faire faire la sieste de deux heures à l'intérieur, ce qui peut être utile pendant l'hiver (brrr !).
>
> Par ailleurs, elle a maintenant six dents depuis peu. Elle a prononcé « maman » plusieurs fois. Elle rampe et elle essaie de marcher à quatre pattes !

Puisque je suis maintenant une dame âgée, j'ai arrêté de faire la cure personnellement. Le problème chez les vieilles dames, c'est que le sommeil perdu la nuit ne peut pas être récupéré le jour. Impossible de faire trois quatre siestes comme le font les bébés de cinq mois. Quelle injustice ! Les vieilles dames sont tout bonnement obligées de dormir la nuit, sinon elles ne dorment pas du tout. Exactement comme les jeunes parents, je dirais.

C'est donc avec soulagement – et évidemment une immense joie – que je constate depuis quelques années que la cure Au dodo les petits a pris son indépendance. D'autres poursuivent. Des passionnées la font connaître et elle se propage tels des cercles sur l'eau. Radio moquette fonctionne et relie les parents et les passionnées. Je peux me contenter de simplement écrire ce livre ! Mais est-ce réellement possible de faire la cure avec un petit enfant simplement à l'aide d'un *livre* ?

C'est possible.

Mais il est impossible de faire la cure sur des jumeaux simplement à l'aide d'un livre, n'est-ce pas ?

Si, c'est également possible !

Lettre d'une maman norvégienne de jumelles :

Bonjour Anna ! Tout d'abord, je veux vous dire que nous attaquons la quatrième nuit de la cure de nos jumelles de six mois, les princesses Ingrid et Astrid. Elles sont nées avec un mois d'avance et avec un sous poids (1.9 kg et 2 kg). J'ai passé l'été à les allaiter jour et nuit. Elles sont rapidement devenues bien enveloppées, mais ont malheureusement été habituées à être bercées, portées ou allaitées jusqu'à l'endormissement. Quand elles avaient cinq mois, j'étais réveillée toutes les deux heures. Je m'estimais chanceuse les nuits où je pouvais dormir trois heures d'affilée. Comme vous pouvez l'imaginer, la situation était insupportable. Je ne voyais pas où je pourrais trouver l'énergie pour changer cette situation, ni comment faire. Je refusais catégoriquement de les laisser pleurer jusqu'à épuisement. JAMAIS ! (C'est bien sûr la méthode recommandée ici en Norvège et également la plus répandue.) C'est ma mère qui m'a enfin 'sauvée'. Par hasard, elle a regardé une émission matinale à la télé (ce qu'elle ne fait jamais d'habitude) et elle a vu un reportage sur vous et votre méthode. Elle m'a tout de suite appelée. J'ai aimé l'idée et j'ai commandé le livre sur Internet. Je l'ai lu et j'étais complètement convaincue ! J'ai fixé une date trois semaines plus tard. J'ai élaboré un planning et j'ai obligé mon mari à lire le livre. Il a pris un jour de congé le vendredi et le jeudi soir nous avons démarré. Nous avons pris chacun une fille et on leur a donné une chambre à chacune. Nous avons posé des lits de camp pour nous devant leur porte. La première nuit était dure pour Astrid (c'était un cas difficile. Je pense avoir dit la comptine cent fois, tout en lisant le livre en long et en large pour trouver des conseils.). Nous avons suivi le planning à la seconde près, même si cela fait un peu mal au cœur de réveiller une petite fille qui dort si bien pendant sa sieste de 45 minutes. Mais en nous voyant chanter et taper dans les mains elles nous regardent tout de suite avec des sourires, les paupières lourdes de sommeil.

Pour faire court, le résultat dépasse nos meilleures attentes et je peux à peine y croire. Je crains des périodes plus difficiles à venir, mais j'ai ma bible. Mille mercis d'avoir inventé cette méthode ! Soyez certaine que je partagerai tous les bienfaits de la cure Au dodo les petits avec tout le monde. Comme le disait une amie à qui j'ai raconté qu'Ingrid avait dormi de 19h à 7h : « Tu es jeune et tu débordes d'énergie, tu seras tout à fait capable de prendre la suite d'Anna Wahlgren ! » J'ai répondu « Oui, je vais monter une filiale norvégienne ! » Je suis tellement émerveillée le jour (et surtout le soir qui commence si tôt, pas vers 21h30) que je pourrais noircir des pages et des pages avec des superlatifs sur la cure. Merci, mille mercis !

Marit, Jan Erik et les princesses endormies Ingrid et Astrid.

P.S. (une semaine plus tard) : Les princesses dorment toute la nuit et on les couche en deux minutes, jour et nuit. Je suis aussi abasourdie à chaque fois que cela puisse être aussi facile !

Huit et neuf mois

Soudainement, le monde se met à l'envers pour les petits enfants de huit ou neuf mois. *L'angoisse des huit mois est là.*

C'est quoi ? Un « loup », c'est sûr ! L'enfant peut tomber en larmes à la simple vue d'une personne qui hier l'a fait rigoler. Dans les bras de maman, l'enfant peut désespérément se tourner vers papa – et maman se sent blessée et inquiète. Plus rien n'est comme avant !

Les symptômes physiques sont nombreux : des tremblements, des eczémas bizarres, de la fièvre, des vomissements. Certains petits ont une manière terrifiante d'essayer de calmer leurs tensions: ils se heurtent la tête contre les barreaux de leur lit ou contre le mur, de manière dure et répétée.

Même des enfants qui dormaient bien jusque là peuvent commencer à se réveiller la nuit. Ils pleurent et sont très inquiets. Les nuits sont morcelées et sont de plus en plus difficiles. Les parents tombent des nues.

Qu'est-ce qui se passe ?

Vers huit ou neuf mois, le « moi » de l'enfant naît. Après neuf mois dans le ventre de maman l'enfant vient au monde. Après à peu près autant de temps en dehors du ventre de maman, le « moi » est né. Cela implique que l'enfant devient conscient de sa propre personne. Je suis une personne à part entière. Je suis quelqu'un. Maman est quelqu'un d'autre. Papa est encore quelqu'un d'autre. Je ne fais pas partie d'eux. Je suis moi, distinct(e) d'eux. Mes mains, que j'utilise, mes bras et mes jambes, ma bouche et mes genoux, tout mon corps et mes sensations, tous mes outils et moyens de vivre, tout cela combiné compose le « moi ». Ce « moi » est ce qui réfléchit, ressent et existe.

Quand le « moi » est né, l'enfant est obligé de refaire complètement son image du monde. *Je ne suis plus une partie du monde qui m'entoure.* Je suis dans ce monde et j'y appartiens, mais j'y vis en tant qu'individu, en tant qu'élément séparé.

L'enfant devient conscient de cette déconnexion irrévocable.

Tout comme la naissance physique il y a huit ou neuf mois était bouleversante pour l'enfant, la naissance du « moi » est également un événement bouleversant et transformant.

Quelque chose d'irrévocable se passe. Le monde ne redevient jamais comme il a été auparavant.

L'enfant, qui n'est plus une partie de cet espace qui l'entoure, mais qui se trouve être un élément distinct de cet espace, réagit avec angoisse et insécurité – exactement comme l'inconnu provoque toujours de l'angoisse et de l'insécurité.

Afin de comprendre à quel point ce changement est bouleversant pour l'enfant, nous pouvons faire une comparaison de cette situation avec celle de la femme qui vient d'accoucher et la manière dont elle vit ce changement.

L'enfant, qui depuis si longtemps était dans son utérus, se trouve soudainement en dehors de son corps. Visible, tangible, né au monde. L'enfant ne fait plus partie de son « espace ». Même si en étant enceinte, elle savait parfaitement que l'enfant dans son ventre était un être à part entière, l'enfant pas encore né était cependant encore une partie d'elle.

À travers la naissance, l'enfant ne fait plus partie d'elle comme avant. De manière irrévocable le bébé se trouve désormais en dehors de son corps, couché sur son ventre avec le cordon ombilical coupé. L'enfant est toujours une partie d'elle – c'est son enfant – mais il n'est plus une partie de son corps, même si l'enfant dans son ventre était bien-sûr également son enfant.

Un enfant de six ou sept mois, qui jusque là était harmonieux et sociable peut soudainement changer complètement vers huit neuf mois. Ce changement est donc comparable au changement aussi bouleversant que la naissance vécue par la femme. L'instabilité s'installe aussi soudainement que chez la femme qui vient d'accoucher.

Des femmes venant d'accoucher témoignent de façon unanime du temps qui est nécessaire pour pouvoir appréhender ce changement, calmement et avec confiance. De la même manière, il faut du temps à l'enfant de huit ou neuf mois pour faire face, accepter et s'adapter à ce changement provoqué par la naissance du « moi ».

Et contrairement à la femme, l'enfant ne possède pas un bon sens intellectuel. Il est incapable de se dire : *Je viens de naître en tant que « moi ». C'est pour cela que je me sens tout(e) bizarre. Bientôt ça ira mieux. Voilà ce que disent tous les autres bébés dont le « moi » vient également de naître.*

La femme, en revanche, elle sait : *Je viens d'avoir un enfant. C'est pour ça. Je vais m'habituer.*

De par ce manque de bon sens et d'expérience, l'enfant entre très facilement dans des situations de peur. Le changement, que l'enfant ne peut situer dans aucun contexte, lui semble dangereux. Et cette peur peut prendre n'importe quelle forme. Des attaques contre l'environnement ne sont pas rares. Le « moi » est né, et l'environnement a ainsi changé.

La naissance du « moi » nécessite une réaction, même si elle n'est pas toujours très visible. Tout comme les femmes venant d'accoucher réagissent différemment, les enfants ont des réactions différentes. L'angoisse des huit mois passe presque inaperçue chez certains enfants. Cependant l'âge de huit ou neuf mois est une période instable – tout comme la jeune maman est instable, que ce soit visible ou non, qu'elle en souffre ou non.

Et exactement de la même manière que la jeune maman, l'enfant dont le « moi » vient de naître s'adapte plus facilement à cette nouvelle situation si son quotidien se déroule de manière simple, prévisible et familière – dans un environnement qui lui inspire chaleur, calme et sécurité.

Cela dit, il est facile de comprendre qu'un enfant, dont le « moi » vient de naître, ne peut pas être soigné pour son angoisse des huit mois par des consolations de la part de sa mère, des consolations visant à retrouver la sensation de symbiose vécue quand il était encore dans l'utérus.

De la même manière, il serait impossible de remédier à l'instabilité physique et psychologique en voulant remettre l'enfant dans son utérus. L'angoisse de séparation, décrit en long et en large par les psychologues, n'est pas liée à la mère. Elle est liée à ce qu'il y avait avant, ce qui était connu, mais qui n'existe plus.

Il n'y a pas de retour possible, et il ne doit pas exister de retour possible – ni pour maman, qui depuis l'accouchement n'est plus enceinte, ni pour l'enfant, qui huit ou neuf mois plus tard devient un être à part entière.

Et cela dit, il est aisé de comprendre pourquoi c'est nécessaire et gratifiant de donner aux mauvais dormeurs de huit ou neuf mois un sommeil calme, bon et sécurisé, un sommeil dont ils ont tellement besoin.

Vers huit ou neuf mois, les enfants n'ayant jamais assez dormi de leur vie, ni le jour ni la nuit, sont tellement épuisés que des symptômes physiques apparaissent.

Maintenant, si ce n'est pas avant, il devient évident pour les parents que leur enfant va très mal. Si jusque là, le problème de sommeil était essentiellement défini comme le leur, ils se rendent désormais compte que *c'est l'enfant qui en souffre le plus*.

La peau est pâle, les joues loin d'être roses. Des cernes sous les yeux marquent le petit visage. Le regard est fatigué, pas clair, pas expressif. Le petit corps trouve à peine la force de se tenir droit, et se laisse vite affaisser. L'épuisement de l'enfant est indéniable. Et l'entourage réagit. Ce n'est pas normal ! Il suffit d'avoir des yeux pour le voir.

Et justement, étant donné que la situation est devenue insupportable pour tout le monde, y remédier est tellement gratifiant.

Peut-être que le résultat de la cure Au dodo les petits est le plus beau chez des enfants de huit à neuf mois. Plusieurs raisons l'expliquent :

🌙 Les enfants sont tellement épuisés qu'ils acceptent volontiers l'aide pour trouver leur calme.

🌙 La ou les personne(s) adulte(s) qui réalisent la cure le font avec la conviction inébranlable qu'il s'agit avant tout d'aider enfant. Ils ne voient pas le sommeil comme un fardeau pour l'enfant, mais comme quelque chose qui lui est nécessaire et bénéfique.

🌙 Il n'y a pas de temps à perdre. L'enfant doit dormir. Des alternatives, telles que « laisser tomber », n'existent pas.

🌙 Il n'a jamais été aussi évident que personne, ni maman, ni quelqu'un d'autre, ne peut dormir pour l'enfant. L'enfant est devenu une personne à part entière. Le sommeil appartient à l'enfant.

🌙 Du calme, de la simplicité, de la prévisibilité et un vrai sens de la sécurité – voilà ce qui se trouve en tête des priorités pour les enfants en plein dans l'angoisse des huit mois. Le changement inquiétant, à l'intérieur de l'enfant, appelle de la constance extérieure. Et du calme, de la simplicité, de la prévisibilité et un vrai sens de la sécurité, voilà exactement ce que l'on trouve dans la cure Au dodo les petits. L'offre et la demande se rejoignent ici en parfaite harmonie.

Petit Hans, huit mois

Le petit Hans ne dormait presque pas du tout. Quelques heures, morcelées, par-ci et par-là. Lors des visites au BVC, il avait été constaté que Hans n'essayait pas d'attraper des objets et qu'il ne maintenait pas dans ses mains des objets qu'on lui donnait. La recommandation était de faire passer un examen neurologique. Concernant le sommeil nocturne, quasi inexistant, le BVC conseillait un médicament « tranquillisant » – un neuroleptique – aussi tranquillisant qu'une anesthésie générale.

Les parents ne voulaient pas donner des neuroleptiques à Hans. Et ils ne voulaient pas croire que leur petit garçon avait un problème neurologique.

Quand la mère de Hans est venue chez moi avec son petit garçon très fatigué, il avait juste commencé à utiliser un youpala. Ses parents l'avaient installé dedans, Hans avait eu l'air content et il avait sauté un petit peu. Il avait également commencé à se lever en utilisant des meubles comme appui – et il tombait souvent en arrière. Le BVC recommandait aux parents de l'équiper d'un casque d'intérieur (!)

Après la fin de la cure, le papa de Hans racontait leur histoire dans mon « Livre d'or » sur mon site internet (annawahlgren.com, le 8 mars 2003) :

> Hans venait d'avoir huit mois et il avait mal dormi depuis sa naissance. Le sommeil dont il ne bénéficiait pas la nuit, n'était pas compensé la journée. Parfois, on se disait que Hans ne dormait pas du tout.
>
> Lors de nos visites au BVC, nous recevions toujours la même réponse à notre question sur le sommeil quasi inexistant de Hans. « C'est un petit garçon très sociable, qui n'a pas besoin de dormir. C'est complètement normal. » Normal de ne pas dormir ?
>
> Puisque Hans était « toujours » réveillé, notre petite famille est vite devenue complètement épuisée. Les brefs moments où Hans dormait la nuit, nous restions attentifs, inquiets qu'il se réveille aussitôt. Nous ne pouvions jamais nous détendre. Lors d'une de mes visites au BVC, quand Hans avait huit mois, j'étais complètement à plat et je les ai suppliés de nous aider. Même si le BVC ne nous avait pas été très utile jusque là, il n'empêche que c'était notre dernier espoir. Si eux n'en étaient pas capables, alors qui le serait ? J'étais décidé à ne pas accepter la réponse habituelle, celle d'un « petit garçon très sociable... »
>
> L'aide et le conseil que j'ai enfin reçus consistaient en un numéro de téléphone d'un psychologue pour enfants, qui pouvait nous rencontrer et éventuellement nous donner des médicaments pour Hans, pour qu'il dorme. Sur le pas de la porte, la puéricultrice m'a dit au passage qu'elle avait entendu parler de l'écrivaine Anna Wahlgren, qui aiderait des parents dont les enfants ne dormaient pas. Mais elle n'était pas très sûre que ce soit vrai. Avec le recul, je trouve quand même cela amusant que ce soit le BVC qui nous ait appris l'existence d'Anna !
>
> En rentrant, j'ai raconté à ma femme ce que l'on m'avait dit sur le psychologue pour enfants et l'alternative d'essayer d'entrer en contact avec Anna Wahlgren. Nous n'étions pas très sûrs de nous. Qui pourrait nous aider, en réalité ? Comment contacter Anna ? Et serait-elle prête à

nous aider ? Comment était-ce possible qu'Anna réussisse à le faire dormir, alors que nous avions radicalement échoué depuis huit mois ?

Quelques jours plus tard, j'ai essayé d'appeler Anna, mais je suis tombé sur son répondeur. Très honnêtement, je n'avais pas grand espoir qu'elle me rappelle. Mais en rentrant de mon travail ce jour-là, elle m'a appelé sur mon portable, m'a posé plein de questions avec une voix chaleureuse et joyeuse. Je lui ai parlé de Hans et à quel point nous étions inquiets. Elle m'a dit qu'elle voulait évidemment aider Hans, mais que cela pressait, puisqu'elle soupçonnait bien à quel point la fatigue de Hans menaçait sa santé.

Déjà quatre jours plus tard, Hans et sa maman sont partis pour trois nuits chez Anna à Gastsjön, dans la région de Jämtland. Nous avons tout de suite ressenti que nous avions en face de nous une personne qui savait parfaitement ce qu'elle faisait. Et qui voulait nous aider. Quand Hans est rentré de son séjour à Jämtland, il a dormi de 18h30 à 6h00 la première nuit à la maison. Je n'y croyais pas ! Onze heures et demie d'affilée ! Je ne savais pas si je devais rire ou pleurer de joie. C'était tout simplement incroyable que ce soit le même petit garçon qui était parti quatre jours plus tôt. La semaine prochaine, Hans fêtera ses deux ans, et il dort toujours aussi bien.

Hans est alerte et très joyeux la journée, il ne râle jamais ou rarement. Il adore manger et n'importe qui peut constater à quel point il profite de la vie. Que Hans aille si bien, c'est complètement grâce à Anna. Dans quel état se serait-il trouvé aujourd'hui s'il n'avait pas pu bénéficier de son aide ? Je suis toujours ému qu'il existe aujourd'hui, dans notre monde si stressé, une personne qui consacre son temps et son énergie à aider les autres. Pour nous, Anna est la Sainte Patronne des enfants !

Un petit post script du papa de Hans en janvier 2005 :

Le temps passe vite, Hans a maintenant trois ans et neuf mois. Il dort toujours aussi bien. Il se couche vers 19h00 et le week-end il dort jusqu'à 8h du matin. En semaine, nous nous levons évidemment un peu plus tôt, puisque nous travaillons. Hans ne fait pas toujours la sieste, mais très souvent. Il mange comme un ogre. Le fait qu'il dorme si bien et qu'il mange si bien fait que nous n'avons toujours pas dû consulter le pédiatre puisque Hans n'est jamais malade ! Incroyable. Hans a plein de copains à la maternelle et parmi les enfants des voisins. Il a des journées chargées !

À l'époque, quand Hans avait huit mois, il a essayé son youpala en rentrant à la maison (après une nuit de onze heures et demie). Une fois dedans, il a tout de suite traversé le salon immense jusqu'à la chaîne hi-fi, puis il a appuyé sur les boutons de façon très enthousiaste.

Grâce au youpala, il était capable de se déplacer. Grâce à la hauteur, il était capable d'atteindre la chaîne. Son objectif était clair : il allait enfin pouvoir appuyer sur les boutons très intéressants, produire des sons – de la musique ! Quatre étapes d'un processus de pensées chez une petite personne qui jusque là s'était contentée de sauter un tout petit peu dans le youpala. Mais en ayant l'air content.

Hans n'est plus jamais retombé en arrière sur le sol, une fois qu'il s'était mis debout. Il n'avait pas besoin d'un casque d'intérieur ! Et il était parfaitement capable d'attraper des objets et les tenir aussi longtemps qu'il en avait envie. Aucun examen neurologique n'était nécessaire pour le petit Hans ! Il n'avait aucune anomalie. Simplement, il avait été terriblement beaucoup trop fatigué. Quand la maman de Hans et son petit garçon sont rentrés chez eux après leur séjour chez moi, je leur ai donné une lettre pour papa.

Je la cite en partie :

Merci beaucoup de m'avoir prêté le petit Hans ! Quel petit garçon adorable et sociable, avec la tête bien sur les épaules, qui montre un grand intérêt pour tout ce qui se passe dans le monde ! Il a vite compris les nouvelles routines et il a réagi – après une première opposition (tout à fait compréhensible) – avec un soulagement évident. Déjà la deuxième nuit, il a dormi neuf heures et demie de suite, puis il s'est rendormi.

Je suis très heureuse d'avoir pu l'accueillir chez moi. Je pense pouvoir dire, sans exagérer, qu'il était grand temps. Pendant toute sa petite vie, il a accumulé une fatigue qui à la longue aurait menacé sa santé et qui serait devenue clairement dangereuse. Non seulement la Suède comprend des adultes souffrant d'un état d'épuisement général (« burn-out »), mais aussi, et c'est choquant, des bébés dans ce même état. Les petits enfants sont incapables d'activer le mode « auto-pilote » pour gérer leur quotidien, tout en pensant à autre chose. Ils n'ont pas la possibilité de se reposer mentalement. Ils n'ont aucun cadre de référence. Tout est perpétuellement nouveau et inconnu, étranger et difficile. Leur concentration est totale et doit l'être. Leurs efforts pour comprendre et apprendre sont inlassables et incessants. Seulement le sommeil peut – devrait pouvoir ! –donner du repos, ressourcer et donner des forces. Quand vous, les parents, avez voulu l'aider, le consoler et l'amuser, vous avez en réalité ajouté un niveau de stress pour lui. Vous l'avez dérangé et vous l'avez inquiété. Voilà la vérité paradoxale et amère. Chaque fois que vous l'avez pris dans vos bras la nuit, vous lui avez fait du tort. Vous avez par vos actions confirmé qu'effectivement le monde était exactement aussi peu sûr et aussi dangereux qu'il le soupçonnait, tourmenté par son angoisse de survie. Vous l'avez sauvé en utilisant vos bras comme une protection physique, ce qui lui a appris que dormir sans cette protection-là égal danger de mort. La logique est simple : si vos actions avaient été les bonnes, Hans aurait dormi à poings fermés.

Le fait que moi, en une seule nuit, ait pu d'interrompre ce cercle vicieux, montre de façon limpide que les réponses que je lui ai données étaient exactement celles qu'il attendait et qu'il pouvait accepter, soulagé. Le message profondément réconfortant et sécurisant était : Tu peux dormir calmement. Le loup ne viendra pas !

Quand les routines seront ancrées, et que Hans saura au fond de lui qu'il y a d'autres personnes – vous, les parents soucieux de son bien-être – qui veillent à ses intérêts, ce qu'il est par définition incapable de faire lui-même, vous allez pouvoir constater la différence. Hans sera plus calme, plus fort, en meilleure santé, bien plus joyeux et joyeux de façon plus régulière. Il ne sera plus râleur et ne criera plus. Maman peut expliquer tout cela, mais voici mes instructions pour la semaine de suivi :

- Choisissez et entraînez-vous à égrener votre comptine de bonne nuit bien rythmée.
- Faites vous flapoter par maman, et entraînez vous à la flapoter.
- Respectez le planning à la minute près !

La règle de base est la suivante : ASSUREZ LE LEADERSHIP. Voici la ligne directrice de ma méthode :

↝ Le cri de l'enfant est une question, et non une plainte. La question doit recevoir une réponse, et non une question en retour (sous forme d'insécurité).

Tout nouveau-né sait d'instinct qu'il est incapable de survivre seul. Il ne peut pas se nourrir, ni se chauffer ou se protéger contre le loup. Pour faire face, l'enfant a simplement son instinct de survie. Cela entraîne, et ne peut qu'entraîner, une angoisse de survie. L'enfant veut et doit vivre, mais craint la mort et pense qu'il va mourir. Cette angoisse de survie doit être éliminée aussi vite et efficacement que possible, et c'est à la personne en charge de l'enfant de le faire. Il s'agit de convaincre l'enfant, par des actions, encore et encore et sans cesse : « Tu vas survivre. Nous nous en occupons. Nous surveillons tes intérêts. Tu peux te concentrer sur le simple fait de vivre, grandir et te développer, et te marrer ! Aucun loup ne viendra te prendre, ne t'inquiète pas. » Voilà l'attitude à avoir, et à garder en permanence : une attitude de totale et incontestable évidence.

« Dois-je vraiment rester tout seul ici ? » hurle l'enfant de son lit. « C'est très dangereux, non ? Le loup viendra me prendre, non ? »

Le nourrisson ne sait pas que son lit à barreaux est un endroit protégé, tout comme vous, pourtant adulte, vous seriez incapable de vous endormir paisiblement dans une tente dans la savane avec un groupe de lions juste en dehors. La réponse, pour vos actions, se présente sous les trois formes suivantes :

Le message

Le message est donné calmement au moment du coucher : l'enfant est couché sur le ventre (la position préférée de Hans), les bras sont positionnés vers le haut, les jambes sont mises bien droites, la tête est mise vers la droite (vers le côté où vous ne vous trouvez pas), et chaque position se termine l'une après l'autre par une petite pression. La chambre est fraîche et bien sombre ! Vous égrenez la comptine x 4 pendant que vous quittez la chambre, dos tourné vers l'enfant, et elle prend fin en dehors de la chambre. Étant donné que la situation est assez nouvelle (et que ce rôle est pour vous également nouveau !), il se peut que le message provoque une réaction de la part de Hans, de telle sorte qu'il sera nécessaire de le flapoter afin de le calmer. Alors, repositionnez l'enfant à nouveau, fermement et calmement, placez une main grande ouverte sur son dos, et à chaque quatrième flapotement, appuyez légèrement. L'autre main, poing fermé pas trop ferme, flapote l'enfant de façon rythmée sur les fesses, vers l'avant, de sorte que le petit corps entier ressente le flapotement. Ainsi, on arrive à arrêter les cris, même très forts, de l'enfant. Hans doit retrouver son calme en moins de deux minutes. Si ce n'est pas le cas, il faut vous entraîner encore (sur maman ou sur vos propres cuisses).

Dès que Hans se détend et reste couché en respirant calmement, vous finissez en plaçant vos deux grandes mains en éventail sur son petit corps. Un appui final met terme au message. Vous quittez la chambre avant que l'enfant ne s'endorme, ce qui peut vous sembler bizarre, mais c'est d'une importance primordiale. Le but n'est pas d'endormir le petit Hans – qui dans ce cas se réveillera et criera pour se faire flapoter à nouveau, et vous, vous passerez la nuit avec lui ! – mais de calmer l'enfant. S'endormir, c'est son travail. Et par conséquent, se rendormir, aussi. Son sommeil lui appartient.

Le rappel

Le rappel est donné après avoir attentivement écouté la réaction au message. Il ne faut pas se précipiter. Ce n'est pas interdit de réagir ! Petit Hans entame la semaine de suivi et a – en cas de détresse – simplement besoin d'une comptine de rappel rassurante dite d'en dehors de sa chambre, de l'autre côté de la porte (qui restera entr'ouverte, sans qu'il puisse vous voir).

La comptine doit prendre le dessus déjà la deuxième nuit de la cure. Mais si cela était la première nuit, le rappel devrait prendre des formes un peu plus palpables. On écoute attentivement, pendant que ses cris ou ses protestations – sa réaction – soit montent en puissance, soit descendent, ce qui se fait par vagues. Si on estime que la protestation de l'enfant est en train de s'exacerber, qu'il est en train de « s'enfermer » dans ses pleurs, sans « redescendre » entre les vagues, on entre silencieusement et rapidement et répète la procédure telle que décrit ci-dessus, mais de manière plus courte et de manière vraiment efficace – doucement mais fermement, comme si on répondait à quelqu'un en train de râler : « OUI, tu vas dormir tranquillement. NON, il n'y a pas de loup. Aucun besoin de s'inquiéter pour QUOI QUE CE SOIT ! Tout va bien. » On clôt l'intervention par un petit appui et quitte la chambre en égrenant la comptine, et on s'en va, sans s'arrêter sur le seuil de la porte. La comptine correspond au point final. Par la suite, c'est la comptine seule qui fait office de rappels de plus en plus rares.

La confirmation

La confirmation, le dernier mot, est donnée exactement comme une confirmation que tout va bien. Elle est donnée sous la forme d'une comptine de confirmation derrière la porte – Hans semble apprécier qu'elle soit dite trois fois de suite. Vous allez sentir, « entendre », qu'il vous écoute. Si cela n'est pas le cas tout de suite, s'il s'est « enfermé » ou s'il s'est vraiment réveillé, il se peut que vous soyez obligé de dire la comptine quatre fois de suite, peut-être même six fois. La comptine doit être claire et bien rythmée, le dernier « vers » marquant la fin de façon évidente. Elle doit être prononcée bien fort si nécessaire (pour l'emporter sur les pleurs de Hans et se faire entendre), elle doit être douce mais ferme. Elle peut être prononcée tout bas et en douceur également s'il est silencieux, mais que vous « entendez » quand même qu'il se demande si tout va bien ; et elle peut être prononcée sur un ton irrité si Hans « râle ». Déjà la deuxième nuit, j'ai simplement utilisé la comptine de confirmation – qui commençait souvent en rappel, mais finissait en confirmation – et je ne suis plus entrée dans la chambre. C'est facile de flapoter, et c'est efficace, mais on doit y avoir recours seulement quand c'est absolument nécessaire ! Une bonne règle à avoir en tête pendant la semaine de suivi est la suivante : quand vous sentez que vous devez entrer dans la chambre et flapoter, alors vous égrenez la comptine. Et la comptine est toujours identique, les mots exactement les mêmes. Votre comptine dite avec assurance et dans un but précis va bientôt déclencher un réflexe conditionnel : boum ! Hans se couche et s'endort. Comme vous pouvez le constater, la cure Au dodo les petits se différencie radicalement de la méthode des pleurs aussi connue sous le nom de la méthode du 5-10-15, qui vous a été conseillée, parmi d'autres conseils aussi peu réussis, par le BVC. Les enfants ne doivent pas s'endormir en pleurant, en abandonnant, épuisés, désespérés, voire hystériques, avec leurs questions laissées sans réponses. Ils doivent recevoir des réponses illico ! Cela dit, on ne peut pas empêcher quelqu'un de réagir au message. Crier un peu après le message n'est pas interdit – mais ces cris ne doivent être justement que cela, une réaction de mécontentement ou de colère, mais cette réaction doit se calmer au bout d'une minute ou deux, et l'enfant doit retrouver son calme. Sinon, un rappel est nécessaire, directement suivi par la confirmation qui doit être le mot final et accompagner l'enfant dans le sommeil.

Le jour précieux viendra où Hans saura qu'il n'est plus obligé de poser ses questions – elles auront eu leur réponse bien avant qu'il ait eu le temps de les formuler. Cela est possible grâce au planning, qui rend la journée, tout comme la nuit, prévisible pour lui. C'est également grâce à vous, ses parents, qui assurez que tous ses besoins soient satisfaits de manière préventive. Alors, il arrêtera de crier et de pleurer. Il vous laissera le soin de veiller à ses intérêts. C'est une confiance énorme, et merveilleuse ! Une confiance que vous ne devez jamais remettre en cause, en attendant qu'il crie pour que vous agissiez. Il s'agit d'assumer le leadership, d'anticiper en permanence. Pour le sortir de son lit, il faut choisir un moment (en respectant le quart d'heure de marge), où il dort, où au moins il est silencieux et calme. En le mettant au lit, il ne doit pas râler de fatigue, mais il doit être aussi content que possible, même un peu excité ! Quand il mange et qu'il n'en veut plus, donnez-lui encore une cuillère s'il crie, comme s'il ne criait pas du tout – mais dites « merci pour le repas » et finissez le repas à un moment où il est content. Et ainsi de suite.

Des jours heureux vous attendent ! D'abord des jours de fatigue, de grande fatigue. Mais pas après. Et plus jamais.

Onze et douze mois

La rigolade du soir est une bénédiction. Des petits enfants heureux dorment bien.

Et il suffit de peu pour amuser les petits : une bêtise, un chatouillement, quelques grimaces ridicules, un parent qui se cache derrière les rideaux ou se trompe de chemin, ou tombe par terre, ou ramasse le nounours en s'écriant « Oh ! Regarde, une vieille tartine que l'on a oubliée ! »

Une bonne rigolade par jour fait le plus grand bien à l'enfant et le tient à l'écart de bien des soucis. Rire, c'est plus que d'être amusant. Rire, c'est nécessaire.

Le plus important concernant les petits autour d'un an environ est de maintenir intacte leur joie de vivre.

Et la privation de sommeil est un gâcheur de joie très efficace, évidemment. Les enfants de onze et douze mois ont besoin de dormir 13,5 ou 14 heures par jour. Et c'est facile grâce à la cure Au dodo les petits, qui donne des résultats remarquables à cet âge ! Elle libère ce qui distingue les enfants d'un an bien reposés : la joie de vivre.

L'enfant d'un an trouve que la vie est quelque chose de tellement merveilleux !

Et en voyant un enfant de cet âge affronter la vie avec une joie pure, avec amour et curiosité, on se rend facilement compte que l'homme n'a pas pu survivre juste parce qu'il le fallait, ou parce qu'il inspirait pitié.

La vie n'est pas donnée pour être un fardeau. La vie est donnée pour être une source de bonheur et de joie. Les enfants vers onze et douze mois en sont la meilleure preuve.

C'est pour cela – même si cela dépasse un peu le cadre de notre sujet, le sommeil – que je saisis l'opportunité pour donner quelques conseils :

🌙 Laissez tomber tout ce qui est NON pour encore un bon moment ! Laissez vivre et s'amuser !

☾ Réagissez à l'enfant avec des sourires ! Confirmez sa joie de vivre, cette envie pure de vivre, et répondez-y !

☾ L'envie de vivre ne sera plus jamais aussi pure et solide qu'elle est à cet âge. Partagez-la !

Les petits enfants d'environ un an donnent à l'adulte, Ami de l'Ordre, des occasions merveilleuses tous les jours de partager la joie, plutôt que de la tuer. La manière d'un enfant d'un an de manger une pomme, avec ses quatre ou six dents, est par exemple assez – disons – génératrice d'humour !

On prend une pomme et on enlève des petits morceaux de la peau avec ses dents. Ces morceaux sont ensuite crachés. Puis, on pose la pomme quelque part, souvent dans un coin du salon ou de l'entrée, ou sur un livre dans l'étagère ou bien sous un radiateur.

Deux jours plus tard, on retrouve la pomme, se réjouit des retrouvailles et continue à la manger. Puis, on la pose dans une chaussure.

Quand ce qui reste de la pomme a eu le temps de bien mûrir dans la chaussure et de s'équiper d'une couche suffisante de poussière et de saleté, son propriétaire a la brillante idée de la donner à sa maman.

Ce beau cadeau la rend tellement heureuse !

Le monde est toujours nouveau, sympathique, fascinant, même pour un enfant d'un an qui a déjà collectionné un nombre important d'expériences. Un chien qui apparaît pendant la balade est une découverte très intéressante (même si légèrement terrifiante). Un buisson avec des fleurs prêtes à éclore...Une branche, couverte de neige. Un escalier rugueux, accueillant. Un bord de trottoir. Une dame avec de grosses jambes. Un tas de sable. Un enfant dans une poussette. Un sac, jeté par terre...

Même pour vous, tout cela a été nouveau un jour. Vous aussi, vous aviez des yeux tout nouveaux. Votre sourire, aussi, a été aussi naturel qu'un lever de soleil. Votre rire a été le vôtre, trouvant son origine dans rien d'autre qu'une pure envie de vivre.

Privilégiez le rire, tel est le conseil que je vous donne. Le rire donne une suprême note finale à la journée et au bon sommeil – pour tout le monde.

La maman du petit Théodore a la parole :

J'ai passé beaucoup de temps à me dire que je voulais vraiment faire la cure Au dodo les petits, sans pour autant oser passer à l'acte. Je ne nous croyais pas capables... Aujourd'hui, mon seul regret est de ne pas nous être lancés plus tôt ! Notre petit garçon avait un an quand nous avons démarré la cure. Ma plus grosse crainte, c'était en fait de lui enlever la tétine. Mais, qu'est-ce que cela a été facile ! La première nuit, évidemment, il nous a trouvé complètement fous, mais depuis elle ne lui manque pas du tout. Bref, après toutes nos hésitations, nous avons enfin fait la cure, et la quatrième nuit, Théodore a dormi DOUZE heures ! Nous avions du mal à y croire. Aujourd'hui, un bon mois plus tard, il dort toujours comme un prince. Il s'endort sans problème le soir et il dort toute la nuit, même s'il a une mauvaise habitude de se réveiller un peu trop tôt (la plupart du temps parce que papa se lève pour aller travailler). Mais en général, tout se passe à merveille ! Il dort, nous dormons (youpi !), les routines sont ancrées. Quand l'heure du repas approche, Théodore tape avec beaucoup d'énergie sur les placards de la cuisine, jusqu'à ce qu'il soit servi. Il déborde de joie !!

Les petits enfants d'onze à douze mois acceptent volontiers le sommeil donné par la cure Au dodo les petits, puisqu'ils ne souhaitent rien d'autre que de profiter de la merveilleuse joie de vivre qui marque cet âge. Et nous savons tous à quel point la privation de sommeil menace la joie de vivre.

La maman du petit Théodore a la parole :

Pour tous ceux parmi vous qui souffrez de nuits morcelées, et qui hésitez à vous lancer dans la cure, voici ce que j'ai à vous dire : N'attendez plus ! ALLEZ-Y ! Il suffit de vous décider pour que cela marche ! Et même si cela peut être un peu difficile par moments, vous allez vite constater les résultats et cela vous donnera la force de rester joyeux et cohérents. Encore une fois, ALLEZ-Y !

Des enfants plus grands

Il n'existe pas de limite d'âge pour la cure Au dodo les petits. Il est possible que même des personnes de 35 ans souffrant de troubles du sommeil, pour ne pas mentionner des retraités (tels que moi-même) pourraient être aidés. Or, étant donné le manque de données fiables en la matière, il semble impossible de soutenir une telle thèse...

La thèse que tout enfant, qu'il soit malade ou en bonne santé, qu'il soit grand ou petit, a besoin et veut dormir la nuit – profiter d'un sommeil paisible, agréable et suffisamment long – est en revanche facile à soutenir. La cure Au dodo les petits, réalisée dans les règles de l'art (voir les chapitres *Le calme*, *La sécurité* et *Le plaisir*) a un effet visiblement libérateur sur des enfants de tout âge.

Comment adapter les outils et la méthode pour des enfants plus grands sera décrit dans les chapitres à venir. Si par exemple on se mettait à flapoter un enfant de deux ans, il serait dans le meilleur des cas choqué et dans le pire des cas pris de panique. Alors, n'y pensez même pas !

Trois ans et demi : Une maman raconte

Je viens de faire la cure avec ma fille de trois ans et demi. Et comme vous l'aviez dit, elle m'a trouvée complètement folle. Une fille si grande ne comprenait pas ce qui avait pris à sa mère, qui tout d'un coup avait une seule réponse, quelle que soit la question : « Bonne nuit, fais dodo ! » Et mon mari était d'accord avec notre fille. Je ne l'ai jamais flapotée. Je la tenais doucement mais fermement avec mes deux mains dans son lit quand elle était couchée, pendant dix secondes, avant de quitter la chambre avec la comptine. Quand elle parlait fort, la comptine était forte également. Quand elle se taisait, la comptine devenait plus douce. Et il y a eu environ 40 comptines le premier soir !

Puis, elle a voulu venir dans notre lit trois ou quatre fois, mais à chaque fois je l'ai raccompagnée dans son lit. Une fois qu'elle était couchée : comptine. D'abord assez fermement, puis plus doucement quand elle m'écoutait. Je l'ai écoutée et j'ai adapté la comptine, spontanément. Et je me suis assurée d'avoir le dernier mot et qu'il soit dit sur un ton doux. Il a fallu deux soirs. Puis elle a commencé à dire à sa petite poupée : « Bonne nuit, fais dodo » avec la voix la plus douce possible et imaginable. Ce soir, je l'ai couchée une fois, et j'ai dit la comptine UNE fois seulement. Puis j'ai quitté l'étage et je me suis installée devant la télé en bas.

J'ai commencé la cure il y a maintenant une semaine. Et il faut savoir que depuis qu'elle est née, elle ne s'est jamais couchée facilement et qu'elle s'est toujours réveillée la nuit. J'ose à peine y croire et je suis tellement soulagée ! Je suis presque choquée que ce soit si facile de complètement retourner la situation. On a troqué des situations nocturnes hystériques contre des soirées et des nuits paisibles et calmes ! Ma fille est contente, sûre d'elle et complètement transformée. Et pas seulement le soir pour aller se coucher. Maintenant elle participe à tout ce que je fais l'après-midi quand je rentre du travail. Elle a fait une quiche, un gâteau, coupé la salade (avec un couteau pas très coupant), essuyé la table après le dîner, entre autres ! Des choses pour lesquelles je la trouvais trop petite…Et on finit toujours la journée par des rires. Moi aussi, j'étais persuadée qu'il fallait du calme avant le moment du coucher. Mais elle semble se détendre quand on s'amuse ensemble juste avant, jusqu'à dans son lit ! Couchée, elle semble repenser à tout ce qui l'a fait rigoler, au lieu de se dire que c'est horrible de se retrouver toute seul dans son lit… Maintenant, elle me fait des blagues, tout pour me faire rire, lorsque nous sommes assises ensemble sur le canapé au moment de la rigolade du soir ! J'étais complètement désespérée avant de faire la cure Au dodo les petits. J'avais TOUT essayé (sauf les médicaments) sans résultat. Il arrivait que notre fille soit complètement hystérique auparavant. Elle a crié jusqu'à ce qu'elle vomisse, elle s'est trouvée dans des états où nous n'arrivions pas à communiquer avec elle. Elle a été ingérable, elle nous a battus et elle nous a parlé d'une manière très grossière. Alors, ma motivation pour la cure était complète et totale, je n'avais absolument rien à perdre. Simplement, tout à gagner.

12 ans : Une maman écrit

Il faut que je vous raconte. Je viens d'utiliser la comptine pour mon enfant de douze ans ! Il avait passé le week-end chez des amis, ce qui implique que les routines ont été jetées par-dessus bord. D'expérience, je sais que la soirée qui fait suite à une nuit en dehors de la maison est difficile, et nous y voilà à nouveau. D'habitude, j'arrive à anticiper, mais ce soir j'ai craqué et je me suis mise à désespérément chercher un moyen quelconque pour arrêter son cirque. Il a pleuré parce qu'il avait perdu un autographe, il a pleuré parce que la vie était dure, il a énervé sa sœur en buvant de l'eau d'une bouteille d'une certaine manière, il s'est plus que plaint d'avoir une maman si peu compréhensive... Peu à peu, je sentais que je perdais le contrôle...Et hop, une idée m'est venue ! « Bonne nuit, à demain » – « Maman, quelque chose me gratte mes cheveux ! » – « Bonne nuit, à demain. » – «Je déteste l'école ! » – « Bonne nuit, à demain. » Et cetera. Et cetera. Et qu'est-ce qui se passe ? Eh bien, SILENCE ! Après cinq minutes !

Habituellement, il passe des heures à descendre et monter l'escalier, à crier, à se plaindre, il trouve tout le temps de nouveaux sujets à discuter et s'endort par pur épuisement, la plupart du temps après 23 heures, voire minuit. Même si nous restons calmes et fermes. Je suis HEUREUSE ! Il y a de l'espoir ! Et le mieux, c'est que mon fils est calme. Il est rassuré que le loup soit tenu à l'écart et s'endort paisiblement. (Je vais évidemment vérifier ses cheveux demain.) Qu'ajouter de plus ? Pour mon prochain enfant, je ferai la cure pendant la grossesse...! Vous, papas et mamans, qui hésitez sur l'efficacité de la comptine, rassurez-vous ! Si cela marche pour mon enfant de douze ans, cela marchera pour n'importe qui.

III. LA BOÎTE À OUTILS : QUAND, OÙ ET COMMENT ?

Quand ?

Il est enfin temps d'attaquer les choses sérieusement !

Mais je vous en prie – quitte à insister lourdement – lisez, lisez, lisez AVANT de commencer !

Et je vise avant tout les chapitres *Le calme*, *La sécurité* et *Le plaisir*.

C'est extrêmement important, si effectivement vous vous décidez à réaliser la cure Au dodo les petits, que vous sachiez exactement ce que vous faites et pourquoi.

Aucune question ne doit vous trotter dans la tête ! Seulement des réponses doivent s'y trouver, car c'est exactement ce que votre enfant va exiger de votre part. L'enfant, et lui seul, a le droit de poser des questions !

Une fois que vous aurez levé tous vos doutes et que vous aurez appris votre leçon au point d'être capable de la transmettre au monde entier, alors vous serez prêt(e) à vous lancer. Mais pas avant !

Alors, je continue d'insister... encore un peu, juste pour être certaine que le message soit réellement passé.

Le permis de conduire, nous aimerions l'avoir dans la main dès le moment où nous décidons de le passer. Idéalement depuis hier ! Nous pouvons à peine attendre le moment où nous serons enfin derrière le volant, seul(e), prêt(e) à prendre la route, libre.

Mais, mais, mais... Il y a un tas de choses à apprendre avant, si nous voulons avoir une chance de réussir notre examen. Quels que soient nos sentiments à l'égard du moniteur d'auto-école, quel que soit notre avis sur le code de la route et l'ensemble des règles de la conduite, nous sommes bien obligés de tout apprendre si nous voulons un jour obtenir notre permis. Impossible de tricher, de ne pas passer le code, d'ignorer les panneaux pendant l'examen ou d'inventer ses propres règles. Si nous le faisions, nous serions simplement obligés de recommencer.

Oui, je suis d'accord avec vous. J'insiste un peu trop... Car vous savez déjà tout ce que vous devez savoir, et même un peu plus, n'est-ce pas ?

Alors ! Vous êtes vraiment prêt(e) !

🌙 Dans votre agenda, réservez quatre jours et une semaine de suivi qui doivent être calmes et complètement libres d'évènements, quels qu'ils soient.

La cure Au dodo les petits offre assez d'évènements pour toutes les personnes concernées. Elle exige un engagement complet et total, sans aucune perturbation venant de l'extérieur.

🌙 Vous aurez besoin d'un partenaire pour la cure. Personne ne peut veiller nuit et jour.

Les deux premières nuits, pendant lesquelles vous ne pourrez pas dormir une seule seconde (si c'est vous qui commencez), seront suivies de journées qui doivent être gérées minutieusement, car jour et nuit forment un ensemble. Votre partenaire dans la cure doit être aussi préparé(e) que vous-même (ou bien très habitué(e) à obéir à vos ordres...).

Les premiers jours de la cure sont aussi importants que les premières nuits. C'est pendant ces quelques jours que les nouvelles routines sont instaurées, ce qui doit être fait de manière aussi claire que possible – si notre objectif est de rendre ce changement aussi peu perturbant que possible pour l'enfant, et c'est le cas.

Imaginez d'être sur le point d'apprendre l'heure à un petit enfant (ce n'est pas loin de la réalité, disons-le clairement !) Les prérequis seraient alors que les aiguilles de la montre fassent leur travail comme prévu et que les chiffres restent bien à leur place. L'enfant ne pourrait pas rapidement apprendre à lire l'heure, voire l'apprendre tout court, si les chiffres changeaient de place de temps en temps ou si les aiguilles disparaissaient d'un moment à un autre. La confusion de l'enfant serait totale.

☾ Assez souvent, lorsque les parents ont décidé de faire la cure, l'une des deux choses suivante se passent :

1) l'enfant se met à dormir comme un ange,

2) l'enfant attrape un gros rhume et son petit nez n'arrête pas de couler. Les deux cas ont un facteur commun : cela ne durera pas !

Pendant la cure Au dodo les petits (ou déjà avant, comme nous venons de le voir), c'est l'enfant qui pose les questions, et c'est vous, en charge de la cure, qui donnez les réponses. C'est pourquoi il ne faut pas faire endosser la responsabilité de la date du début de la cure à l'enfant, mais vous tenir à ce que vous avez décidé. Si le petit enfant est enrhumé, voire fiévreux, il a *d'autant plus* besoin de dormir la nuit ! Bannissez toute confusion éventuelle en vous demandant ce que vous apprécierez – et ce que vous n'apprécierez surtout pas – si c'était *vous* qui étiez malade.

☾ La personne la plus objective de vous deux, partenaires de la cure, doit prendre les deux premières nuits.

Les choses sont immensément facilitées si l'autre personne disparaît des lieux pendant ces nuits. Ces deux premières nuits – et surtout la toute première – sont exigeantes. Vous ne seriez pas capable de gérer *en plus* un adulte sceptique / interrogeant / protestant / sabotant.

☾ Une fois que vous avez pris la décision, tenez-vous-y !

Gardez en tête *réaliser*, pas tester ou essayer.

Ne laissez personne vous empêcher. Il s'agit d'onze jours et nuits qui vont changer votre vie. Si vous ne recevez pas le soutien souhaitable de votre entourage, gardez bien en tête que le grand gagnant de ce projet, c'est votre enfant ! C'est à l'enfant que vous avez décidé d'offrir le plus beau cadeau qu'il puisse avoir : un sommeil paisible et sécurisé.

Un sommeil paisible est un cadeau pour la vie ! (Et une fois que l'entourage constate que l'enfant dort comme un ange, vous entendrez que vous aviez eu une telle chance d'avoir un enfant si « facile »...).

Peut-être que vous ne recevez aucun soutien de la part de votre entourage. Mais rassurez-vous, votre enfant vous le rendra une fois que toutes les pièces du puzzle seront bien rassemblées. Il n'y a pas mieux comme récompense !

Où ?

Le petit enfant a besoin de son propre espace de sommeil. Il est impératif que tout stimulus visuel puisse être éliminé.

En effet, 90 pourcent des impressions de l'enfant passent par la vue, et si l'enfant est capable de voir quoi que ce soit, le petit cerveau démarre au quart de tour. La nuit, qui est faite pour bien dormir sans interruptions, rien, absolument rien, ne doit attirer l'attention des yeux de l'enfant (Le fait que l'enfant entende que « tout va bien » – peu importe par quels bruits au quotidien – ne le dérange pas, bien au contraire !).

Investissez dans un lit à barreaux ! Ce genre de lit constitue une vraie petite chambre pour les enfants entre quatre mois et trois ans, au moins. C'est une bénédiction, d'après moi (et d'après les petits enfants). Réfléchissez à un endroit où il pourra être installé durablement.

🌙 Dans une chambre séparée ?

Il faut veiller à ce qu'aucune lumière ne rentre par les fenêtres. Et la porte doit pouvoir s'ouvrir entièrement, sans que l'enfant soit directement exposé à la lumière.

🌙 Dans un coin dans la chambre des parents ?

Cela demande un espace suffisamment grand pour que vous puissiez le séparer du reste de la pièce par un rideau occultant (mais qui laisse passer l'air), qui va du plafond au sol et qui ne laissera passer aucune lumière. Des rails au plafond ne sont pas tellement difficiles à installer. Veillez à laisser un espace suffisant entre le lit de l'enfant et le rideau afin que l'enfant ne puisse pas ouvrir le rideau tout seul.

Votre partenaire et vous-même ne pourrez pas dormir dans cette chambre les quatre premières nuits de la cure, car l'enfant ne doit pas être dérangé par quoi que ce soit. C'est une question de respect. Je suis plus que consciente que vous, les parents attentifs, n'aimez pas penser que votre présence pourrait être nuisible à votre enfant, mais malheureusement... La nuit, elle dérange. (Voir le chapitre *La sécurité*)

Pendant la semaine de suivi vous pourrez entrer discrètement dans votre chambre et vous coucher, mais jusqu'à ce que les nuits soient « fiables », il faut faire comme si vous n'existiez pas. Et quitter la chambre silencieusement afin de pouvoir dire la comptine de l'extérieur si nécessaire.

☾ Un coin du salon, pouvant servir de « chambre » pour l'enfant si vous avez peu d'espace ?

Il est toujours possible de trouver un peu d'espace si on réfléchit bien. Dans le salon vous pourriez peut-être même séparer un espace qui pourra servir de chambre pour l'enfant, avec une commode, quelques étagères et tout le nécessaire ?

Des rails en angle au plafond peuvent faire des miracles. Des rideaux occultants, mais qui laissent passer l'air, existent dans une multitude de belles couleurs.

Et sachez que la vie peut continuer comme avant dans le salon, une fois que vous aurez atteint le dernier objectif de la cure – *le plaisir* – et que votre enfant dormira comme un loir !

Un petit garçon de huit mois, qui à quatre mois est venu passer seulement la première nuit de la cure chez moi (les parents ont ensuite continué chez eux), a eu un petit espace du salon transformé en « chambre ». Le niveau sonore y était tellement élevé qu'il arrivait que les voisins s'en plaignent. Les parents étaient très jeunes. Le soir, le salon était souvent plein d'invités qui regardaient la télé, dansaient, discutaient, rigolaient, mangeaient et buvaient et chantaient du karaoké, pas rarement tout à la fois... Et l'enfant dormait.

Puis un soir, un des invités a eu des doutes qu'un enfant dorme réellement derrières les rideaux du coin du salon.

Comment était-il possible qu'un petit enfant dorme dans un tel boucan ? Il fallait qu'il vérifie en regardant. Et de la lumière est tombée directement sur le petit garçon. Qui s'est réveillé soudainement, s'est assis et a commencé à pleurer, inconsolable. Il a fallu beaucoup de temps pour le calmer. Quelqu'un s'était introduit dans sa chambre ! Sa sécurité avait été mise en doute ! Il avait été *dérangé* !

☾ Il est préférable que la chambre soit bien fraîche. Voire froide. Pourriez-vous arranger cela ?

Les enfants qui dorment dans des chambres bien fraîches n'enlèvent pas leur couverture (sauf au début de la cure, quand ils ne restent pas couchés calmement). Oubliez tout ce qui est grenouillères et gigoteuses ! Le plus agréable pour les petits enfants, quelles que soient les circonstances, c'est *la liberté de mouvement*. Si les petits enfants pouvaient décider, les bras et les jambes ne seraient pas enfermés dans des vêtements chauds la nuit. Un body, tout simplement, ou un t-shirt bien ample qui dépasse les petites fesses, voilà ce qu'il y a de mieux.

☾ Faire le lit de l'enfant en sorte qu'il soit couché sur un drap bien lisse, ne pas hésiter à insérer une serviette éponge au-dessous.

Un petit bébé de quatre mois peut apprécier d'avoir des petites couvertures bébé enroulées et posées sur les côtés du lit, pour se sentir bien dans son « nid ».

Les enfants qui dorment sur le ventre apprécient un drap, plié en trois, placé au niveau de la tête du lit avec les côtés bien mis sous le matelas. Cela donne une petite hauteur et reste bien lisse quand l'enfant tourne sa tête pendant la nuit.

Les enfants qui dorment sur le dos ont besoin d'un petit oreiller, qui doit être plat et doux. Plus doux que plat – nous souhaitons éviter la « tête plate » (qui ne revient pas à la normale après six mois).

La couette ou la couverture, assez épaisse, doit être douce, propre et facile à nettoyer ! Un petit doudou, pourquoi pas, mais pas plus. N'oubliez pas qu'il peut être difficile pour l'enfant de réussir à mettre la main sur trop d'accessoires dans le noir, alors limitez-en le nombre !

La tétine, qui est un vrai perturbateur du calme, doit être éliminée la première nuit. L'enfant l'oubliera cette même nuit. Peut-être que vous ne le croyez pas, mais vous allez voir !

☾ Équipez le lit de l'enfant d'une alarme de respiration !

Ces moniteurs de respiration sont désormais disponibles pour tout le monde, et non seulement en milieu hospitalier. C'est une vraie bénédiction.

Un détecteur sensoriel est placé sous le matelas, ce que ne dérangera absolument pas l'enfant, mais qui vous procurera la certitude que votre enfant va bien, toute la nuit. Le moniteur associé, que vous allez placer dans un endroit visible, montre une petite lampe qui clignote de manière rassurante. Vous serez ainsi libéré(e) de l'inquiétude de la respiration de votre bébé, quelque chose que personne n'est capable de vérifier toutes les trois minutes. En revanche, l'alarme s'en charge 24h/24 – tout comme l'alarme d'incendie que vous avez probablement installé chez vous.

L'alarme d'incendie ne garantit pas que la maison ne prenne pas feu, tout comme l'alarme de respiration ne garantit pas que l'enfant ne cesse de respirer, mais, vous allez en être averti(e) en temps et en heure. Vous aurez le temps d'empêcher une catastrophe qui aurait pu avoir lieu. Rien à perdre, tout à gagner !

La respiration n'est pas automatique au début de la vie – des arrêts de respiration allant jusqu'à 40 secondes plusieurs fois par jour sont fréquents chez les nouveaux-nés, quelque chose dont peu d'adultes sont capables – et peut être considérée comme fiable seulement après dix ou onze mois.

☾ Rien n'empêche que le début de la cure Au dodo les petits ait lieu ailleurs qu'à la maison.

Vous ne devez pas à avoir à vous inquiéter de ce que les voisins pourraient en penser (et il y aura un certain niveau de cris, questions et protestations, surtout la première nuit, c'est inévitable, sauf si nous bâillonnons l'enfant. Ce que nous ne ferons certainement pas. Nous voulons communiquer !).

Rien n'empêche que ce soit quelqu'un d'autre que vous-même ou l'autre parent qui réalise la cure – j'en suis moi-même un bon exemple, une complète étrangère qui a fait la cure sur des centaines d'enfants chez moi, un endroit qui leur était complètement inconnu. Ce qui compte, c'est que c'est une même personne qui gère les deux premières nuits, et qui forme la personne en charge des deux nuits suivantes.

Une même personne – mais pour des raisons évidentes quelqu'un d'autre – doit ensuite gérer les jours qui suivent les deux premières nuits (la cure démarre le soir). C'est maintenant que le planning soigneusement fixé sera introduit. Il doit être suivi rigoureusement, ce qui n'est pas chose facile au début – car l'enfant est complètement confus. Mais déjà le troisième jour, plusieurs pièces du puzzle ont trouvé leur place et l'enfant commence à devenir une petite horloge.

Ainsi, il faut deux personnes en charge de la cure, et ils doivent rester les mêmes, où que la cure ait lieu, et l'endroit doit être le même au moins les trois des quatre premiers jours et nuits.

Une fois de retour à la maison, tout doit être préparé tel que décrit ci-dessus, pour que la cure puisse être poursuivie dans le calme.

Un père raconte son histoire :

Il me semble que nous avons réalisé la cure il y a maintenant une éternité. Mais cela date de seulement quelques mois… Nous étions tellement épuisés, physiquement et psychologiquement, que je me demande vraiment ce que nous serions devenus si nous n'avions pas trouvé le forum d'Anna. Nous pensions que notre situation était complètement normale et nous nous attendions à ce qu'elle prenne fin sans aucune action de notre part. Chaque soir, nous étions optimistes et nous nous disions que cette nuit, il allait dormir… La première année, cela pouvait aller, mais la deuxième année nous n'avions plus aucune force en réserve.

Malheureusement, il est commun de penser que c'est complètement normal que les enfants ne dorment pas les deux premières années ! On l'accepte tel un fait. Et on fait de son mieux pour supporter la situation. Quelle folie ! Moi aussi, j'ai été pris dans ce piège, même si j'avais des difficultés à comprendre pourquoi la situation devait être ainsi. J'ai fait confiance à ceux qui avaient la connaissance et l'expérience (?!) J'ai maintenant des frissons en y pensant, surtout que ce sont les petits enfants qui en souffrent le plus. Que les premières années soient marquées par un manque de sommeil... C'est tellement illogique, n'est-ce pas ? C'est au contraire pendant ces années-là que l'on devrait être censé profiter du sommeil, sans devoir se faire aucun souci ! En étant confiant que les parents veillent.

La première fois que j'ai essayé la cure, je n'avais pas assez de volonté. En utilisant l'éventail sur mon petit garçon, j'étais incapable de supporter les pleurs qui accompagnaient ses questions. C'était un essai sans conviction et sans réelle motivation, condamné d'avance à l'échec. Mais en suivant d'autres parents curistes sur le forum, ma motivation a grandi. Ceux qui réussissaient disaient que c'était en fait très facile, si seulement on restait concentré sur l'objectif et qu'on ne laissait pas tomber. J'ai commencé à penser à une nouvelle tentative, mais je voulais être mieux préparé cette fois-ci. Il a fallu quelques mois, puis un jour je me suis dit que j'étais prêt. J'ai dormi la journée, afin de pouvoir rester éveillé la nuit. J'étais sûr de moi, mais quand même un peu nerveux. Avec la maman, nous nous étions mis d'accord qu'elle dorme dans une autre pièce, afin qu'elle ne se mêle pas de ce que je faisais. Elle se sentait incapable d'y participer.

Bien sûr, c'était un peu étrange de forcer l'enfant à se coucher, et rester couché, surtout qu'il était si grand. Mais j'étais décidé. Et rien ne pourrait être pire que de le laisser se réveiller tant de fois la nuit, ou simplement le laisser pleurer. J'étais tout de même près de l'enfant, et nous avions un contact physique. Je me souviens avoir lu sur le forum que des parents disaient qu'ils avaient l'impression d'utiliser de la violence contre l'enfant en appliquant l'éventail... Mais n'est-il pas plus violent de laisser l'enfant pleurer quelques années ?

Déjà la première nuit, l'endormissement a été plus facile que d'habitude. Je me souviens avoir été frappé par le fait qu'il fallait exactement 45 minutes d'éventail, comme Anna l'avait dit. Je ne me souviens plus combien de fois il s'est réveillé les premières nuits, mais il n'en a pas fallu beaucoup avant qu'il dorme ses douze heures d'affilée. Nous n'y croyions pas ! C'était tellement incroyable que nous ne savions pas comment réagir. C'était de la magie... Les siestes de jour se passaient

159

comme sur des roulettes également. On le couchait, et hop, il dormait. Simplement, comme si c'était complètement normal. Et Félix, il était tellement content. Et nous aussi. Savoir en se couchant que la nuit sera calme, que Félix allait bien dormir, quelle merveille ! Enfin, il nous était possible de dormir également... Il a fallu quelques mois avant que nous retrouvions complètement nos forces. Mais elles sont revenues. Maintenant nous profitons de notre enfant d'une façon tout à fait nouvelle. Notre garçon et nous, nous avons enfin la force de profiter de la vie.

Félix dort toujours toute la nuit. Il arrive qu'il se réveille un peu trop tôt, mais cela ne m'inquiète pas, puisque, de toute façon, il dort toute la nuit sans se réveiller. Bizarrement, cela me paraît un pur luxe, alors qu'il n'y a en fait pas plus naturel ! Si vous lisez ces lignes, et si vous avez encore des doutes, j'aimerais simplement vous dire que le fait que votre enfant ne dorme pas toute la nuit, c'est quelque chose que l'on peut changer. La plupart des parents pensent que leur enfant est tellement particulier, que cette cure ne marchera pas. Moi aussi, je me disais que mon enfant était déjà trop grand et ceci et cela, j'avais un million d'excuses. Il est également possible que la quantité d'informations nécessaire à intégrer semble bien trop importante. Mais finalement, c'était si facile, que je m'en voulais de ne rien avoir fait plus tôt. Vous, qui lisez ces lignes, vous avez déjà fait la moitié du travail. Maintenant il vous reste simplement à lire, vous préparer et choisir la nuit qui va tout changer...

Papa de Félix, né en mars 2005, cure réalisée en janvier 2007

Comment ?

La boîte à outils

🌙 Le planning

🌙 La rigolade du soir

🌙 Le positionnement

🌙 L'éventail

🌙 Tirer le landau

🌙 Flapoter

🌙 La comptine

🌙 La comptine de confirmation

🌙 L'attitude d'évidence

Le planning

Équipez-vous d'un stylo et d'une feuille de papier et réfléchissez. Commencez par le début de la nuit, afin que cela convienne à toute la famille. Et combien d'heures la nuit doit-elle durer ? Douze heures, onze, ou onze et demie ?

Fixez ensuite les repas. Visez quatre vrais repas par jour avec un intervalle de trois heures, ou trois heures et demie, puis ce que j'appelle « un dernier pour la nuit », juste avant le coucher. Ce cinquième repas correspond à l'exception qui confirme la règle : il peut être servi seulement une heure après le « dîner ».

Continuez par les siestes du jour. Dans le chapitre *L'enfant et le sommeil* vous avez vu le besoin de sommeil pour chaque âge.

Il faut maintenant faire un peu de mathématiques : si par exemple, vous choisissez une nuit de 11,5 heures pour votre petit ange de 7-8 mois, dont le besoin de sommeil sur 24h s'élève à environ 14,5h, il vous reste trois heures pour les siestes pour faire le compte.

5 minutes, 20 minutes, 45 minutes, 1 heure et demie, 2 heures, 3 heures correspondent à des durées naturelles de sommeil. À la fin de ces durées, l'enfant se trouve dans un sommeil léger et peut facilement être réveillé.

Réfléchissez soigneusement ! Le planning doit être tellement bien pensé que vous n'imaginerez pas de le modifier avant la fin de la semaine de suivi, au plus tôt. Une fois que vous l'avez « fixé », il ne peut pas être remis en cause !

Vous trouverez ci-dessous quelques exemples de plannings :

Philippe, quatre mois. Sommeil total : 15,5h/24h.

- Nuit 20h – 7h (11h)
- Manger 7h
- Dormir 8h30 – 10 (1,5 h)
- Manger 10h
- Dormir 11h30 – 13 (1,5 h)
- Manger 13h
- Dormir 15h – 15h45 (45 min)
- Manger 16h
- Dormir 17h45 – 18h30 (45 min)
- Manger (un dernier pour la nuit) 19h30
- Nuit 20h

Les repas – qui doivent durer une heure chacun au maximum (dans seulement un mois les repas dureront moins de 45 minutes) – ont lieu toutes les trois heures. Cela, ajouté au fait que la nuit a été fixée à onze heures et non douze, fait que l'intervalle entre le quatrième repas et le dernier pour la nuit est assez long. Il doit par conséquent être complété par un biberon ou autre chose d'approprié, si l'enfant est encore nourri au sein.

Voilà le genre de réflexions utiles
lors de l'élaboration du planning !

Emma, cinq mois. Sommeil total: 15h15 min/24h

🌙 Nuit 20h – 7h (11h)

🌙 Manger 7h

🌙 Dormir 8h – 8h45 (45 min)

🌙 Manger 8h45

🌙 Dormir 9h45 – 10h30 (45 min)

🌙 Manger 12h

🌙 Dormir 13h – 15h (2 h)

🌙 Manger 15h

🌙 Dormir 17h – 17h45 (45 min)

🌙 Manger (un dernier pour la nuit) 18h30

🌙 Nuit 20h

Plusieurs choses sont à prendre en considération, comme vous pouvez le constater. Dans ce planning, la première sieste arrive déjà une heure après la nuit, et le deuxième repas arrive plus tôt que les trois heures stipulées – il y a seulement une heure trois quarts entre les deux premiers repas.

Cela s'explique par le fait que la petite Emma est tellement fatiguée le matin, depuis toujours, que son père et moi avons dû prendre cela en compte en élaborant son planning (voir p. 117). Le deuxième repas est en fait un deuxième petit déjeuner.

Un mois plus tard, quand Emma avait six mois, le planning a été ajusté en fonction de son âge. La dernière sieste a été réduite à 20 minutes.

Après encore un mois, quand Emma avait sept mois, la dernière sieste a été éliminée, puis la nuit a commencé déjà à 19h. Ainsi, les nuits de la petite Emma durent désormais 12 heures.

La grande sieste du milieu de la journée ou en début d'après-midi peut être maintenue pendant des années, alors n'hésitez pas à la mettre en place dès le départ !

L'ordre durant la première année de l'enfant consiste à ce que la dernière sieste s'élimine en premier, puis, la deuxième sieste matinale (s'il y a en a une), puis la première.

Olivier, sept mois. Sommeil total : 14h35 min/24h

🌙 Nuit 20h30 – 8h30 (12h)

🌙 Manger 8h30

🌙 Dormir 10h30 – 11h15 (45 min)

🌙 Manger 12h

🌙 Dormir 13h30 – 15h (1,5 h)

🌙 Manger 15h

🌙 Dormir 17h15 – 17h35 (20 min)

🌙 Manger 19h

🌙 Bain, rigolade du soir, un dernier pour la nuit 19h30 – 20h30

🌙 Nuit 20h30

Je conseille de réserver la dernière heure avant la nuit pour toutes les choses amusantes qui doivent précéder le coucher, lui-même rapide. Le bain finalise la journée de manière agréable et sera rapidement associé avec une bonne nuit de sommeil.

Laura, huit mois. Sommeil total : 14h35min/24h

🌙 Nuit 19h30 – 7h30 (12h)

🌙 Manger 7h30

🌙 Dormir 10h – 10h45 (45 min)

🌙 Manger 11h

🌙 Dormir 12h30 – 14h00 (1,5h)

🌙 Manger 14h

🌙 Dormir 16h – 16h20 (20 min)

🌙 Manger 16h45

🌙 Bain, rigolade du soir, un dernier pour la nuit 18h30 – 19h30

🌙 Nuit 19h30

Bientôt, la petite Laura aura neuf mois, et son besoin de sommeil aura diminué d'une demi-heure. Elle le signale en se réveillant trop tôt le matin. Elle aurait pu le faire comprendre d'une autre manière, en remettant en cause la sieste d'une heure et demie, c'est-à-dire en se réveillant après 45 minutes sans se rendormir. Les petits enfants « font savoir » quand il faut ajuster le planning. Et puisque les parents de Laura savent que tout est lié, ils ne réduisent pas la durée de la nuit. La nuit de douze heures doit rester telle qu'elle pendant des années. Si c'était la sieste du début d'après-midi qui avait été remise en cause, ils n'auraient pas non plus pris cela pour de l'argent comptant. Elle doit rester intacte. En revanche, ils réduisent la sieste matinale, de 45 minutes à 20 minutes, ce qui rend Laura très irritée les premiers jours – voilà une sieste qu'elle finissait toujours correctement ! Mais après 3-4 jours, elle s'est habituée au nouvel ordre et elle ne se réveille plus trop tôt le matin.

Théodore, neuf mois. Sommeil total : 14h15min/24h

🌙 Nuit 19h – 7h (12h)

🌙 Manger 7h

- ☾ Jeu matinal dans son lit 7h15 – 8h15
- ☾ Manger (deuxième petit déjeuner) 8h15
- ☾ Dormir 9h15 – 10h00 (45 min)
- ☾ Manger 11h30
- ☾ Dormir 12h30 – 14h (1,5 h)
- ☾ Manger 15h
- ☾ Manger (dîner familial) 17h30
- ☾ Bain, rigolade du soir, un dernier pour la nuit 18h – 19h
- ☾ Nuit 19h

Le petit Théodore a six repas sur son planning. L'aspect social a été pris en compte. Théodore participe à un « vrai » petit déjeuner et un « vrai » dîner avec sa famille, tous les jours. Ses propres repas satisfont ses besoins nutritifs pour son âge. À table avec ses parents, Théodore peut examiner ce qu'ils mangent et se familiariser avec ce que l'on appelle la « culture gastronomique ».

Amanda, dix mois. Sommeil total : 14h15 min/24h

- ☾ Nuit 19h – 7h (12h)
- ☾ Manger 7h
- ☾ Dormir 8h45 – 9h30 (45 min)
- ☾ Manger 10h30
- ☾ Dormir 12h – 13h30 (1,5 h)
- ☾ Manger 14h
- ☾ Manger 17h30
- ☾ Bain, rigolade du soir, un dernier pour la nuit 18h – 19h
- ☾ Nuit 19h

La petite Amanda mange en une demi-heure chaque fois. Les repas sont espacés de trois heures et demie, excepté le dernier pour la nuit. Puisqu'elle dort douze heures par nuit, deux siestes journalières suffisent.

Enzo, un an. Sommeil total : 13h30 min/24h

🌙 Nuit 20h – 7h30 (11,5h)

🌙 Manger 8h (porridge d'avoine avec une banane écrasée et du lait + tartine)

🌙 Temps dehors et participation sociale

🌙 Manger 11h30 (déjeuner avec « de la vraie nourriture »)

🌙 Sieste 12h30 – 14h30 (2h)

🌙 Manger 15h (goûter, fruit et yaourt, ou tartine avec du lait)

🌙 Temps dehors et participation sociale

🌙 Manger 18h30 (dîner avec les parents)

🌙 Bain, rigolade du soir, un dernier pour la nuit 19h – 20h

🌙 Nuit 20h.

Et on pourrait dire que les parents d'Enzo sont arrivés au but. Le planning ne doit plus être ajusté. Il peut être maintenu pendant les années à venir.

Le planning que vous établissez doit être respecté à la minute, de préférence, pendant les quatre premiers jours et nuits de la cure ! Pendant la semaine de suivi et par la suite, vous aurez un quart d'heure de marge (dans les deux sens).

Et les horaires doivent être les mêmes, jour après jour, nuit après nuit, jour de semaine comme jour de week-end. Je peux comprendre que vous ne trouvez pas cela très amusant, mais détrompez-vous ! Prenez le permis de conduire en comparaison – ce n'est pas juste après l'avoir passé que vous remettriez en cause les règles et ignoreriez les panneaux qui vous ne vous arrangent pas.

Alors, réfléchissez à l'avance, soigneusement ! Assumez ensuite votre planning. Considérez votre montre comme votre meilleur ami.

Avant que l'enfant se soit transformé en horloge, il vous sera nécessaire de le réveiller de temps en temps, afin de respecter les horaires. Et cela vous contrarie évidemment – quand enfin il dort comme un ange ! Mais n'ayez pas peur d'assumer le rôle du leader. C'est exactement ce que votre enfant attend de vous (et depuis longtemps). Ressentez la force qui réside dans le fait de *savoir exactement ce que vous faites et pourquoi* !

La rigolade du soir

Quand est-ce que vous avez bien rigolé la dernière fois ? Est-il possible de trop rire dans la vie ? Non, on est bien d'accord ! L'importance du rire n'est pas considérée à sa juste valeur dans notre culture. Une bonne rigolade entraîne une bonne santé. Les petits enfants doivent rigoler au moins une bonne fois par jour, et surtout le soir. Idéalement, votre enfant doit rigoler jusque dans son lit ! Et on peut transporter son enfant au lit comme un avion, ou dans vos bras en faisant une salsa... Vous allez rapidement trouver ce qui fait rire aux éclats votre enfant ! Un enfant en état de grande fatigue n'est pas toujours facile à faire rire, et cela veut dire que vous devriez vraiment faire des efforts. Tous les moyens sont bons, tant que votre enfant rit à gorge déployée (même s'il ne le veut pas, au début). N'hésitez pas à chatouiller votre enfant, si nécessaire ! On va rigoler !

Le rire doit s'entendre ct se sentir, dans tout le corps de l'enfant. La rigolade du soir ne doit **jamais** être oubliée !

Le positionnement

Le positionnement signale au cerveau du petit enfant que toute activité cesse.

Au lieu de poser votre enfant dans son lit tout en douceur en espérant que tout ira pour le mieux, en bombardant silencieusement l'enfant de questions et de prières (« *s'il te plaît, dors un peu, ce serait tellement agréable pour nous tous...* »), vous allez assumer votre rôle de leader en couchant votre enfant avec des gestes fermes, une attitude décisive et une force aussi douce que confiante.

Entraînez-vous à positionner votre partenaire, qui ne sera pas nécessairement très coopératif ! Une fois face à l'enfant, vous devez savoir exactement ce que vous faites et pourquoi. Il est alors nécessaire de connaître votre leçon par cœur. Pour les **petits enfants** – qu'ils dorment sur le ventre ou sur le dos – le positionnement consiste en trois étapes :

🌙 Bras vers le haut

🌙 Jambes droites

🌙 La tête à droite (pas vers vous).

Les petits bras sont placés autour de la tête, et vous les positionnez avec une petite pression afin qu'ils « atterrissent » dans le lit.

En tenant les jambes au niveau des genoux, vous les mettez bien droites, et vous les faites « atterrir » avec une petite pression qui finalise.

Finalement, vous prenez la petite tête entre vos deux mains et la placez dans le sens opposé à vous, sur le côté, avec une petite pression. L'enfant ne voit désormais plus rien. Le contact entre vous est rompu, et vous laissez l'enfant à son sommeil, qui lui appartient.

Le petit ange va évidemment immédiatement baisser les bras et plier les jambes, et cela n'est pas interdit. Ce qui compte, c'est que vous « garez » l'enfant de manière distincte, afin que le message puisse passer : *toute activité cesse maintenant*.

Les enfants plus grands, de plus d'un an (qui ne doivent ni être « tirés dans le landau », ni « flapotés ») sont couchés dans leur position préférée, habituellement sur le côté. Le positionnement se fait sur place, avec une petite pression en trois étapes : d'abord, les bras, puis les jambes et en dernier la tête. Si l'enfant est tourné vers vous, le positionnement doit se faire dans le noir. Pour finaliser, vous appliquer une pression « éventail » pendant quelques secondes (voir ci-dessous).

169

L'éventail

Écartez vos mains autant que possible et tenez les droites devant vous, en sorte d'avoir un double éventail. Voici l'éventail que vous allez poser sur votre enfant, afin de couvrir un maximum de son petit corps d'une pression douce, mais ferme et constante. Vous pouvez tenir la petite tête en place en utilisant les deux doigts à l'extrémité de l'éventail.

L'éventail doit être appliqué de façon verticale. En l'appliquant sur votre enfant, vous confirmez physiquement le positionnement ; il est temps de se coucher et rester immobile (voir le chapitre **Le calme**). Ainsi, l'éventail est utilisé afin de finaliser le positionnement et pour marquer la fin quand on a flapoté l'enfant (voir ci-dessous).

Petits enfants : L'éventail est plus facile à appliquer sur un enfant qui dort sur le ventre, car « la carapace » protège les parties délicates (imaginez-vous une petite tortue !), mais même si l'enfant est couché sur le côté, l'éventail transmet efficacement le message de calme. Si l'enfant semble préférer dormir sur le dos, il faut faire très attention à ne pas appuyer sur les parties molles (l'estomac, la partie supérieure du thorax, le cou).

Enfants plus grands : Il n'est pas très plaisant d'appliquer l'éventail la première fois sur un enfant qui est naturellement choqué et s'oppose au traitement, il a l'impression qu'un loup habite son parent ! Vous avez lu le rapport du papa de Félix ci-dessus, il a fallu exactement 45 minutes d'éventail avant que le message soit passé d'une façon satisfaisante pour les deux parties. Dans ce cas, l'éventail était le seul outil possible (excepté la comptine qui vient après, évidemment), puisque l'enfant était trop grand pour être flapoté. Je dirais que l'éventail peut être utilisé pour n'importe quel âge, même pour des retraités...

Lorsque l'éventail est utilisé en tant que *finalisation* (après le positionnement ou après avoir flapoté), cela dure entre cinq et dix secondes.

L'éventail en tant qu'*outil (de crise)* dure le temps que cela doit durer. Dans ces cas, il doit être assez puissant pour que l'enfant ne puisse pas se retourner, ni le corps ni la tête. Et vous comprenez parfaitement que ceci est loin d'être agréable la première fois. Personne, petit ou grand, n'aime être entravé dans ses mouvements. Il faut du temps avant que l'enfant s'autorise à sentir qu'il se trouve, en fait, dans une position assez agréable et qu'il est également, en fait, fatigué, même très fatigué.

Le corps de l'enfant doit devenir lourd de sommeil, avant que vous n'allégiez la pression de l'éventail (avant de l'enlever, appliquer une petite pression pour finaliser), il vaut mieux que vous l'appliquiez un peu trop longtemps que pas assez. Dans des situations de crise, ce n'est pas grave si l'enfant s'endort avant que vous arrêtiez. La comptine (voir ci-dessous) vous accompagne quand vous quittez la chambre et clôt votre intervention. Elle entre dans la conscience de l'enfant par « la petite porte ».

Si vous avez l'impression d'être violent(e) et désagréable en maintenant votre enfant en position alors qu'il se débat autant qu'il peut, gardez deux choses en tête :

- 🌙 Ce n'est que cette première fois qu'autant de temps est nécessaire pour faire passer votre message réconfortant (si effectivement vous ne l'interrompez pas avant d'avoir atteint l'objectif d'avoir un petit corps lourd de sommeil sous vos mains.)

- 🌙 La force que vous utilisez, la « violence », n'est pas pire que la violence dont vous vous servez si par exemple votre enfant refuse de se faire attacher en voiture. Certaines choses ne peuvent pas être discutées. Elles doivent être réalisées, voilà tout.

Tirer le landau

Tout d'abord, vous devez être équipé(e) d'un bon landau, bien spacieux, avec un fond bien plat (pour les enfants qui dorment sur le ventre) et ayant de bons amortisseurs.

Les petits enfants qui ont eu l'opportunité de découvrir le plaisir de dormir sur le ventre préfèrent en général cette position pour les siestes du jour également. Investir dans un bon landau d'occasion peut s'avérer une bonne idée, surtout que celui-ci peut servir également à l'intérieur.

171

Mais les enfants qui dorment sur le dos apprécient également d'être tirés dans le landau, et il y a plein de petits enfants qui dorment sur le ventre la nuit et sur le dos le jour – mais souvent pas très longtemps. Ceux qui dorment sur le ventre ont l'avantage de pouvoir changer de position dans leur sommeil et de bouger plus facilement que ceux couchés sur le dos. Ces derniers se réveillent souvent après 20 ou 45 minutes et font rarement la grande sieste de 1,5 h ou 2 h (voire 3 h, selon le planning) en continu.

Le landau doit être assez spacieux afin que le petit enfant sur le ventre puisse aisément bouger ses bras vers le bas après les avoir positionnés au niveau de la tête. Les jambes doivent pouvoir être complètement allongées.

Lorsque vous établissez votre planning, vous devez être *cohérent(e)*. Pendant les quatre premiers jours et nuits de la cure *Au dodo les petits*, ainsi que pendant la semaine de suivi, tout doit rester constant. L'enfant peut très bien dormir dans le landau le jour et dans son lit la nuit, dans le landau à l'intérieur pour la première sieste et dehors pour la deuxième, dans son lit nuit et jour, selon ce que vous préférez, mais gardez bien en tête que chaque jour (et chaque nuit) doit se passer dans exactement les mêmes conditions.

De l'air frais, de préférence de l'air froid, est propice à un bon sommeil, et tant que l'enfant est bien couvert, il ou elle peut très bien passer toutes les siestes du jour dehors (par tout temps, excepté dans des conditions météorologiques extrêmes).

N.B. L'alarme de respiration réagit aux mouvements du landau lors des promenades. Elle peut même détecter les mouvements liés au vent. Il est ainsi nécessaire d'arrêter le landau très souvent pour vérification. Et évidemment, ne pas oublier d'activer l'alarme dès que le landau est garé pour une petite sieste sur place !

Tirer le landau de façon efficace est un art. Placez un poids, équivalent au poids de l'enfant, dans le landau et entraînez-vous bien à l'avance en prévision de la cure !

- ☾ Assurez-vous d'avoir assez d'espace. Poussez le landau devant vous, aussi loin que votre bras le permet.
- ☾ Retenez-le avec force – à peu près comme si le landau était sur le point de tomber dans un ravin et que vous aviez réussi à l'attraper à la dernière seconde.
- ☾ Poussez-le à nouveau, avec force (j'utilise souvent la hanche pour pousser le landau).
- ☾ Répétez le mouvement, trouvez le rythme : « Un, deux, trois, Nous irons dans les bois, Quatre, cinq, six, Cueillir des cerises ! » Toute la longueur du bras doit être utilisée chaque fois, et si possible un peu plus. Vous allez comprendre une fois dans l'action !

L'objectif de l'exercice est de *calmer*, pas de consoler ni d'endormir. C'est pourquoi il faut un peu de force. C'est un message qu'il faut faire passer, sans une quantité de questions incertaines (ou sans aucune question tout court). Aucune communication n'a lieu pendant que l'on tire le landau. On pourrait presque dire que l'enfant doit être « choqué » par le traitement et ainsi se taire.

Il ne s'agit donc pas de petits bercements agréables et doux, comme lors d'une petite balade. Tous les enfants adorent ce genre de bercements et s'endorment volontiers, même ceux qui dorment sur le dos. Néanmoins, dans le cadre de la cure, des bercements délicats ne font pas l'affaire. Tirer le landau de manière efficace est nécessaire dans ce cas.

Si, pourtant, vous vous retrouvez à bercer le landau en douceur, l'une des deux choses suivantes va se passer : 1) dès que le landau s'arrête, l'enfant sent le danger et se réveille en criant, 2) vous vous enfoncez dans le « marécage à bercements » et vous allez passer la sieste (voire la nuit) entière à bercer le landau.

Quand vous commencez votre entraînement, imaginez-vous un bébé en pleurs dans le landau, et que ce bébé doit être calmé immédiatement. Un peu comme le landau qui manquait de tomber dans un ravin, si vous ne l'aviez pas attrapé immédiatement d'une main très ferme, car il serait sinon perdu pour toujours. Voilà comment il faut attaquer la situation !

En tirant le landau de manière efficace, vous devez être capable de calmer n'importe quel bébé en pleurs, même le plus hystérique des bébés, en moins de deux minutes.

Entraînez-vous pendant des périodes de deux minutes. Finir par une petite série rapide de mouvements horizontaux, des petites secousses, du guidon pendant le temps qu'il vous faut pour compter jusqu'à cinq. Puis, retournez-vous, assurez-vous d'emmener avec vous tous les loups d'angoisse qui risquent d'être toujours présents, et *partez* !

Après plus de deux minutes, c'est-à-dire après plus longtemps que la durée de votre exercice, retournez au landau et répétez le tout en améliorant la technique. Continuez ainsi jusqu'à ce que vous maîtrisiez complètement l'art de tirer le landau (des deux côtés) et que vous ayez trouvé un rythme et un tempo satisfaisants. Ainsi, une fois que votre bébé se trouve effectivement dans le landau, vous saurez comment le calmer efficacement, mais vous allez également pouvoir constater à quel point c'est efficace.

L'opposé de la certitude, c'est l'incertitude, et celle-ci doit être bannie lorsque vous tirez le landau. L'incertitude est d'ailleurs à bannir de tout ce qui concerne la puériculture. En effet, elle vous amène bien droit au « marécage à bercements », et pire encore, elle ne transmet absolument aucune sécurité à l'enfant. C'est pourquoi c'est primordial de s'entraîner afin d'acquérir une bonne technique.

Entraînez-vous à tirer le landau avec une seule main, afin d'avoir l'autre libre.

Une fois que le rythme et le tempo sont acquis, imaginez-vous que le petit bébé (disons couché sur le ventre) n'arrête pas de lever la tête, voire tout le haut du corps, tout le temps, ce qui complique les choses. Utilisez alors votre main libre en éventail afin d'appliquer une petite pression sur le haut du corps à chaque fois que vous tirez le landau vers vous (ou bien en le poussant devant vous, comme vous préférez). Cela peut également être fait pour confirmer le positionnement, même si l'enfant n'essaye pas de « se relever ».

Je répète, tirer le landau efficacement, c'est un art... Gardez l'espoir ! Si j'ai pu l'apprendre, vous le pouvez, tout le monde le peut.

Et une fois que vous maîtrisez la technique, après de gros efforts, il est presque temps de ranger cet outil dans la boîte. Injuste, n'est-ce pas ?

Tout comme lorsque l'on flapote l'enfant, tirer le landau est un outil pour donner un message de calme, pas pour endormir ou consoler l'enfant. Ce message de calme ne nécessite pas beaucoup de répétitions (voir le chapitre Le calme), si vous le faites d'une manière que l'enfant trouve convaincante. Et c'est exactement ce que vous allez faire, car c'est l'enfant qui a besoin de ce calme.

Déjà pendant la deuxième nuit de la cure, une fois que l'enfant commence tout doucement à accepter le message qu'aucun loup ne se trouve dans les alentours, vous allez laisser la comptine prendre de plus en plus d'ampleur. Et votre enfant, qui apprécie déjà le bercement (qui était pourtant si horrible au départ) – exactement comme les enfants qui se sont calmés en étant flapotés apprécient ce traitement très rapidement (pourtant horrible au départ) – va maintenant se mettre à protester contre ce changement d'outil. Vous allez en entendre parler ! Il est alors primordial d'éviter de se faire coincer en restant à tirer le landau ou en flapotant l'enfant à l'infini. Pour cela, il faut répondre l'enfant en utilisant la comptine. Et s'assurer que la comptine de confirmation ait le dernier mot.

Voilà la recette pour « instaurer » la *sécurité* (voir le chapitre du même nom). La sécurité deviendra quelque chose de propre à l'enfant, exactement comme le sommeil deviendra propre à l'enfant, et complètement indépendant de vous.

La transition passe par trois étapes :

☾ 1. Positionner l'enfant, tirer le landau, mouvements horizontaux du guidon, comptine

☾ 2. Positionner l'enfant, mouvements horizontaux du guidon, comptine

☾ 3. Positionner l'enfant, comptine.

Flapoter

Flapoter l'enfant peut être comparé à tirer le landau et repose sur le même principe : le corps de l'enfant se détend grâce aux mouvements en avant et en arrière, exactement comme lorsqu'il est tiré dans le landau tel que décrit plus haut.

Il est possible, bien évidemment, d'aider même de très petits enfants à trouver le calme en les flapotant.

Une fois la décision de faire la cure est prise, un entraînement sérieux s'impose.

- ☾ Asseyez-vous, les jambes libres, légèrement écartées, et imaginez-vous que votre cuisse droite représente les petites fesses de l'enfant. La partie supérieure de la cuisse gauche joue donc le rôle du dos de l'enfant, avec les épaules et une petite nuque.

- ☾ Fermez votre main droite légèrement, et tournez-la vers vous, de sorte que vous voyez vos ongles et en ayant le pouce vers l'extérieur. La partie extérieure de la paume de la main sera donc orientée vers la cuisse, les fesses de l'enfant.

- ☾ Posez votre main gauche en éventail bien large sur votre cuisse gauche, le dos de l'enfant. Appuyez légèrement et laissez votre main en place.

- ☾ Commencez à flapoter. C'est un peu comme si vous tapotiez, mais de manière dynamique, votre cuisse droite avec la partie extérieure de votre main droite, légèrement fermée, poignet détendu. Comptez à haute voix : un, deux, trois, quatre. La main, tournée vers vous de sorte que vous voyez vos ongles, vous aidera à donner la direction à partir de votre poignet détendu.

- ☾ Augmentez la pression un peu. La cuisse doit bouger un peu à chaque flapotement. La pression que vous donnez est douce et compatissante, mais ferme et décidée. Ce n'est pas un mouvement dur – vous ne vous tapez pas,

177

vous ne vous faites pas mal. Vous « poussez », mais vous le faites en rythme. Vous devez pouvoir suivre le rythme avec votre pied !

☾ Avec l'éventail de la main gauche, vous maintenez votre cuisse gauche en place, de sorte qu'elle ne perde pas sa position quand la cuisse droite bouge. Maintenant, faites une petite pression supplémentaire avec l'éventail, à tous les quatre flapotements, puis détendez votre main. Flapotez, comptez, et appuyez : UN, deux, trois quatre, et UN, deux, trois, quatre... Rythme et tempo sont nécessaires – mettez un peu de musique pendant vos exercices. ONE, two, three, four... ONE, two, three, four !

☾ Finalisez en posant vos deux mains, en éventail doux et ferme, sur les deux cuisses (le petit corps de l'enfant).

Une fois que vous maîtrisez cet exercice, vous pouvez avancer en flapotant votre partenaire ! Et vice versa – il ou elle doit également s'entraîner à vous flapoter.

☾ Positionnez votre partenaire sur le ventre dans les règles de l'art : les bras vers le haut, les jambes droites, la tête à droite de sorte qu'il ne vous voit pas. (Il n'est pas interdit de s'amuser.) Il peut ne pas être très coopératif, alors vous devez apprendre à le mettre en position sans être désagréable. Doucement, mais fermement, voilà le mot clé.

☾ Posez votre main gauche en éventail aussi large que possible, et maintenez la tête vers le bas avec le bout d'un doigt ou deux, pendant que le reste de la main maintient une pression sur le (ou une partie du) dos.

☾ Commencez à flapoter. Maintenant, vous travaillez avec votre main droite, légèrement fermée, directement vers l'objectif précieux. Poignet détendu, des mouvements fermes mais doux ! Il n'a probablement pas de couche, alors dirigez vos efforts vers une de ses fesses.

☾ Imaginez-vous que vous devez pousser tout le corps, à chaque flapotement, mais qu'en même temps vous résistez avec votre main gauche en pression.

☾ Comptez dans votre tête : un, deux, trois, quatre, (appuyez sur le dos), et UN, deux, trois, quatre... Trouvez le rythme.

☾ Être flapoté doit être une expérience calmante et réconfortante, douce mais ferme, détendant dans le vrai sens du mot. Voilà ce qu'il va pouvoir vous dire ! Être flapoté ne doit jamais être irritant ou inquiétant, et les gestes ne doivent pas être hésitants ou maladroits. Et évidemment, être flapoté ne doit pas faire mal, quel que soit le degré de vos efforts. Il doit être capable de pouvoir et vouloir se détendre pendant votre traitement.

☾ Ensuite, changez de place, quand il est content (et plus que motivé pour se faire flapoter encore et encore – « C'est mieux qu'un massage, et en plus c'est gratuit ! ») Faites-vous flapoter par lui. Vous allez ressentir ce que l'enfant va ressentir. Ce que vous appréciez – et ce que vous n'appréciez pas. Ce que l'enfant apprécie – et n'apprécie pas. Vous allez maîtriser les gestes pour calmer au point de pouvoir endormir l'autre.

Flapoter, tout comme appliquer l'éventail, se fait par le haut, afin de bien maîtriser la direction et la puissance des mouvements. Votre dos n'appréciera pas forcément cette position, surtout pendant la première séance marathonienne qui peut durer entre 20 et 45 minutes. Pour se consoler, il faut garder en tête que *cela ne durera plus jamais aussi longtemps.*

Le petit enfant, atteint de troubles du sommeil, est persuadé que son lit est rempli de loups. L'enfant craint le loup depuis sa naissance, et ce pour de bonnes raisons, mais ce n'est pas l'enfant qui a invité le loup à s'installer dans son lit. C'est vous... (voir le chapitre *La sécurité*). Vous êtes simplement puni(e) pour vos péchés ! La bonne nouvelle, pour vous et pour votre dos, c'est que le lit peut être libéré de tout loup en seulement 20 à 45 minutes ! Déjà la prochaine fois que l'enfant se réveille, vous pouvez avoir comme objectif de le calmer en deux minutes seulement, en le flapotant (exactement comme lorsque l'on tire le landau). Et déjà pendant la deuxième nuit de la cure, il est temps de ranger l'outil « flapoter » dans la boîte à outils. La comptine prend sa place comme outil principal.

N.B. Des petits qui ont trouvé le calme après avoir été flapotés dans le spacieux lit à barreaux, qui ont reçu la comptine et qui se sont endormis tout seuls pour la première fois, ont tendance à s'endormir dans n'importe quelle position : en travers du lit par-dessus la couette, en boule au niveau des pieds, pliés en deux, voire assis (!), ou pourquoi pas en ayant une jambe ou deux en dehors du lit à travers les barreaux (jusqu'à six mois un tour de lit est conseillé). N'y allez pas pour vérifier, avant d'être certain(e) que l'enfant ait dormi dix minutes (pas vingt) ! Alors, vous pouvez entrer et couvrir l'enfant rapidement. Vous pouvez même le mettre dans la bonne position, sans déranger son sommeil. Quittez ensuite la chambre, silencieusement et discrètement ! (Si jamais l'enfant pose une question, alors répondez avec une comptine de confirmation en dehors de la porte.)

Comme vous l'avez déjà sûrement constaté, je conseille la position sur le ventre sans rougir. (Oui, je me doute que vous avez plein d'argument contre cela !) J'espère que le fait qu'il n'existe aucun cas de mort subite de nourrisson, dans le monde, d'un enfant ayant dormi sur le ventre avec une *alarme de respiration*, suffit à vous rassurer.

Je préconise cette position non seulement parce que c'est beaucoup plus facile et efficace de tirer le landau et de flapoter un enfant sur le ventre, tout comme c'est plus facile de le positionner et faire l'éventail dans cette position. Je préfère également la position ventrale car elle favorise le sommeil.

Le fait est que très peu d'enfants qui dorment sur le ventre dès la naissance souffrent de troubles du sommeil. Car « dormir comme une grenouille » est ce qu'il y a de plus naturel pour le petit de l'homme, tout comme pour tous les « quadrupèdes » qui ne dorment pas volontiers sur le dos, en exposant toutes leurs parties vitales et en ayant les pattes en l'air.

Déjà un nouveau-né peut lever la tête, la tourner d'un côté à l'autre et respirer sans problème. Sur le ventre, le nourrisson a une liberté de mouvement, qui se trouve compromise dans la position dorsale. Changer de position est quelque chose que nous avons tous besoin de faire, même pendant le sommeil. Si nous le pouvons.

Les avantages de la position ventrale sont nombreux. En voici quelques-uns :

- ☾ Le système digestif, en plein développement, mène une vie bien plus tranquille sur le ventre.
- ☾ Le nez peut se vider tout seul.
- ☾ Des rôts tardifs, des reflux et des vomissements n'entraînent pas une catastrophe.
- ☾ Le risque d'étouffement est éliminé lorsque l'enfant dort sur le ventre, sur un matelas bien plat, où l'enfant peut tout seul lever la tête et ainsi échapper à ce qui pourrait glisser par-dessus sa tête.
- ☾ Les nourrissons dormant sur le ventre ne sont pas entravés et peuvent pratiquer dès le premier jour les mouvements de quatre pattes, mouvements primordiaux du point de vue neurologique, qui favorisent non seulement le développement moteur mais également celui des cinq sens.

La maman de la petite Sophie nous raconte :

Sophie a globalement très mal dormi dès la naissance, et la situation s'empirait avec des réveils nocturnes toutes les heures. Je la portais toute la nuit, ce qui n'améliorait rien du tout, c'était plutôt le contraire. Vers ses quatre mois et demi, je me suis décidée à faire la cure puisque ni elle ni moi ne supportions plus ces nuits.

Cela s'est très bien passé, malgré une rechute temporaire, et Sophie dort bien la nuit maintenant. Avant, son manque d'appétit me causait quelques soucis, mais quelques jours après le début de la cure elle mangeait bien. Bien sûr, nous avions eu quelques problèmes pendant l'heure du loup, et maintenant on se trouve dans une période où elle a un sommeil un peu perturbé (elle approche des huit mois), mais nous avons les outils, et la comptine marche à merveille. Je sais toujours quoi faire si jamais elle se réveille et c'est tellement réconfortant et rassurant.

Nous la couchons en une minute ou deux, puis elle s'endort généralement après environ un quart d'heure. Elle est vraiment bien dans son lit.

La seule chose que je regrette est de ne pas avoir fait la cure plus tôt, ou au moins avoir investi dans une alarme de respiration et l'avoir couchée sur le ventre. Elle adore cette position pour dormir. Je trouve extrêmement dommage que le BVC ne dise rien sur la position ventrale et l'alarme de respiration, cette information nous aurait tellement aidés.

Mais si effectivement, l'enfant préfère dormir sur le dos ?

Trois mamans de mon forum décrivent comment elles s'y sont prises :

⇨ Bien sûr que la cure est possible pour un enfant dormant sur le dos ! Joël, 3 mois et demi, dort sur le dos et on peut très bien le flapoter dans cette position – je fais simplement attention à ne pas mettre une pression sur sa poitrine à chaque quatrième flapotement. Aucun problème pour le calmer en tirant le landau non plus. Quand je le flapote, je pousse en plaçant mon poignet légèrement fermé au niveau du matelas juste à côté des petites fesses et en insistant à chaque quatrième flapotement. Joël adore.

⇨ Je lève sa jambe droite, par exemple, de sorte que le genou soit plié à 90°. Puis, je flapote la petite fesse de manière bien rythmée. En faisant l'éventail, je pose ma main, grande ouverte, sur la poitrine de ma petite Annie et la maintiens jusqu'à ce qu'elle soit lourde de sommeil. Je n'appuie pas, mais la maintiens légèrement. Elle trouve cela très agréable et se calme immédiatement.

Jacob, bientôt 5 ans, dormait toujours sur le dos quand il était petit. Aucun souci de faire la cure avec l'enfant sur le dos. Ni pour le flapoter. Maintenant, il préfère dormir sur le ventre. Notre petite fille préfère aussi dormir sur le dos. Des fois, j'essaye de la mettre sur le ventre, mais elle n'apprécie pas beaucoup. Réveillée, je la mets sur le ventre autant que possible. Le message que je veux faire passer, c'est que l'important n'est pas dans quelle position les enfants dorment. Ce qui compte, c'est qu'ils dorment. Et qu'ils dorment bien !

La comptine de bonne nuit

La comptine de bonne nuit est répétée quatre fois de suite, avec une pause minimale entre chacune, un peu comme dans l'expression « Hip, hip, hourra ! », si on peut dire.

Une comptine comprend donc quatre vers. Parfois, il en faut six d'affilée afin de capter l'attention de l'enfant, certains moments nécessiteront même huit vers d'affilée.

La comptine que vous allez adopter doit être bien rythmée, chantable, prononçable sur une variété quasi infinie de tons, être ni trop courte, ni trop longue. Elle ne doit pas comprendre le nom de l'enfant, même si cela peut être tentant – la comptine n'a pas pour objectif d'appeler l'enfant. Avec la comptine, c'est le sommeil qui appelle l'enfant !

La comptine de bonne nuit doit être toujours la même. Pour les siestes du jour, il est nécessaire de la modifier afin qu'elle ne comprenne pas le mot nuit.

Votre partenaire dans la cure peut avoir sa propre comptine, même dans une autre langue, tant qu'elle reste la même pour lui ou elle.

Ma propre comptine de bonne nuit est toute simple : « Bonne nuit, fais dodo ». Je la prononce avec un rythme bien clair et l'emphase comme suit : « Bonne NUIT, fais DODO ». Le jour, je dis « Dors bien, fais dodo ». Ne pas oublier le rythme quand elle est prononcée doucement et calmement : « DOOOORS bien, fais doDO ».

La comptine nécessite également de l'entraînement en amont, de vous deux ! On peut s'entraîner sous la douche, dehors, en

183

écoutant de la musique, n'importe quel endroit fait l'affaire tant qu'il y a un peu de bruit. Et vous pouvez vous entraîner l'un sur l'autre : l'un couine, proteste et crie – et l'autre arrive à le faire taire en égrenant la comptine d'une façon qui pourrait soulever des montagnes.

Initialement, on met toute son énergie sur le premier vers, on appelle cela une comptine « Ka-boom ». Gardez-en tête comment vous vous y êtes pris(e) avec le landau, en l'attrapant à la dernière seconde, juste avant qu'il ne tombe dans le ravin ! Il n'y avait pas le temps de poser des questions ou d'hésiter. En une milliseconde vous avez pris la situation en main. C'est exactement de la même manière que vous allez dire la comptine, en noyant les cris de l'enfant.

Afin que la comptine puisse se faire entendre à travers les cris de l'enfant et réellement le calmer, vous comprenez qu'il est absolument nécessaire de s'être bien entraîné, à haute voix, avant de se lancer dans la cure – avec un volume sonore bien plus haut que vous ne l'imaginez. Ayez Pavarotti en tête !

Il est également nécessaire d'effectivement noyer les cris du nourrisson avec la comptine car l'enfant est terrorisé par ses propres cris.

La comptine peut être chantée et dite. Dans les deux cas, un contrôle du diaphragme à hauteur de celui des chanteurs d'opéra est nécessaire. La comptine doit pouvoir être prononcée de manière décidée (« C'EST la règle du jeu ! »), ou heureuse (« Tout va MERVEILLEUSEMENT bien ! »), ou joyeuse (« Que la vie est belle ! »), ou affectueuse (« Tu es tellement mignon que l'on a envie de te manger ! Mais il va falloir que je patiente jusqu'au matin pour cela »), ou légèrement fâchée (« Assez, ça suffit maintenant ! »), etc. Voilà, déjà cinq manières de la dire pour vous entraîner !

Le tout premier soir de la cure, en couchant l'enfant dans son lit, vous pouvez introduire la comptine en la disant comme votre « bonne nuit » habituel (x 4), pendant ou juste avant le positionnement. Ainsi, l'enfant fait connaissance avec la comptine. Mais cela vaut juste pour cette toute première fois.

Par la suite, la comptine vous escortera en dehors de la chambre.

Vous dites le premier vers en quittant la chambre, le dos vers le lit de l'enfant. Au moment du deuxième vers, vous avez déjà passé la porte. Pour le troisième vers, vous vous trouvez en dehors de la chambre (la porte est entr'ouverte) sans pouvoir être vu(e) par l'enfant. Pour le quatrième et dernier vers, dite pour finaliser en baissant d'un ton, vous avez le dos contre la porte, comme si vous alliez vous diriger vers une autre partie de la maison.

Puis, il s'agit de bien écouter. Voir le chapitre *L'antisèche* pour plus de détails sur l'art de bien écouter !

Exactement comme lorsqu'il s'agissait de flapoter ou de tirer le landau, une bonne règle est de laisser passer plus de temps *sans dire* la comptine que le temps qui était nécessaire pour la dire la dernière fois.

Pendant la deuxième nuit de la cure, vous allez pouvoir constater qu'un dialogue se noue avec l'enfant. Vous allez entendre et ressentir que la comptine « prend », grâce à votre bon travail pour capter l'attention de l'enfant. Vous serez de plus en plus à l'aise pour trouver le bon ton et le bon volume vocal selon la communication qui se passe entre vous (où le silence a aussi un rôle important à jouer).

Il devient alors évident que la cure *Au dodo les petits* est un processus. Ainsi, il est impossible de définir une manière de prononcer (dire / chanter) la comptine, qui marcherait dans n'importe quelle situation. La même chose vaut pour l'art de flapoter et de tirer le landau, il faut à chaque fois adapter l'action en fonction de la situation actuelle. De la même manière, il est impossible de dire pendant *combien de temps* il faut flapoter ou tirer le landau ou dire la comptine, ou, pire encore, pendant combien de minutes on peut laisser l'enfant crier. Les mots clés ici sont *processus* et *communication*. Une expérience euphorique vous attend, quand vous et votre enfant instaurerez votre dialogue !

L'effet de la comptine repose sur le même principe que l'effet de la cloche utilisé par Pavlov et ses chiens. Sonnez la cloche, et le chien commence à baver – car la nourriture est toujours servie suite au son une cloche. Pour l'enfant, la comptine sera bientôt associée – le conditionnement démarre déjà la première nuit de la cure – *se coucher* – *ne pas bouger* – *s'endormir* – *se rendormir*, puisque la comptine est toujours dite après l'un des outils calmants, soit après que l'enfant a été positionné, tiré dans le landau, flapoté ou après l'éventail. Rapidement, il suffit de dire la comptine en passant (concrètement parlant), voire à partir de son propre lit, bien éloigné, pour que l'enfant se couche et se rendorme.

Or, ce réflexe conditionnel n'est pas suffisant. Si c'était le cas, autant se contenter d'une cloche, comme Pavlov ! Non, la comptine, elle, transmet en plus un message « All is well » qui suscite d'abord le *calme*, puis la *sécurité* et enfin le *plaisir*.

La comptine de confirmation

La comptine de confirmation est ce qui accompagne l'enfant dans son sommeil. Elle est identique à la comptine en termes de mots, mais douce, enthousiasmante et confirmative dans le ton : « Tout à fait, tu es bien dans ton lit, tu vas bien dormir. C'est exactement cela, et que c'est agréable ! »

- 🌙 La comptine de bonne nuit passe un message ou rappelle à l'enfant qu'il est temps de bien dormir, calmement et en sécurité – le loup est chassé, le fusil est chargé et la sécurité est garantie.

- 🌙 La comptine de confirmation finalise le tout, quand tout a été fait : l'enfant est en train de s'endormir, ou s'est déjà endormi. Il est quand même nécessaire qu'elle soit dite. La comptine de confirmation accompagne l'enfant dans son sommeil, et reste dans son esprit de manière réconfortante.

Au secours ! La comptine de confirmation dérange ! Petit Charlie était sur le point de s'endormir, puis il est reparti au moment de la comptine de confirmation !

Voilà ce que l'on me dit assez souvent, et voilà ce qui arrive couramment.

Peu importe. Petit Charlie doit à tout prix recevoir la confirmation qu'il a tout à fait raison de rester allongé, en silence et profiter du calme et de la sécurité. C'est donc un « message » à répéter si nécessaire !

Dans la pratique, cela veut dire qu'il faut revenir un peu en arrière et reprendre la puissante comptine de bonne nuit pour (encore une fois) faire comprendre à petit Charlie à quoi s'en tenir. Puis écouter. Et si nécessaire, rappeler. Puis écouter. Et attendre le passage du marchand de sable. Puis servir la comptine de confirmation – à nouveau. Jusqu'à ce qu'elle soit reçue avec pour seule réaction le silence.

Peut-être que déjà pendant la première nuit de la cure – en tout cas pendant la deuxième – vous allez voir que l'enfant se tait pendant la comptine de bonne nuit. Alors, vous prolongez les quatre vers de la comptine en ajoutant deux vers à la façon comptine de confirmation, si cette longueur vous paraît convenable. Ainsi, vous combinez les deux comptines. En bref, vous n'allez plus dire la comptine de confirmation séparément, puisque cela n'est plus nécessaire. L'enfant accepte la confirmation déjà au moment de la comptine de bonne nuit.

Vous êtes sur le point de vous lancer dans une aventure excitante ! Où la clé consiste à écouter.

L'attitude d'évidence

> *La nuit, on dort. La nuit, tout le monde dort. La nuit, rien ne se passe. Et si jamais on se réveillait, ce que tout le monde fait une ou deux fois la nuit de manière plus ou moins consciente, on se rendort. Tout seul. Car, la nuit rien ne se passe. Rien du tout, à part que tout le monde dort comme des souches.*

Marquez ce mantra en noir sur votre bras droit ! À défaut, sur un papier que vous allez encadrer et accrocher au mur.

Blague à part – bien que je sois sérieuse... Ce mantra, c'est le principe de base. C'est le point de départ pour votre *attitude d'évidence* que vous allez vous construire, en préparation de la cure *Au dodo les petits*.

Comme vous pouvez aisément le constater, le ton de ce mantra est neutre. Il ne comprend aucune question ni aucune prière (« S'il te plaît, aide-moi un peu ! »). Il ne comprend pas l'ombre d'une inquiétude.

L'enfant de 12 ans (voir p 137), qui de manière tout à fait habituelle, allait remuer terre et ciel avec ses incroyables soucis jusqu'à onze heures du soir, voire minuit, s'est calmé en cinq minutes grâce aux comptines de sa mère, imperturbable dans son attitude d'évidence, transmettant exactement ce message : *La nuit, on dort*. Quels que soient les soucis que l'on peut avoir, on les gère la journée ! *La nuit, rien ne se passe*.

Du point de vue de l'enfant, l'attitude d'évidence transmet *la sécurité*.

L'attitude d'évidence – de sécurité – est le b.a.-ba de la puériculture et de l'éducation des enfants.

L'insécurité est l'opposé de la sécurité. L'incertitude, des manières hésitantes réclamant l'approbation de l'enfant, de l'inquiétude et des doutes, tout cela rend les petits enfants inquiets instantanément. Pour être tout à fait franche, cela leur fait littéralement douter de leur survie.

Des gestes sûrs, une conviction sans l'ombre d'une hésitation, rien d'autre que l'attitude d'évidence – « ne t'inquiète pas, je sais comment se débrouiller dans ce monde, tu peux être complètement détendu » – ne transmettent rien d'autre qu'une pure garantie de survie à l'enfant.

Du point de vue de la sécurité, si c'était à l'enfant de décider, il vaut donc mieux avoir tort, mais être plein de confiance, que d'avoir raison, mais être plein de doutes.

Vous n'êtes rien d'autre que le garant de survie de votre petit enfant, et vous vous devez de vous comporter ainsi, même si au début de la cure, avant que votre confiance en vous renaisse, cela exige un peu de théâtre.

☪ Lisez les chapitres **Le calme**, **La sécurité** et **Le plaisir** encore une fois. Lisez jusqu'à ce que vous les connaissiez par cœur. Tout ce qui y est écrit doit vous paraître évident à la fin ! Je ne me contenterai pas de moins. Ce n'est qu'à ce moment-là que vous aurez bâti un fondement solide pour votre propre attitude d'évidence.

🌙 Lisez le chapitre *Épilogue depuis Gastsjön*, à la fin de ce livre, où je partage mes expériences des cures que j'ai réalisées moi-même. Si j'étais capable d'aider des centaines et des centaines d'enfants, toute seule, alors vous pouvez le faire pour un seul enfant. Rien n'est plus simple ! Rien que des évidences, n'est-ce pas ?

🌙 Lisez le reste du livre également, y compris toutes les questions et les réponses, même, et surtout, pendant la cure. Vous y trouverez toujours quelque chose pour renforcer votre attitude d'évidence. Vous lirez différemment en avançant dans la cure, même si vous avez déjà tout lu treize fois avant !

L'attitude d'évidence est peut-être l'outil le plus important de la cure *Au dodo les petits*.

Je suis la première à comprendre qu'en ce moment, torturé(e) par le manque de sommeil, sans l'ombre de confiance en vous, tourmenté(e) par des doutes sur votre capacité de vous construire une attitude quelconque, vous avez des difficultés à vous persuader d'être capable de vous parer de cette conviction concrète et décisive, nécessaire pour la réussite de la cure. Vous êtes tellement épuisé(e), au point de ne plus pouvoir réfléchir clairement. Voire réfléchir tout court.

Ne désespérez pas ! Vous n'êtes pas seul(e). Ce ne sont pas des personnes parfaitement reposées, alertes, fortes et joyeuses qui cherchent de l'aide dans la cure *Au dodo les petits*. Ceux qui le font, sont sans exception sur le point de succomber. Celui qui n'est pas malade, ne va pas voir le médecin.

Gardez en tête que la cure *Au dodo les petits* est une *cure*, pas une méthode. Elle a été élaborée comme une aide pour des personnes dans votre cas, pas comme une exigence.

Et elle ne va pas seulement aider votre enfant. Elle va vous aider également. Elle aidera toute la famille.

189

Néanmoins, il est absolument primordial que vous vous construisiez cette attitude d'évidence, de façon consciente et active, même si en ce moment elle vous paraît aussi lointaine que la lune. Mais la récompense n'est pas loin. Il suffit de vous rendre compte, une seule fois, que vous venez de prendre la situation en main – que vous êtes capable – et le miracle est là. Votre confiance en vous réapparaît, bien que vous la croyiez perdue pour toujours !

Et quand vous aurez constaté l'effet de votre attitude d'évidence, ardemment acquise, sur votre enfant – on doit être très reconnaissant que les enfants soient si faciles à impressionner – alors votre estime de soi grandit, la fatigue semble disparaître (pour le moment au moins) et vous commencerez à avoir confiance en vous, tout comme votre enfant commencera à avoir confiance en vous. Vous allez entrer dans un cercle positif. Il n'est pas loin, croyez-moi.

Quelques mots de Maria M., qui en 2004 est devenue Présidente de mon forum qui venait d'être lancé (www.annawahlgren.com[9]):

> De mon point de vue, la cure *Au dodo les petits* offre un état d'esprit qui rend les outils efficaces. Sans le bon état d'esprit, les outils ne fonctionnent pas. Avec le bon état d'esprit, les outils fonctionnent. Forte de mon expérience, je vous garantis que c'est la vérité !
>
> C'est l'attitude d'évidence qui est déterminante pour l'efficacité des outils et donc la réussite de la cure. Le planning et les outils constituent la base, mais c'est l'état d'esprit qui fait que cela fonctionne ! L'état d'esprit est un peu comme la levure dans le pain. Sans levure, rien ne se passe...
>
> Que je réussisse si bien ne s'explique pas par ma capacité de dire la comptine de toutes les manières possibles et imaginables ou pile au « bon moment », ou que je respecte le planning à la seconde. Non – cela s'explique par le fait que j'ai une grande confiance en moi-même, en l'enfant et en l'importance du sommeil en tant que base pour une bonne relation parent – enfant. Oui, pour toute la famille, car nous avons tous besoin de sommeil pour fonctionner et être capable de

---

9   Forum disponible en suédois, anglais et allemand. Pour échanger en français, voir le groupe Facebook « *Au dodo les petits* ».

penser / agir d'une manière réussie au quotidien. Un bon sommeil n'est rien d'autre qu'un tremplin qui permet d'atteindre le point de vue d'où on peut voir le sens de la Vie ! Et ce sont nous-mêmes, qui, grâce à notre savoir et notre action, avons le pouvoir de changer les choses. Vous vous rendez compte à quel point cette ressource est précieuse ? Tout cela réside en vous. On ne dépend pas de l'entourage, ou des experts pour changer sa situation. On peut le faire TOUT(E) SEUL(E) – un message que tout enfant de deux ans fait passer à son entourage. Ce sentiment de capacité, nous le perdons sur le chemin... Mais avec un peu d'effort nous pouvons le retrouver !

Enfin, encore un mantra à marquer en noir sur votre bras droit :

> *Si vous ne remettez pas en question le sommeil de l'enfant, l'enfant ne le fera pas non plus.*

L'ANTISÈCHE

Disons que votre enfant s'appelle Christophe et qu'il a huit mois.

Vous voilà sur le point de commencer la cure *Au dodo les petits*, il est alors impératif de vous décider d'effectivement la *réaliser*. Essayer ou tester ne fera pas l'affaire, la cure ne se réalisera pas toute seule. Et votre enfant ne la réalisera surtout pas tout seul. Souvenez-vous du « régime à la banane » : « eh bien, je viens de manger une banane, puis je me suis pesé(e), mais je n'avais pas perdu un gramme. Quelle arnaque ! ».

Il s'agit ici de dormir ! Christophe, qui va bientôt dormir toute la nuit, n'est pas plus à plaindre que vous, pauvres parents, qui ne rêvent que de cela. Dormir n'est pas une contrainte ou quelque chose de désagréable. Dormir est – sera – aussi merveilleux et agréable pour votre enfant, que cela l'est – le sera – pour vous.

Christophe, qui a huit mois, a besoin d'environ 14,5 heures de sommeil. Établissez un planning. Peut-être souhaitez-vous qu'il dorme de 19 heures jusqu'à 7 heures du matin ; alors il reste 2,5 heures à répartir pour les siestes du jour. De bonnes durées de siestes, synchronisées avec les cycles de sommeil et après lesquelles on peut facilement réveiller l'enfant si nécessaire, sont 5 minutes (il est toujours possible d'ajouter une sieste de 5 minutes si nécessaire, en plus du planning), 20 minutes, 45 minutes, 1,5 heures, 2 heures et 3 heures.

Le planning doit comprendre quatre repas, et le petit Christophe sera archi-repu à chaque fois. Si nécessaire (à cet âge honorable) vous pouvez insister pendant une demi-heure, mais pas plus. En plus, Christophe aura un dernier pour la nuit sous forme de biberon ou sein, autant qu'il veut bien avaler. Ne vous inquiétez pas s'il ne mange pas autant que vous souhaiteriez ! Il est encore trop fatigué pour bien manger. L'appétit arrive en général le troisième jour de la cure, et je vous assure qu'il n'aura pas le temps de mourir de faim d'ici là. Vous serez étonné(e) de son peu d'appétit matinal, après être resté douze heures sans manger.

Lorsque vous établissez le planning, utilisez le rythme actuel de l'enfant comme base, mais fixez des horaires exacts. Ces horaires doivent être respectés, vous avez simplement *un quart d'heure de marge, maximum*, dans les deux sens. De préférence, le planning doit être respecté à la minute près pour commencer. Le quart d'heure de marge doit être utilisé uniquement en fonction des besoins évidents de l'enfant.

Pendant les petites siestes du jour, il faudra surveiller l'heure à partir du moment où l'enfant s'endort et veiller à ce que la sieste ne dépasse pas le quart d'heure de marge. Si le temps ne suffit plus pour une sieste de 45 minutes, alors il faut se contenter de 20 minutes (exactement) cette fois-ci.

Séparez-vous de la tétine, une bonne fois pour toutes ! Aucun enfant de plus de quatre mois, âge auquel le besoin de succion est radicalement réduit, n'a besoin d'une tétine. La tétine est un réel perturbateur de sommeil, qui posera de plus en plus de problèmes avec le temps. Enlevez-la, tout simplement ! *L'enfant l'oubliera en une nuit* (Supposant que vous, les parents, l'oubliez, bien évidemment !).

Considérez votre montre comme votre meilleur ami, et posez-la à une place d'honneur à côté du planning que vous avez établi, papier et stylo à disposition ! Puis, notez pendant les quatre premières nuits de la cure ce que vous faites et comment l'enfant réagit. Non seulement ces notes encourageantes vous donneront de la matière pour évaluer l'évolution, mais cela réduira également votre tendance (naturelle) de surconcentration. Vous saurez que vous devez quitter la chambre pour vérifier l'heure et noter ce qui se passe.

À quelle heure l'enfant s'est-il réveillé ? Qu'avez-vous fait ? Et combien de fois ? Que s'est-il passé ensuite ? À quelle heure l'enfant s'est-il rendormi ? À quelle heure s'est-il réveillé à nouveau ? Qu'avez-vous fait alors ? Quelle a été la réaction de l'enfant ? Et ainsi de suite.

La rigolade du soir prépare le terrain. Christophe va s'amuser, avant d'aller se coucher, plus qu'il ne l'a jamais fait de toute sa vie. Oubliez tout de suite tout ce que l'on appelle la « baisse progressive du rythme » etc. Idéalement, il devra rire aux éclats !

Si vous avez l'habitude de lire une histoire, de faire des câlins – faites-le, mais pas juste avant le coucher ! Lisez l'histoire sur le canapé plus tôt dans la soirée, ou dans la journée, quand le petit Christophe est bien réveillé.

Si vous avez la possibilité, faites en sorte que ce soit la personne la plus objective de vous deux qui se charge des deux premières nuits. Elle peut ensuite rester aux côtés de l'autre personne pendant les deux nuits suivantes, en donnant des conseils discrets (qui ne devront pas être entendus par l'enfant).

Pendant la semaine de suivi vous pouvez alterner comme vous le sentez. Mais vous devez être présents tous les deux pour le Réveil en fanfares – joyeux et de bonne humeur !

1. Le message

Placez l'enfant, joyeux, dans le lit. Éteignez la lumière avant ou après, mais toujours de la même manière (« Bonne nuit la lampe, à demain ! »).

Idéalement, papa et maman sont présents. Puisque c'est papa, disons, la personne la plus objective, il sera en charge des deux premières nuits. Maman dit au revoir et bonne nuit et s'en va.

De préférence, maman passe la nuit ailleurs ; que papa puisse se concentrer sur Christophe !

Le matin, vous êtes présents tous les deux pour des retrouvailles bouillonnantes de gaieté avec votre enfant.

La troisième et la quatrième nuit, dans notre exemple, c'est le tour de maman. Ensuite, vous pourrez alterner comme vous voulez, même pendant une même nuit.

Pendant que vous, papa (disons) sur un ton tout à fait normal et amical dites la comptine une première fois tout simplement, comme une introduction, vous placez l'enfant sur le ventre, sans l'ombre d'une hésitation. Vous le positionnez distinctement ; les bras vers le haut, les jambes droites, la tête vers la droite (pas vers vous). Vous couvrez l'enfant avec sa couette ou sa couverture, votre main gauche prend vite sa place sur le dos de l'enfant – en demi « éventail ».

Avec votre main droite, légèrement fermée vous commencez ensuite à flapoter votre enfant, de manière sûre et rythmée, comme vous l'avez appris. Une pression sur le dos marque chaque quatrième flapotement.

Ne parlez pas. L'enfant ne doit pas vous entendre, ni vous voir. Continuez à travailler. Ne baissez pas les bras.

Vous allez finalement sentir – même si au départ c'est un vrai cirque – comment le petit corps se détend et se calme, et l'enfant se tait. Avant cela, il peut s'avérer nécessaire de refaire le positionnement, rapidement et distinctement, et de flapoter avec encore plus de conviction. Ne vous inquiétez pas. Faites-le tout simplement. L'enfant va comprendre le message tôt ou tard (en général, après 20 ou 45 minutes).

Alors, quand Christophe est silencieux et calme, il lui est possible de s'endormir. Pas avant. Voilà ce que vous allez lui faire comprendre, par l'action, de manière têtue, silencieusement et méthodiquement.

Dès que l'enfant est calme et silencieux, vous ralentissez le rythme et vous finissez par les deux mains grandes ouvertes sur le dos de l'enfant (l'éventail), pendant une seconde ou deux.

Mettez-vous debout, tournez-lui le dos et commencez directement, en quittant la chambre, à dire la comptine x 4. Pendant le deuxième vers, vous fermez la porte (mais pas complètement), le troisième vers est dit en dehors de la porte, en direction de la chambre, et pour le quatrième vers vous montez le volume sonore et vous vous éloignez.

Il se peut que Christophe se met à protester déjà lorsque vous égrenez la comptine la première fois. Soit. Augmentez le volume et noyez ses cris ! Dites la comptine x 4. Ou x 6, si vous sentez que c'est ce qu'il faut. Il peut même arriver que 8 vers soient nécessaires. Vous allez bientôt savoir évaluer le nombre de vers qu'il faut.

Maintenant, quand vous êtes silencieux, il réagit et/ou pose encore des questions. Votre travail consiste à l'écouter, avec beaucoup d'attention. Maintenant, il est « permis » qu'il crie – c'est la seule manière qu'il a pour s'exprimer, et nous ne voulons surtout pas l'empêcher de réagir. La question, c'est *comment* est-ce qu'il crie, lorsqu'il réagit au message qu'il a reçu.

Peut-être que vous n'avez à peine entendu les cris de Christophe avant. Maman lui a donné le sein au moindre signal, ou y a même donné accès libre 24 heures sur 24. La tétine a également aidé à le faire taire.

Maintenant vous allez apprendre à écouter, et à interpréter correctement ses cris, afin que vous puissiez réagir de manière adéquate. Tous les cris ne sont pas des cris de mécontentement. Beaucoup de cris sont de pures questions. « Qu'est-ce qui se passe ? Est-ce que le loup viendra me prendre ? »

Confusion, inquiétude, colère, étonnement, chagrin, incertitude, peur, stress, malaise ; chaque état déclenche des cris différents – exactement comme l'expression du visage, sans parler des mots, changent chez un adulte en fonction de son état. Il n'y a pas un seul cri, tout comme il n'y a pas un seul sentiment, une seule réaction humaine ou une seule question dans notre monde.

Vérifiez l'heure. À quelle heure avez-vous quitté la chambre ? Notez. Attendez. Écoutez.

Est-ce que ses cris montent en puissance graduellement ou est-ce que ses cris baissent en intensité, aussi graduellement ? C'est probablement le premier qui est le cas à ce stade de la cure. Mais écoutez, attendez !

Notez vos propres réactions. Est-ce qu'il vous est possible de laisser le petit Christophe s'exprimer ainsi ? Est-ce que vous sentez qu'il appelle vraiment au secours, ou est-ce que c'est vous qui avez du mal à supporter la situation ? Attention, ce sont les intérêts de Christophe qui sont en jeux ici, pas les vôtres ! Il ne s'agit pas de le faire taire à tout prix. Il s'agit de le calmer.

Quand vous jugez absolument primordial de calmer le petit Christophe et qu'il vous est carrément impossible de ne pas intervenir, pour lui, alors entrez dans la chambre et répétez le message. Sans parler, vous positionnez l'enfant, rapidement et distinctement : les bras vers le haut avec une petite pression, les jambes droites avec une petite pression, la tête couchée de côté, à droite, la couverture sur tout le petit corps, votre main en éventail sur le dos, puis vous le flapotez à nouveau.

N'ayez pas peur d'augmenter le rythme, ni d'utiliser un peu de force ! Le petit corps doit être poussé et vous devez réellement appuyer sur le dos à chaque quatrième flapotement.

Dès que le petit corps se détend et que l'enfant est silencieux, mais avant qu'il ne s'endorme, vous clôturez votre intervention avec une petite pression sur tout le corps et vous quittez la chambre en égrenant le premier vers de la comptine, puis vous continuez une fois de l'autre côté de la porte.

Place à la réaction de l'enfant.

Notez et écoutez !

En dehors de la porte, de la lumière et des bruits sont les bienvenus. Une belle musique de Mozart est un grand classique dans la cure *Au dodo les petits*.

2. Le rappel

Est-ce que les cris montent en puissance ? Ou est-ce qu'ils baissent ? Prenez votre temps pour écouter !

Si les cris montent sérieusement en puissance, de sorte que Christophe semble réellement triste, alors rentrez à nouveau et répétez le message, comme ci-dessus, mais beaucoup plus rapidement. Une minute, voire deux. L'objectif consiste toujours à ce qu'il se détende physiquement et qu'il se taise. Même s'il ne se tait pas complètement, il doit au moins être beaucoup plus calme. Quittez alors immédiatement la chambre, en égrenant la comptine.

Le rappel doit être donné avant tout par la comptine, pas par le fait de le flapoter.

Attendez en dehors de la porte. Attendez au moins une minute avant d'égrener la deuxième comptine de rappel. Adaptez le ton de votre voix et le volume. Prenez un ton joyeux, encourageant et décidé, x 4 ou bien x 6, voire x 8, d'affilée, et écoutez en même temps. Est-ce qu'il vous « répond » ? Avez-vous l'impression qu'il vous écoute ? Bien. Attendez, apprenez à attendre !

La comptine dite x 4 (exceptionnellement x 6 et encore plus exceptionnellement x 8) nécessite moins de trente secondes. Le temps pendant lequel vous n'égrenez pas la comptine doit être plus long que le temps pendant lequel vous l'égrenez. Mais il vous est toujours possible de d'utiliser la comptine toutes les deux minutes, si effectivement cela s'avère nécessaire.

Si Christophe s'excite vraiment, au point que la comptine ne lui fasse aucun effet, alors il faut répéter le message – très brièvement, peut-être 15 à 20 secondes, puis trois séries de flapotements et autant de petites pressions sur le dos. Quittez ensuite immédiatement la chambre avec la comptine (maintenant vous commencez à bien sentir comment il faut la dire.)

Laissez, à nouveau, un peu de temps pour la réaction, écoutez à nouveau, rappelez avec la comptine à nouveau – autant de fois que nécessaire.

Soyez très attentifs à son silence, quand enfin il est silencieux. Il est alors temps pour la finalisation, dont l'importance est fondamentale.

3. La confirmation

Il s'agit de la même comptine, mais douce, agréable et confirmative. Elle clôt toute la discussion. Elle aura le dernier mot, littéralement. Elle est dite sur un ton qui dit : « Exactement, c'est bien cela. Voilà comment s'y prendre pour bien s'endormir. Très bien. C'est tout à fait cela. Ah, que c'est agréable. Il n'y a aucun loup à l'horizon. Dors merveilleusement bien ! »

À la première comptine de confirmation, le petit Christophe va probablement se mettre à protester, peut-être sur un ton un peu fâché, et vous aurez l'impression que cette comptine ruine tout votre travail. Il allait s'endormir ! Mais elle ne ruinera rien du tout. La comptine de confirmation accompagnera le petit Christophe dans son sommeil, et il va bientôt l'accepter calmement.

Si toutefois il repart dans des cris, il faut rappeler à nouveau, mais n'y allez pas trop vite. Écoutez. Laissez-le réagir ! Ce n'est pas interdit. Au contraire, c'est permis et c'est souhaitable. *Ce qui est interdit, c'est d'être triste et malheureux.*

Cette fois-ci, alors que Christophe a failli s'endormir, prononcez la comptine de rappel sur un ton fort et décidé, qui déclare que passer sa vie à crier n'est pas une bonne idée. « Comment veux-tu pouvoir t'endormir ainsi ? Cela suffit, silence ! À toi de dormir maintenant, vas-y ! Et puis, j'ai encore dix-sept bébés à côté, qui ont tous besoin de mon aide pour se calmer, pour pouvoir dormir, puis j'ai dix-huit vaches à traire, alors je n'ai absolument pas le temps de traîner par ici. Tu as tout ce qu'il te faut pour être bien, alors, bonne nuit, dors bien ! »

Puis, attendez le bon moment pour la comptine de confirmation – un peu trop tôt est mieux qu'un peu trop tard, l'enfant ne doit pas avoir le temps de s'endormir. Dites-la juste en dehors de la porte de la chambre, sur un ton doux et chaleureux, de manière amicale et confirmative, x 4.

Déjà la deuxième nuit, la répétition de la comptine x 3, ou même x 2, pourrait suffire. Vous pourrez alors commencer à la combiner avec la dernière comptine de rappel.

Quand Christophe se réveille, il faut être là sur-le-champ. Interdit d'attendre et voir s'il va s'endormir tout seul. C'est trop tôt.

Il est également interdit de laisser ses cris monter en puissance. S'il peut crier après le message, comme une réaction ou des questions, ce qui est tout à fait permis (voir ci-dessus), il est absolument interdit de le laisser crier au réveil. Il se réveille, il n'a pas la moindre idée de ce qui se passe, il pose une première question – et il doit recevoir une réponse immédiatement.

C'est pourquoi vous ne pouvez pas du tout dormir pendant les deux premières nuits de la cure. Dormir sur un matelas devant sa porte ne fait pas l'affaire. Vous ne serez pas assez rapide. *Vous devez être là sur-le-champ.*

Entrez rapidement, et donnez le message. Positionnez-le rapidement et distinctement, que cela vous semble nécessaire ou pas. Le positionnement est un acte important, cela signale que toute activité cesse. Flapotez silencieusement et de manière efficace – mais aussi peu que possible. Un grand nombre de séries de quatre ne sera pas nécessaire. Trois ou quatre peut-être ? Finalisez par une petite pression et quittez la chambre avec la comptine, x 4.

Attendez. Notez.

Rappelez par la comptine si nécessaire, à nouveau, bien fort, mais laissez d'abord le temps à Christophe de réagir. Attendez aussi longtemps que possible avant d'entrer pour le flapoter. Si vous le faites, faites encore plus court. Mais soyez efficace ! Silence et détente physique chez le petit Christophe sont impératifs. Donnez une dernière petite pression et partez, un peu plus tôt que vous auriez aimé.

Gardez en tête que Christophe doit avoir assez de temps pour exprimer sa réaction en réponse à votre message, afin d'être capable de répondre à la comptine de rappel par le silence et le calme.

Finalisez par la comptine de confirmation. Bientôt, peut-être déjà la deuxième nuit, vous pourrez combiner la comptine de rappel avec la comptine de confirmation, puisqu'il se taira déjà pendant le rappel. Il suffira alors d'adoucir votre voix sur un ton rassurant et clore votre intervention.

Voilà le schéma à répéter toute la nuit, en cas de besoin, et n'oubliez pas de noter tout le long.

Jusqu'à ce que l'heure officielle du matin soit arrivée pour le réveil, disons 7 heures, Christophe doit en cas de besoin recevoir le message / le rappel / la confirmation que c'est toujours la nuit (pour lui). Si nécessaire, utilisez le quart d'heure de marge ! Le mieux est de réveiller le petit Christophe pendant ce laps de temps – sinon, vous attendez au moins un moment de silence pour le faire. *L'enfant ne doit jamais être pris de son lit en pleurant.*

Puis arrive l'heure de se réveiller ! Entrez dans sa chambre en fanfare en lui disant BONJOUR ! Chassez la nuit, faites du bruit et de la lumière, afin de célébrer convenablement ces retrouvailles merveilleuses. Sortez l'enfant de son lit, en affichant votre plus beau sourire ! « C'est le matin, comme tu as bien dormi, quel bonheur ! » et ainsi de suite. Et ce, même si le petit Christophe s'est réveillé toutes les heures et qu'il s'est plaint de toutes les façons possibles et imaginables, et même si votre comportement festif et joyeux semble effrayer le petit Christophe plus qu'autre chose. Cela passera rapidement. Aller se coucher doit être une fête. Démarrer une nouvelle journée doit être tout aussi excitant !

Le premier jour

Respectez le planning scrupuleusement. Les siestes du jour peuvent avoir lieu dehors, dans le landau sur un sol dur et plat. Bordez-le bien afin qu'il reste en place.

Regardez l'heure ! Réveillez-le après exactement 20 minutes ou respectivement 45 minutes, selon la durée prévue de la sieste. Au moment de la plus grande sieste de l'après-midi, vous pouvez appliquer le quart d'heure de marge, si réellement nécessaire.

Donnez-lui autant à manger que possible, mais limitez la durée du repas à 30 minutes. Des pruneaux au dessert sont recommandés tout au long la cure, pour éviter la constipation. Essayez de lui donner un petit pot par jour.

Faites absolument tout pour que Christophe reste éveillé aux heures prévues !

Le petit Christophe sera très fatigué aujourd'hui.

La deuxième nuit

Le coucher se passe bien plus rapidement qu'hier. Notez et comparez !

Soyez vigilant(e) à ne pas flapoter une seconde de trop. Il est très facile de se laisser prendre au piège, et se retrouver à flapoter toute la nuit. Il se trouve que Christophe commence à réellement apprécier de se faire flapoter et si c'était à lui de décider, il n'y aurait aucune raison d'arrêter. (Pourquoi pas toute la nuit ?) Mais il faut vite que Christophe comprenne que cela ne se fera certainement pas. Seulement lors du message efficace, au moment du coucher joyeux, vous le flapotez un peu. Toute autre activité doit être concentrée sur la comptine.

Mais il faut également veiller à ne pas trop user de la comptine. Gare à la surconcentration, chassez tous les loups de l'angoisse et *quittez la porte de la chambre de votre enfant* !

À partir de la deuxième nuit, vous êtes censé(e) flapoter seulement en cas de crise. Et par là, je veux dire CRISE. Flapotez aussi peu et de manière aussi brève que possible, et aussi rarement que possible. Idéalement, la comptine prend la place comme outil principal cette nuit.

Après la première nuit, il n'est plus nécessaire de flapoter ou d'égrener la comptine jusqu'à ce que l'enfant soit complètement silencieux. Il n'est pas dangereux d'être fâché – ce qui sera probablement l'état de Christophe par moments ces temps-ci.

Après la première nuit, votre première action sera d'égrener la comptine, mais jamais de rentrer dans la chambre, quand l'enfant se réveille. Mais, avant, attendez, écoutez bien ! Quand vous êtes sur le point d'entrer malgré tout et flapoter votre enfant - alors c'est le moment pour la comptine.

Le petit Christophe est également censé pouvoir se rendormir tout seul, une fois ou deux, sans que vous fassiez quoi que ce soit - vous n'avez même pas le temps de prononcer la comptine, avant que le silence règne à nouveau. Excellent !

Cette nuit, ce qui importe, c'est la comptine, la comptine de rappel confirmant le message qui a été donné. « C'est la nuit, tu vas bien dormir, le loup ne viendra pas te chercher, je veille pour que rien ne t'arrive, tu peux être complètement détendu » : voici ce qui est transmis par le message, par le ton et le volume de la voix. Vous allez évidemment adapter votre voix - exactement comme vous l'avez fait la première nuit - à la manière de l'enfant de poser ses questions, afin que les réponses « prennent ».

Soyez très vigilant(e) à ne pas oublier la comptine de confirmation ! Pendant cette deuxième nuit, celle-ci ne doit pas être suivie par des protestations, si tout se passe comme prévu. Alors, répétez si nécessaire, jusqu'à ce qu'elle ait réellement le dernier mot.

Puisque nous sommes arrivés au stade où les interventions physiques cessent, vous allez vous inquiéter de comment le petit dort. Par-dessus la couette ? Est-ce qu'il a froid ?

Quand il a dormi dix minutes – pas vingt – vous pouvez entrer rapidement dans sa chambre et le couvrir d'une couverture supplémentaire. Vous allez probablement le retrouver au fond de son lit, complètement de travers... Laissez-le ainsi ! Ne prenez aucun risque à ce stade.

Déjà la troisième nuit, vous pourrez le repositionner dans le lit, si nécessaire (après dix minutes, pas vingt), sans qu'il s'en rende compte.

Le deuxième jour

Respectez les horaires consciencieusement, même s'il vous paraît incroyablement compliqué de respecter le planning si tôt dans la cure. Soyez disponible en permanence. Anticipez ! Marquez le planning en noir sur votre bras droit. *Tout dépend des horaires fixes*, jour et nuit, c'est un ensemble.

Aujourd'hui, il se peut que Christophe ait meilleur appétit (même si ce n'est pas le cas dès le matin). Son état de fatigue extrême se voit petit à petit remplacé par un état de fatigue normal. Probablement, vous allez pouvoir le voir se frotter les yeux et bailler en permanence. C'est bon signe !

La troisième nuit

Faites comme pendant la deuxième nuit. Maintenant, on ne flapote plus ! Au moment du coucher, vous pouvez, chère maman – qui, disons, prenez maintenant le relais – flapoter un tout petit peu pour marquer le coup, mais vous pouvez également utiliser l'éventail juste après le positionnement distinct, et maintenir l'enfant en position quelques secondes. Puis, quittez immédiatement la chambre, sur le ton de la comptine, sans vous attarder.

La comptine de rappel doit désormais suffire chaque fois, seule, et se faire suivre par la comptine de confirmation, avec laquelle elle est finalement combinée. Les réactions, les protestations et/ou les questions sont maintenant bien moindres, voire inexistantes. L'enfant pose ses questions, reçoit des réponses, et s'en contente.

Le petit Christophe ne semble plus très malheureux. En fait, pas malheureux du tout. En revanche, il se peut qu'il se mette à prononcer des injures que vous n'auriez jamais soupçonné pouvoir venir d'un petit ange comme lui ! Mais des injures colériques sont bien mieux que des moments de tristesse. Christophe commence à comprendre ce qui se passe. Il peut par exemple se fâcher terriblement car il veut dormir, mais il ne peut pas tout de suite. Rageant, en effet !

203

Maintenant vous allez pouvoir dormir par moment (dans la chambre à côté, afin d'entendre le moindre bruit si et quand il se réveille et pouvoir vous lever sur-le-champ afin d'écouter derrière sa porte, prêt(e) à égrener la comptine).

Cette nuit, il se peut que Christophe réussisse à se rendormir plusieurs fois tout seul. C'est pourquoi il est autorisé d'attendre un tout petit moment avant de dire la comptine. À condition qu'il ne crie pas, j'entends par-là CRIER. Des couinements ne comptent pas. Christophe ne doit plus crier à partir de cette nuit.

Le troisième jour

Christophe a, probablement, dormi plus que jamais maintenant et pour des périodes plus longues d'affilée. Souvent, il ne s'est pas vraiment réveillé, il s'est rendormi tout seul. Cela commence à prendre forme. Bon travail !

Aujourd'hui, il est bien plus alerte. Il râle un peu moins, mais il est toujours fatigué. Son appétit augmente probablement (et il devient probablement constipé, alors n'arrêtez pas la purée de prunes). Les cernes commencent à disparaître. Son visage jusque là si pâle retrouve peu à peu ses couleurs.

Respectez les horaires minutieusement ! Pendant les quatre jours et nuits de la cure et pendant la semaine de suivi, les changements ne *sont pas* les bienvenus, surtout en ce qui concerne le planning. Du calme, de la simplicité et une prévisibilité bien établie, voilà ce que vous devez cultiver.

Si les trois nuits, ainsi que les journées, ont été gérées dans les règles de l'art, vous êtes aujourd'hui témoins d'une métamorphose. L'enfant s'épanouit. Ses joues deviennent roses. Son regard clair et pétillant. Le sourire n'est jamais loin, idem pour le rire. Le petit Christophe trouve enfin ses forces – je ne dis pas qu'il les retrouve, puisqu'il ne les a jamais eues. Il y est enfin arrivé.

Maintenant, vous commencez à récolter la récompense, tout comme le petit Christophe lui-même. Le bon sommeil et les routines calmes paient. L'enfant s'épanouit comme une fleur devant vos yeux ! Il n'y a rien de plus beau à voir.

Pendant la quatrième nuit et le quatrième jour, vous sentez que le planning devient naturel. La journée se laisse facilement planifier et vous êtes capables d'anticiper. Cela implique des avantages considérables, vous allez vite pouvoir le constater. Vous savez ce qui va se passer et à quel moment, et l'enfant le sait également. Vous avez endossé le rôle du leader. Vous savez ce que vous faites et pourquoi, et le petit Christophe en a la preuve en permanence. Son soulagement face à votre assurance est tangible.

Et l'enfant vous sera d'une aide précieuse, une fois que son soulagement est entré sur la scène. Et ce sera le cas une fois que les routines sont là, sans jamais être remises en cause. Vous allez vous retrouver à vous demander pourquoi tout d'un coup votre petit râle – vous jetterez un coup d'œil sur l'heure et le planning et vous constaterez : « En effet, sa sieste commence dans cinq minutes ! Voilà pourquoi ! »

Vous n'allez plus jamais vous retrouver dans cette incertitude inquiétante. La vie devient simple, et agréable, tout simplement. Finis les cris, fini le râlement – même si un ou deux points du planning peuvent poser problèmes pendant une semaine ou deux. En général, c'est le cas d'une des siestes du jour. Respectez le planning, sans hésitation, et ces soucis vont finir par disparaître.

Ce qui importe, ce n'est pas que Christophe dorme chaque minute du planning où c'est marqué « sommeil ». Ce qui compte, c'est qu'il a tous les prérequis pour le faire.

Durant la nuit, il se peut que vous deviez rappeler à Christophe que c'est l'heure de dormir – ce que l'on appelle l'heure du loup, entre quatre et six heures du matin, peut être problématique pendant une période assez longue. Gérez-la sagement. Si vous entrez dans sa chambre et que vous vous mettez à flapoter votre enfant, vos actes disent : 1) le loup n'est pas loin, 2) c'est le matin. Rien de cela n'est vrai. Alors, pas de trafic !

Pendant l'heure du loup, s'il se réveille, donnez-lui tout de suite une comptine joyeuse, informative et concrète, avant qu'il commence à crier. Puis, silence de votre part. Faites d'autres bruits dans la maison, ou allez vous recoucher tout simplement. Du Mozart ou du Strauss peuvent également être utiles ! (Attention : de la musique instrumentale, pas de chant.)

Désormais, le coucher nécessite au maximum deux minutes, y compris pour les siestes du jour. Si vous avez des invités et que vous leur dites : « Je vais aller coucher le petit Christophe », vos amis se diront qu'ils ne vous verront pas pendant une heure ou deux. Mais vous serez de retour avant même qu'ils aient fini de se lever du canapé pour aller prendre l'air. « Où en étions-nous ? » Et vos amis ne vous croient pas. « Il dort ? Mais il ne semblait même pas fatigué ! »

Les rappels sont désormais très brefs et ne sont donnés qu'une fois. Vous devez garder bien en tête que pour *qu'il soit possible pour le petit Christophe de continuer à avancer, il est impératif que vous « reculiez »*, en premier et de manière continue.

En bref : gare à la sur-concentration ! Apprenez à laisser votre enfant tranquille. Il veut être tranquille. Il veut dormir. Il ne veut pas que vous passiez votre temps sur son dos, et cela, il vous le dira par tous les moyens, si vous persistez.

La semaine de suivi

La semaine qui suit les quatre premiers jours et nuits de la cure a pour objectif que toutes ces nouveautés se mettent en place pour de bon.

Le cercle vicieux est désormais rompu, et remplacé par un schéma positif. Vous avez réussi à calmer votre enfant. Vous avez aidé le petit Christophe à trouver la paix, encore, encore et encore ; désormais il ose s'endormir et se rendormir tout seul. Quel beau travail accompli ! Applaudissements !

Mais le travail n'est pas fini. Si vous avez commencé par ce chapitre, afin de prendre le chemin le plus court, il est néanmoins absolument nécessaire d'étudier le chapitre **La**

sécurité. Sinon, vous risquez de vous retrouver dans le fossé, alors que vous pensiez déjà être arrivé(e) à destination.

La semaine de suivi doit être calme. Jour après jour, nuit après nuit, les routines doivent rester les mêmes. Cette période n'est pas propice à des voyages, à des visites, à des activités nouvelles ou à des nuits passées en dehors de la maison. Le monde doit être petit avant de devenir grand, et cela est surtout très vrai pendant la cure *Au dodo les petits*.

D'abord, le petit Christophe a dû faire face à des nouveautés, qui ont changé beaucoup de choses. Maintenant, il est temps qu'il s'y habitue. Puis, il va devoir comprendre qu'il y aura demain une journée aussi agréable qu'hier, ce qu'il n'osera peut-être pas espérer tous les soirs (et il s'effondrera peut-être). Alors, rendez toujours honneur à la rigolade du soir et aux retrouvailles joyeuses du matin ! Une fois que le temps et l'expérience auront convaincu Christophe que cette vie amusante ne s'arrête pas le soir, mais reprendra de plus belle le lendemain, il va apprécier d'aller se coucher et de pouvoir dormir.

Pendant la semaine de suivi, si ce n'est pas avant, les petits enfants commencent en général à dormir toute la nuit.

Il est (*presque*) aussi fréquent que les petits tombent malade. Des petits soucis restés latents remontent à la surface, une fois que l'enfant a la force pour les gérer. Des maladies apparaissent – et disparaissent. Ne laissez pas cela affecter votre attitude d'évidence ! Il n'est certes pas agréable d'être malade, dit votre attitude, mais *ce n'est pas dangereux*. Tout va bien. Tout ce qui peut arriver peut être géré dans le lit de l'enfant : changer la couche, donner de l'eau et du réconfort (mais pas d'inquiétude) à un enfant fiévreux et malade, même changer les draps. La règle est ferme : sortez votre enfant de son lit seulement dans le cas où vous devez vous rendre aux urgences.

Avec ses nouvelles forces, Christophe va se parer d'une toute nouvelle capacité de résistance.

Et vous, vous allez entrer dans la « phase zombie », une fois que vous comprenez que vous allez maintenant pouvoir dormir toute la nuit. Et votre entourage vous demande : « Mais pourquoi es-tu si fatigué(e) ? Tu peux dormir maintenant ! ». La réponse : « Oui, justement. »

Alors, qu'allez-vous faire maintenant de tout votre temps libre ?!

BONNE CHANCE !

P.S. Souvenez-vous : il n'y a rien de plus dangereux que l'inquiétude quand il s'agit de puériculture. Ne collez pas vos angoisses et votre inquiétude sur votre enfant en restant sur son dos en permanence, en pensant qu'il en a besoin ! Votre inquiétude renvoie les questions à l'enfant. Aucun enfant ne le supporte (ni aucun adulte, d'ailleurs). Les protestations sont garanties.

On ne doit jamais s'attendre à ce que le bébé endosse le rôle du leader. L'enfant attend désespérément que vous assumiez le leadership. Évitez l'erreur très fréquente qui consiste à vous retrouver à flapoter à l'infini, ce qui n'est plus nécessaire, une fois que l'enfant a compris de quoi il s'agit. Cela arrive en général pendant la première ou la deuxième nuit. Égrenez la comptine avec une voix forte et calme, sans entrer dans la chambre de votre enfant. En cas de crise, vous pouvez repositionner l'enfant, rapidement et en silence, appliquez l'éventail pendant quelques secondes puis quittez la chambre immédiatement, avec la comptine. Dès que vous allégez la pression de l'éventail, votre objectif devient la porte, pas l'enfant. Ne tardez pas ! Le fait est que vous dérangez.

Je vous souhaite bonne chance pour votre nouvelle attitude, réellement rassurante et ferme ! Le petit Christophe saura l'apprécier, puisqu'il pourra dépenser son énergie à grandir et à se développer et à être heureux – en sachant au fond de lui que désormais, ce n'est plus à lui de veiller à ses intérêts dans ce monde. Pour cela, il n'a pas encore ni la force ni la capacité.

Paré(e) d'une simple conviction et avec l'objectif bien en tête – un bon sommeil pour tout le monde –, avec de la patience et de la confiance en l'enfant et en vous-même, vous pouvez facilement faire le nécessaire pour obtenir un résultat rapide et durable. Rome n'a pas été bâtie en un seul jour, et vous devez compter environ quatre semaines avant que chaque point du planning tienne bon.

Mais Rome est devenue majestueuse et ne s'est pas laissé détruire par le vent. Rome est devenue la ville éternelle !

Grâce à la cure *Au dodo les petits*, vous allez donner au petit Christophe un sommeil paisible et sécurisé, un sommeil qu'il veut. C'est un sommeil qui ne sera pas mis en danger par un rhume ou par des poussées dentaires. Il lui donne une réelle sécurité qu'il portera bientôt en lui-même. Grâce à la cure, vous allez lui donner une existence prévisible sans manque de sommeil et d'appétit – avec une immense liberté de mouvement pour vous tous (tant que vous respectez les horaires). Le bon sommeil vous permet de bien vivre, d'avoir une vie où la joie de vivre peut prendre toute sa place. C'est le plus beau cadeau que vous puissiez donner à votre enfant.

Et ce n'est pas mal comme cadeau pour vous-même !

COMMENT LE PETIT LOUIS
A APPRIS À BIEN DORMIR

(correspondance par e-mail)

Maman et papa :

Puisque l'incertitude peut frapper à tout moment (ce qui n'est pas recommandé !), nous sollicitons votre aide afin d'être certains d'avoir tout bien compris. Nous ne voudrions pas « essayer », mais bien « réaliser » la cure. Notre petit Louis (3 mois et demi) va désormais dormir dans un lit à barreaux, et ce toute la nuit. Nous préférons vérifier quelques points directement avec vous (afin de ne pas poser des questions à Louis). Nous avons reçu l'alarme de respiration aujourd'hui.

Voici le planning du petit Louis

- 6h Repas au sein (x 2), toilette matinale, tâches ménagères matinales (avec papa)
- 7h30 Petit repas supplémentaire, puis sieste
- 9h Repas au sein (x 2), change, jeu solitaire, tâches ménagères (avec maman)
- 11h Petit repas supplémentaire, puis sieste dehors
- 13h Repas au sein (x 2), change, diverses activités (participer à faire la vaisselle, à faire à manger, lire)
- 15h Petit repas supplémentaire, puis sieste dehors
- 17h Repas au sein (x 2), change, diverses activités
- 19h-19h30 Réveillé, socialisation
- 20h Repas au sein (x 2), et bain
- 21h-21h30 un dernier pour la nuit, bonne nuit

Cela a été notre rythme depuis environ un mois. Louis est donc éveillé environ neuf heures sur 24h. Je propose toujours le sein deux fois + une fois avant la sieste. Louis ne s'intéresse quasiment plus à la deuxième partie du repas. Devrais-je peut-être arrêter le dernier petit repas avant la sieste ? Le repas de 20h – 21h est parfois problématique depuis quelques temps. Il ne semble pas vouloir manger, il tourne la tête et il lui arrive de commencer à pleurer. Notre petit grand gars (7,5 kg) se nourrit exclusivement de lait maternel pour le moment.

Puis, le sommeil. Nous l'avons endormi en tirant son landau jusqu'à maintenant. Lors de réveils nocturnes, nous l'avons rendormi de la même manière. S'il criait trop/posait trop de questions insistantes, nous l'avons pris dans nos bras (hum, le loup était bien là !). Ces dernières nuits, nous l'avons endormi en tirant le landau pendant environ une demi-heure, puis maintes et maintes fois au cours de l'heure du loup.

Voici notre plan

Faire le lit d'après vos conseils, en utilisant un petit drap plié en trois comme oreiller. Nous avons emprunté un lit à barreaux. Louis n'a pas encore dormi dedans. À votre avis, serait-ce une bonne idée d'y coucher Louis la même nuit où nous allons cesser de tirer le landau et où nous allons introduire la position ventrale (qu'il essaye déjà de pratiquer) ? Ou bien est-ce que ce serait trop de nouveautés à la fois ? Notre landau semble trop étroit pour être confortable s'il dort sur le ventre.

Bain et rigolade à partir de 20h. Avec papa et maman.

Lui donner à manger un peu avant 21h.

Lors des autres repas du jour, il s'endort en général juste après avoir mangé le dernier petit repas, mais c'est rarement le cas après le repas de 21h.

Des fois, je me dis qu'il n'est pas assez fatigué et des fois je me dis qu'il est justement trop fatigué.

Le positionner, placer les deux mains sur son petit dos, appuyer en douceur puis quitter la pièce en égrenant la comptine.

Un vers à côté de son lit, un autre en quittant effectivement la chambre et encore un à la porte.

Nous voilà arrivés au point où nous nous posons quelques questions. Quand et comment devons-nous intervenir ?

1. S'il enfonce la tête dans le matelas en posant plein de questions, nous attendons un peu, puis répétons la comptine en restant en dehors de la porte, quand Louis est silencieux mais pas endormi.

2. Si ses cris montent en puissance, nous commençons par la comptine, puis le repositionnons et le flapotons autant de fois que nécessaire, jusqu'à ce qu'il soit silencieux, mais pas encore endormi. Alors, nous répétons la comptine. Si cela le réveille, nous recommençons.

3. S'il pose des questions au milieu de la nuit, nous égrenons la comptine immédiatement. Si cela ne suffit pas, nous le flapotons à nouveau, puis finalisons par la comptine.

4. S'il se réveille pendant la deuxième et troisième nuit, la comptine devrait suffire. Si ses cris montent, nous le repositionnons et le flapotons (en cas de vraie crise).

Peut-être que nous semblons peu sûrs de nous, mais nous sommes convaincus de pouvoir apprendre à notre fils comment trouver son calme et dormir paisiblement !

Anna :

Vous me semblez merveilleusement motivés et décidés, alors je suis certaine que cela va très bien se passer ! Étant conscient que la cure *Au dodo les petits* est un processus – cela peut être cinq pas en avant et deux en arrière – on arrive à tenir le loup à l'écart. On sait quoi faire et on n'est pas inquiet.

Oui, il est temps d'arrêter de lui re-proposer le sein avant la sieste maintenant – il est assez grand pour manger pendant une même heure à la fois, pas plus. Il doit également apprendre à s'endormir seul, sans ce dernier petit repas qui a un effet « knock-out ». Alors, insistez autant que vous pouvez en deux fois (ou trois ou quatre si vous préférez) mais dans l'heure ! Actuellement, d'après votre planning, il mange toutes les heures et demie le jour – cela fait dix repas par jour ! Il n'en a nullement besoin. Il faut espacer un peu ses repas, ce qui – combiné avec un bon sommeil nocturne – améliorerait son appétit. Cela voudrait à son tour dire, même si cela paraît paradoxal, que sa courbe de poids ne monterait pas aussi vite.

Le soir, vous pouvez (et vous devez) lui donner un petit dernier avant le coucher, avant ou après la rigolade du soir, comme vous préférez. Vous pouvez le lui proposer déjà une heure après le dernier repas.

Il se couche un peu tard, le petit Louis. (Au fait, toute cette participation sociale telle que prévue dans votre planning est géniale !). S'il doit se lever à 6h, vous pouvez le coucher à 20h, et vous auriez une nuit de dix heures. (Dans seulement quinze jours il sera mûr pour une nuit de douze heures). Alors, réfléchissez, avant de figer le planning ! Le dernier repas pose problème actuellement car il est simplement trop fatigué à cette heure tardive. Alors, il lui arrive de repartir et de paraître en pleine forme ou au contraire trop fatigué. Cela n'est pas l'objectif. Il ne supportera pas de telles soirées à la longue. Vous pourriez prévoir par exemple le planning suivant (une simple suggestion) :

- 🌙 6h – 7h manger
- 🌙 8h30 – 10h dormir (1,5h)
- 🌙 10h – 11h manger
- 🌙 12h – 14h sieste (2h)
- 🌙 14h – 15h manger
- 🌙 16h – 17h30 sieste (1,5h)
- 🌙 17h30 – 18h30 manger
- 🌙 19h Bain
- 🌙 19h30 un dernier pour la nuit, rigolade du soir.
- 🌙 20h Bonne nuit.

Comme vous pouvez le constater, il mange directement après chaque sieste et il apprend à s'endormir seul, après la participation sociale, sans manger juste avant.

Cette proposition de planning comprend également 15h de sommeil / 24h, exactement comme le vôtre ci-dessus. Il se peut qu'il se prenne un quart de plus de temps en temps, s'il en a l'occasion – on peut toujours proposer un quart d'heure de marge (ou cinq ou dix minutes, mais jamais plus d'un quart d'heure), si vraiment il ne veut pas se réveiller à l'heure prévue. Le quart d'heure de marge – utilisable dans les deux sens – permet de respecter les besoins évidents de l'enfant sans déranger les routines fixes.

Oui, vous pouvez introduire toutes les nouveautés à la fois ! Plus vous êtes clairs dès le départ, plus ce sera facile pour Louis d'intégrer tous ces changements. Au début, la confusion régnera, mais déjà la deuxième nuit, il commencera à croire que cette situation dure depuis « toujours ». (Il n'a pas de tétine, n'est-ce pas ? Si c'est le cas, enlevez-la en même temps ! Louis l'oubliera en une nuit.)

Vous ne pourrez pas éviter de le flapoter dans un premier temps, car vous l'avez endormi jusque-là en tirant le landau. Il faut que le petit corps continue à trouver son calme grâce aux « poussées ». Entraînez-vous à flapoter l'un sur l'autre avant !

Donc : positionnez-le distinctement et commencez à le flapoter, en silence. Comptez une durée de 20 à 45 minutes la première fois. Ce ne sera plus jamais aussi long ! Quand il se détend et se tait, quittez la chambre avec la comptine sans vous attarder. La personne en charge des deux premières nuits (la personne la plus objective), est censée quitter la chambre pendant le temps qu'il faut pour prononcer le premier vers de la comptine. Elle ne doit pas être dite au bord du lit. Les autres vers ne doivent pas être dites à la porte, mais en dehors de la porte, qui restera un peu entr'ouverte.

1. Oui, il est primordial de dire la comptine sur le champ, dès qu'il se réveille et pose des questions, c'est-à-dire bien avant que ses cris montent en puissance. Il est tout aussi important d'écouter la réaction avec beaucoup de patience, sans se presser de dire la comptine à nouveau. La règle pour la première nuit est suivante : le temps pendant lequel la comptine est égrenée ne doit pas être plus long que celui où la comptine n'est pas égrenée. Vous comprenez ? Si vous commencez par la comptine x 4 ou peut-être x 6, voire même x 8, d'un trait, en attendant que la comptine « prenne » (ce qui n'est pas le cas tout de suite), il vous faut peut-être trente secondes. Alors, il faut ne pas dire la comptine pendant au moins une minute. Cela vaut pour la première nuit, quand la confusion est totale ! Puis, petit à petit, les sessions de comptine doivent s'espacer dans le temps.

2. Si ses cris montent en puissance, malgré la comptine, au point qu'il est nécessaire de l'aider à trouver son calme, alors vous le positionnez rapidement, silencieusement et distinctement, puis le flapotez à nouveau, jusqu'à ce qu'il soit détendu et silencieux. Il faut alors quitter sa chambre immédiatement, sans tarder.

Vous pouvez finaliser avec un petit appui sur le dos, vous redresser et vous diriger vers la porte – et commencer à égrener la comptine en chemin. Il faut également placer la comptine de confirmation. Elle doit l'accompagner dans son sommeil. Si elle provoque des protestations (ce qui sera sûrement le cas la première nuit, de temps à autre), il faut reprendre la comptine de rappel – après un petit moment, pas tout de suite ! – puis attendre le bon moment pour la confirmation. Et ainsi de suite, jusqu'à ce que la comptine de confirmation ait eu le dernier mot.

3. Oui. Plus confirmation.

4. Oui, la comptine doit prendre le relais graduellement, et vous devez également lui donner l'occasion de s'endormir tout seul après des couinements etc. – alors ce n'est plus la peine de se presser à dire la comptine. On ne le flapote plus, si nécessaire on peut le repositionner et finir par une petite pression d'éventail et quitter la chambre avec la comptine. On peut, au moment du coucher, le flapoter un tout petit peu, pour marquer le coup, si on en a envie, au lieu de simplement le positionner. Mais, dans ce cas, trois – quatre secondes, grand maximum !

Quoi qu'on fasse, il faut savoir s'arrêter aussi vite que possible (et idéalement un peu avant). Votre objectif est de *quitter* la chambre, gardez cela bien en tête. Dans la cuisine, du papier, un stylo et une montre vous attendent, et vous établirez un rapport détaillé au fur et à mesure, en notant l'heure exacte de chaque action. Alors, impossible de traîner dans la chambre ! Dès que l'enfant se détend et se tait – complètement la première nuit, pas forcément jusqu'au silence complet pendant la deuxième – il faut quitter la chambre. Si on garde cela en tête – sortir au lieu d'entrer, l'enfant le fera bientôt également. Il ne criera pas afin de vous faire venir, mais au contraire afin de s'assurer que vous tenez bien la garde en dehors de sa chambre, car la présence d'un garde dans sa chambre est bel et bien dérangeante.

N'oubliez pas que la cure *Au dodo les petits* est un processus – c'est pourquoi c'est tellement amusant et utile de noter ce qui se passe. Il est donc impossible de faire exactement la même chose chaque nuit (comme discuté ci-dessus au sujet de la comptine, par exemple), ainsi que de stipuler pendant combien de temps l'enfant « peut » crier avant que l'on répète la comptine. (Pour moi personnellement, les enfants ne doivent pas crier du tout, à part la toute première nuit quand je les flapote. C'est à moi de faire arrêter les cris en donnant des messages suffisamment réconfortants. L'enfant ne s'arrêtera pas tout seul.) Chaque nuit est différente, l'enfant pose des questions différentes, on répond de manière différente, des fois on ne répond pas du tout, des fois l'enfant répond tout seul... C'est une aventure fantastique ! Votre manière d'écouter va évoluer et vous saurez interpréter à merveille, et savoir exactement quoi faire – et ce que vous *ne devez pas faire* !

Il est également interdit de prendre pour argent comptant comment cela « doit se passer », car les variables sont infinies. Chaque chose en son temps. D'abord, petit Louis doit comprendre ce qui se passe – la première pièce du puzzle consiste à le convaincre qu'il n'est pas dangereux de s'endormir tout seul ! Une fois cela intégré, alors, le « dialogue » sera différent. Cela sera merveilleux ! Vous allez vous sentir plus sûrs de vous, vous pourrez reculer de plus en plus et le laisser gérer plus tout seul, au fur et à mesure que vous constaterez qu'il est capable et qu'il veut dormir tranquillement !

Mais la première nuit et souvent aussi la deuxième, avant que le petit chéri comprenne de quoi il s'agit, sont difficiles, il y a beaucoup d'allers-retours. C'est inévitable. C'est pourquoi j'essaye de préparer les personnes qui se lancent dans la cure à effectivement veiller les deux premières nuits, de sorte que la personne en charge ne rêve pas d'aller se coucher mais se tienne prête à répondre à l'enfant sur-le-champ, et ce pendant toute la durée de la nuit. La troisième nuit, il est souvent possible de s'endormir par moments – pas rarement plusieurs heures d'affilées.

Enfin : la cure *Au dodo les petits* ne comprend pas seulement les quatre premiers jours et nuits, mais également une semaine de suivi, calme et méthodique. La plupart des petits chéris commencent à dormir la nuit entière seulement pendant cette semaine. Jusque-là, ils se rendorment seuls de plus en plus souvent – et c'était bien cela notre objectif, n'est-ce pas ? Alors, personne ne craint plus le loup !

En bref, armez-vous de patience, et ayez confiance en votre enfant. Reculez de plus en plus, ne dérangez jamais l'enfant de façon inutile – gardez bien en tête le message clé : *La nuit, rien ne se passe.*

Maintenant, au début, vous pouvez limiter un peu son espace dans le lit à barreaux, en utilisant des plaids bébé fermement roulés afin de lui faire un petit « nid ». Rien de trop mou cependant, et pas trop haut dans le lit. Il doit être capable de bouger sa tête à sa guise.

Maman et Papa

Nous avons maintenant fait la cure et la semaine de suivi. Cela s'est globalement bien passé. Voici une partie des notes :

⇨ Première nuit

20h15 Le gros dormeur en devenir a été positionné et a tout de suite posé des questions (de plus en plus, et de plus en plus fort). Je l'ai flapoté pendant 25 minutes, jusqu'à ce qu'il soit complètement détendu physiquement, mais toujours éveillé. (Je n'arrêtais pas de me dire que ce sera plus rapide la prochaine fois...) Puis, je me suis dépêchée de quitter la chambre, tout en égrenant la comptine. Il est reparti en pleurs, mais j'ai attendu un peu, et il a en fait fini par se calmer ! Alors, je lui ai donné la comptine de confirmation, puis il s'est endormi (!).

23h55 Réveil. J'ai tout de suite donné la comptine, puis écouté, les protestations ont repris de plus belle, alors je suis entrée dans sa chambre pour le flapoter. Re-comptine. Re-flapotement. Re-comptine. (Durée environ 10 minutes)

1h50 Comptine. Flapotement. Comptine. Flapotement. Comptine. Flapotement. Comptine = trop de fois. Je pense être intervenue trop rapidement (je craignais pour le sommeil des voisins).

4h30 – 6h00 Plusieurs réveils, du rire dans le sommeil, il a sucé son pouce... J'ai dit la comptine une fois (à 5h) et j'ai eu du silence en retour.

6h00 Bonjour !

Nous avons fait de notre mieux pour appliquer la théorie du « guide avec le fusil chargé, se tenant devant la porte », c'est-à-dire de quitter la chambre aussi vite que possible. Voici mes notes de la deuxième nuit, à 00h55 : « J'ai l'impression de participer à l'émission « Fort Boyard ».

Entrer dans la cellule, motivée, confiante, avec l'objectif en ligne de mire, prête à donner tout ce que l'on a. Imaginer que dix-sept autres bébés crient « sors » (tel que font les coéquipiers dans l'émission). Parfois, on réussit à merveille dans la cellule, et on reçoit une clé. Parfois, on ne réussit pas, alors il faut retrouver ses forces et sa motivation et re-tenter plus tard. Une fois que l'on a accumulé un nombre suffisant de clés, on pourra ouvrir la salle des trésors (= donner à son enfant tous les prérequis pour un bon sommeil nocturne). » Les nuits 2 et 3 se sont bien passées. Louis s'est réveillé quelques fois, mais s'est la plupart du temps rendormi tout seul. Les nuits 4 à 6 étaient simplement fantastiques. Il a dormi quasiment tout le temps. Lors de ses réveils, il a parlé un peu, bougé un peu dans son lit, puis poussé un grand soupir qui avait l'air de vouloir dire : « Autant se rendormir, rien ne se passe ici ! »

Maintenant, nous avons l'impression que les choses se dégradent. Il se réveille plusieurs fois par nuit. La nuit dernière, j'ai utilisé la comptine, ce que je n'ai plus eu besoin de faire depuis plusieurs nuits. Des fois, il lui arrive même de pleurer. Qu'est-ce que l'on a pu faire comme erreur ?

Les siestes du jour posent encore quelques soucis. Il dort rarement plus de 45 minutes, alors qu'il devrait dormir 1 heure et demie. Surtout la sieste de 16h à 17h30 est difficile. Dehors, cela se passe un peu mieux, mais à l'intérieur il lui est très difficile de s'endormir (et de se rendormir) le jour. Peut-être que c'est simplement une question de temps, faut-il compter quelques semaines pour que le planning « prenne » ?! Il manque donc encore quelques pièces du puzzle, mais avec un peu de temps et de patience nous espérons qu'il sera bientôt complet. Quand nos amis nous parlent de la méthode du « laisser pleurer », nous sommes tellement contents d'avoir pris la décision de ne pas choisir ce chemin facile, mais atroce. Au contraire, nous sommes heureux de suivre votre méthode qui exige de l'énergie, de la confiance, du temps et de l'engagement. Nous avons l'impression de donner à notre fils un cadeau qui lui servira toute sa vie.

Nous suivons le planning suivant :

⤳ 6h – 7h manger, etc.
⤳ 8h – 9h30 sieste (1,5 h)
⤳ 9h30 – 10h30 manger
⤳ 12h – 14h sieste (2h)
⤳ 14h – 15h manger
⤳ 16h – 17h30 sieste (1,5 h)

⇨ 17h30 – 18h30 manger
⇨ 19h bain
⇨ 19h30 un dernier pour la nuit
⇨ 20h rigolade du soir, bonne nuit.

Anna :

Vous accomplissez un travail merveilleux ! Et le petit Louis aussi. Quel enfant intelligent ! Ce ne sont pas tous les petits chéris qui comprennent les choses si vite.

Vous êtes sur une très bonne voie, et je suis vraiment fière de vous, et de vous trois ! Maintenant, il faut simplement continuer tout droit, sans regarder ni en arrière, ni de côté. Simplement vers l'avant. Le fait qu'il se réveille un peu plus, et qu'il soit même en pleurs, n'est pas drôle, mais pas rare. Cela va passer.

Pour commencer, il dort beaucoup plus qu'avant et il pense avoir assez dormi, ce qui n'est pas le cas (on en voit les signes principalement la journée pour le moment – cela passera). Deuxièmement, une ou deux rechutes sont standard. On – l'enfant – peut s'en débarrasser au cours d'une seule nuit bien fatigante, ou cela peut durer plus longtemps dans certains cas, quelques nuits, jusqu'à ce qu'on ait trouvé le rythme. C'est comme si les petits enfants devaient faire une dernière plongée dans le mélange de confusion et d'incertitude qui régnait auparavant, avant de se décider que finalement tout va bien, le loup ne viendra pas.

La cure *Au dodo les petits* exige du temps, et c'est en général seulement pendant la semaine de suivi que l'on commence à sentir un peu de stabilité. Grâce au temps, l'enfant accumule des expériences, une à une. Le petit Louis doit simplement avoir l'opportunité de constater par lui-même que, en fait – rien ne se passe ! Je peux dormir tranquillement ! Rien ne se passe maintenant non plus ! Et l'expérience que l'on acquière soi-même est possible uniquement grâce au temps. Alors, ne vous dîtes pas que juste parce « qu'il se passe quelque chose », il y a forcément un problème. La cure est un processus – cela peut être cinq pas en avant et deux en arrière. Alors, gardez votre attitude, lisez à nouveau si nécessaire afin de savoir exactement ce que vous faites et pourquoi, et bannissez la moindre trace d'inquiétude (= le loup).

Vous avez donc retenu ma proposition de planning ? (Me voilà toute rouge de fierté !) Si vous l'avez fait tout de suite, c'est-à-dire il y a presque deux semaines, cela devrait rouler maintenant. Mais les siestes du jour posent toujours problèmes. 45 minutes, c'est un grand classique ; cela correspond à un cycle de sommeil naturel. Laissez-le le plus longtemps possible, quand il se réveille, et utilisez la comptine aussi peu que possible, par exemple une comptine de confirmation quand il se décide à se rendormir – et une seule mais très généreuse confirmation de rappel s'il semble se décider à ne pas se rendormir. Ce qui compte, ce n'est pas qu'il dorme chaque minute où c'est marqué « sieste » sur le planning, mais qu'il en ait les prérequis.

Alors, donnez-les lui, et maintenez-les ! Et soyez cohérents en termes de lieux pour les siestes, jusqu'à ce que tout soit solide. S'il doit dormir dans le landau, alors cela doit être le cas pour la même sieste chaque jour – idem en ce qui concerne le lit. Respectez les horaires, en utilisant le quart d'heure de marge (ou moins) si nécessaire. Restez calmes et méthodiques, en le dérangeant le moins possible.

Vous en êtes parfaitement capables, et cela se passera très bien ! Ou pas – c'est-à-dire qu'il se peut que cette dernière sieste doive être réduite à 45 minutes justement, s'il continue à vous montrer tous les jours pendant une semaine complète que le fait de dormir 1,5 heures à cette heure-là pose de vrais problèmes et que vous n'arrivez pas à l'aider à le faire. Donc, donnez-lui encore une semaine, puis revoyez le planning si nécessaire.

Merci pour vos mots chaleureux et dignes de réflexion à la fin ! Oui, la cure *Au dodo les petits* est bien plus qu'une méthode ou une technique banale. C'est une philosophie de la vie. Réussie, elle donne une toute autre approche, autant vis-à-vis de l'enfant que vis-à-vis le fait d'être parent, que celle malheureusement en vigueur dans le monde occidental aujourd'hui.

Maman et papa :

Le puzzle est quasiment complet ! La vie avec bébé est simplement fantastique. Cette dernière semaine, le sommeil nocturne de Louis est devenu de plus en plus fiable. Ces trois dernières nuits, il ne s'est à peine réveillé. Il arrive qu'il bouge un peu, mais il se rendort assez vite. La nuit dernière, il a probablement fait un cauchemar (le pauvre) et il a un peu pleuré. L'heure du loup entre 4h et 6h a été difficile pendant environ deux semaines et demie. Aujourd'hui, nous avons fait de grands progrès. Si quelqu'un m'avait dit il y a un mois, qu'à l'âge de quatre mois, Louis ferait des nuits de dix heures, et en plus en s'endormant tout seul, je n'y aurais jamais cru.

Patience et confiance sont deux ingrédients très importants de la cure *Au dodo les petits*, à notre avis. Louis est très joyeux et expressif. Tout l'amuse. Un de nos amis a constaté avec un grand sourire : « Voilà un petit gars bien dans ses baskets ! » Ah oui, il y a encore autre chose à vous raconter... Vous avez écrit quelque part que les petits enfants ne peuvent pas faire assez attention au choix de leurs parents. Il y a des types cinglés, des types un peu plus cinglés et des types totalement cinglés. La nuit dernière, j'appartenais à la dernière catégorie. Je me suis réveillée car Louis bougeait dans son lit, alors j'ai conclu que c'était le matin. J'ai regardé l'heure, il était 5h45. Je me suis étirée dans mon lit, puis j'ai allumé la lumière et j'ai lancé la procédure habituelle de réveil en fanfare. Louis s'est réveillé. Soudainement, j'ai eu l'impression que quelque chose ne tournait pas rond. Louis et mon mari avaient l'air vraiment très fatigués. Puis, mon mari me dit : « Mais qu'est-ce que tu fabriques ? Il est trois heures du matin ! » Les siestes du jour se passent également mieux maintenant. Il a en fait dormi une heure et demie entre 16h et 17h30 plusieurs fois maintenant. Il lui arrive souvent de se réveiller après 45 minutes, mais la plupart du temps il se rendort. Le planning marche bien, à mon avis. Il semble s'être habitué aux horaires.

On a l'impression d'être un traître quand on doit s'écarter un peu du planning !

Conclusion

Quand Louis avait un peu plus de quatre mois, nous avons introduit la nuit de douze heures. Par hasard, cela coïncidait avec le changement d'heure, on passait à l'heure d'été. Nous en avons profité pour introduire des nuits de douze heures pour Louis. Nous avons modifié le planning de sorte que la nuit ait lieu entre 19h30 et 7h30. Et cela n'a pas bougé depuis. Soudainement, nous avions un fils qui dormait toute la nuit et qui était de bonne humeur toute la journée. Quelle différence, entre avant la cure et après. Nous, parents, avions tout d'un coup beaucoup de temps pour nous et nous nous sentions beaucoup plus confiants dans le rôle de parents. La vie nous est revenue, à nous trois. Louis possède une profonde sécurité interne que nous sommes fiers d'avoir pu lui donner. Nous avons également noté que sur le plan purement physique, il est devenu plus alerte et en meilleure santé. (Il a fêté ses trois ans avant d'attraper une vraie grippe avec de la fièvre.) Personne ne remet en cause ses routines désormais. Cela a libéré – et libère – tellement d'énergie pour autre chose. Il a le temps de nous aider à cuisiner, faire les lits, passer l'aspirateur, nettoyer des voitures et ainsi de suite. Nous avons un vrai petit assistant très méticuleux dans notre maison !

Je voudrais dire par là que la cure *Au dodo les petits* comprend tellement plus que simplement le sommeil. La vie doit être simplement belle ! Encore aujourd'hui, je remercie intérieurement Anna et la sagesse de la cure *Au dodo les petits*. Si elle n'avait pas existé, notre fils aurait grandi en souffrant d'un manque de sommeil et de parents constamment en train de se plaindre. Aujourd'hui, il adore aller se coucher, positionner l'oreiller pile à sa place, puis dormir. Le fait de pouvoir profiter, chaque jour, d'un enfant dont les besoins fondamentaux sont satisfaits et qui soit en mesure de se consacrer à l'exploration du monde donne envie de plus. Quand Louis avait à peine un an et demi, il a eu un petit frère !

Post-scriptum du 7 novembre 2007

Aujourd'hui, le petit Louis fête ses quatre ans ! Cela fait donc un peu plus de trois ans et demi que nous avons fait la cure. Depuis, il s'est réveillé trois (3) fois, à notre connaissance. La première fois, c'était lorsqu'il avait six mois (mai 2004) et qu'il avait attrapé son premier rhume. Je me souviens qu'il avait le nez bouché et qu'il se plaignait. La deuxième fois, c'était au moment de l'angoisse des huit mois (juillet 2004). Il a alors crié très fort pendant une heure après le coucher, avant de s'endormir. La troisième fois, c'était au début de la phase d'opposition (novembre 2006). Il a pleuré au milieu de la nuit, en parlant de chevaux avec des cheveux roses qui étaient venus sauter dans son lit. À chaque fois, j'ai commencé par le repositionner (afin de vérifier que tout allait bien), puis j'ai utilisé la comptine. Je ne suis rentrée qu'une seule fois, puis j'ai continué par la comptine.

La comptine est complètement adoptée par les garçons. Nous l'utilisons toujours au moment du coucher. Si jamais j'oublie, ils me le font remarquer. « Maman, tu as oublié de dire « Bonne nuit, fais dodo ! »

Alors, oui, les outils restent efficaces même longtemps après la cure ! Il m'arrive de me demander de quoi nos nuits seraient faites si nous n'avions pas fait la cure pour Louis… J'ose à peine y penser. Pour nous, la cure *Au dodo les petits* a été plus que bénéfique. Elle a été le point de départ pour un choix de vie très important. Nous avons choisi de laisser le monde rester petit pour les petits tant qu'ils sont petits. De « grandes » choses leur arrivent quand même. Louis vient par exemple d'abandonner son lit à barreaux pour un lit junior. Au passage, je peux vous dire qu'il n'a jamais quitté son lit la nuit (son petit frère non plus). Et cet automne, le temps est venu pour petit Louis d'élargir son horizon ! Il est désormais inscrit dans un club pour enfants où il se rend deux matinées par semaine. Ils sont huit enfants, tous entre 3 ans et demi et 4 ans et demi. Ils se retrouvent, bricolent, jouent et prennent leur goûter en compagnie de deux animateurs. J'adore le concept, car :

⇨ Les enfants doivent avoir au moins trois ans avant de pouvoir participer.

⇨ La durée de chaque séance n'est pas trop longue.

⇨ Tous les enfants ont intégré le club en même temps.

⇨ Le rapport animateurs / enfants est plus que correct.

⇨ Le coût est de 35 euros pour le semestre.

Et nous attendons, n'importe quel jour maintenant, l'arrivée d'un petit frère ou d'une petite sœur !

Pia, coach diplômé pour la cure *Au dodo les petits*, Finlande.

QUESTIONS ET RÉPONSES SUR LA CURE AU DODO LES PETITS

Aucun soutien

> Mon mari pense que nous devons prendre Jacob dans nos bras quand il n'arrête pas de crier, malgré mes tentatives de le calmer en le flapotant et en égrenant la comptine. C'est désespérant de ne pas avoir son soutien.

Une autre maman dans la même situation disait à son mari : « Alors, prends-le, toi, mais dans ce cas, ce sera à toi de gérer les nuits par la suite également » Ce n'est pas ce que le mari avait en tête.

Au cours des deux premières nuits de la cure *Au dodo les petits*, c'est très appréciable de pouvoir se concentrer sur le travail qui consiste à calmer l'enfant et casser les vieilles habitudes, sans avoir, en plus, à gérer les doutes et la méfiance de l'entourage. C'est pourquoi on doit s'arranger pour être seul(e) avec l'enfant, et donc en mesure de travailler en paix sans avoir à expliquer au monde entier que l'on sait ce que l'on fait. Le monde verra bientôt le résultat et saura l'apprécier – à ce moment-là...

L'heure du loup

> Anne, cinq mois, se réveille chaque matin vers quatre heures, quatre heures et demie. Est-ce que je peux lui donner un biberon en changeant sa couche ?
>
> Elle se rendort ensuite sans problèmes et dort jusqu'à sept heures du matin, quand je la réveille.

Malheureusement, elle ne se mettra pas à dormir toute la nuit d'elle-même, tout d'un coup, jusqu'à sept heures du matin. Ce qui se passera, c'est qu'elle ne se rendormira plus après le biberon. Alors, à vous de voir si vous voulez commencer la journée à quatre heures du matin ou finalement réaliser la cure *Au dodo les petits* jusqu'au bout.

Des réveils pendant l'heure du loup, entre quatre heures et six heures du matin, peuvent continuer longtemps – des semaines. L'enfant se réveille, se croit reposé (ce qui n'est pas le cas), joue, parle, chante peut-être même – et finit par craquer, car le matin ne « vient » jamais. Si on ajoute des activités sous forme de biberon, change, et/ou sa présence tout court, alors, quelque chose se passe – donc, le matin est arrivé ! Ce qui, à son tour, a généralement pour conséquence que les nuits se raccourcissent de plus en plus. Si, pendant la cure, on lève un petit enfant seulement une demi-heure trop tôt, le lendemain matin il se réveillera encore une demi-heure plus tôt, c'est sûr et certain, et très rapidement on se retrouve à la case départ.

Il faut donc garder bien en tête et veiller à transmettre le message global qui est : *La nuit, rien ne se passe.*

Ce qui compte, c'est que l'enfant se rendorme pendant l'heure du loup, même si c'est seulement pour cinq minutes. Continuer à dormir permettra à l'enfant de comprendre que la nuit continue, et le temps d'éveil se raccourcira progressivement. Finalement, l'heure du loup passera sans que l'enfant se réveille.

C'est un équilibre délicat à trouver. D'un côté, il faut convaincre l'enfant qu'il vaut mieux dormir encore un peu. Mais l'enfant pose tout de même une question (finalement), et les questions ne doivent jamais rester sans réponses. De l'autre côté, il ne faut pas déranger ou proposer des activités. *La nuit, on dort. La nuit, rien ne se passe.*

Il est possible d'étouffer ce problème dans l'œuf. Au moment où l'enfant se réveille, content, donnez-lui ce que l'on appelle une comptine d'information x 4, bien ferme et bien joyeuse, qui à la fois informe et rappelle à l'enfant que c'est toujours la nuit et qu'il doit (continuer à) bien dormir. La nuit, en dehors de l'heure du loup, on n'est pas censé intervenir si l'enfant se réveille en étant content. On intervient pour calmer l'enfant seulement s'il appelle vraiment au secours. Mais, pendant l'heure du loup, il est possible de donner la comptine de manière préventive avant. Puis, plus du tout.

Si, contre toute attente, l'enfant se met en mode de crise – et j'entends par là vraiment crise – on peut, en cas de besoin extrême, utiliser l'éventail comme outil de crise. On positionne l'enfant fermement, on applique l'éventail silencieusement, puis on attend qu'il fasse son effet, que l'enfant se détende complètement. Mais cela est à faire une seule fois (suivi par la comptine, qui comprendra la comptine de confirmation, en quittant la chambre et en dehors de la chambre). Une fois que ce message clair « *la nuit on dort* » a été délivré, occupez-vous à d'autres tâches domestiques afin de ne pas rester collée à la porte de l'enfant – laissez-le en paix.

Ce genre de bruits, qui n'ont rien à voir avec l'enfant, l'informe que quelqu'un veille et tient le loup à l'écart. Le message « *La nuit, on dort* » ne s'applique pas, dans le monde de l'enfant en tout cas, nécessairement pour le gardien de nuit !

La cure *Au dodo les petits*, version light ?

> Est-ce que c'est réellement nécessaire d'avoir des routines figées pour la journée ? Notre petit Nathan, 4 mois, nous « guide ». Je le garde à la maison et j'adore. Ne peut-on pas appliquer la cure pour la nuit seulement ?

Le planning facilite énormément les choses. Peut-être que cela semble être plutôt le contraire au départ, lorsque l'on imagine que les horaires fixes vont compliquer l'existence plus que la faciliter. Mais une fois que toutes les pièces du puzzle seront rassemblées, chez le parent et chez l'enfant, vous allez voir tout le temps libre que vous aurez à votre disposition et à quel point votre enfant se porte bien grâce au fait d'avoir des journées prévisibles. De ce point de vue-là, il n'est pas si différent du reste de l'humanité !

L'enfant développera une horloge interne réglée à merveille, qui fonctionnera partout. Il sera possible de planifier ses journées – et ses soirées ! – avec une liberté de mouvement, impensable depuis des mois. Par exemple, on peut se consacrer complètement à son enfant lors des périodes d'éveil, puisque l'on sait à quelle heure il va aller se coucher et pour combien de temps, et tout devient plus facile et plus amusant. Le simple fait que l'enfant mange bien, et très volontiers, rend la vie tellement plus facile.

Les routines fixes n'ont pas simplement une importance pratique. Pour l'enfant, cela veut dire sécurité (voir le chapitre du même nom), ce qui n'est pas moins important.

De bonnes routines, bien réfléchies, pour la journée sont un prérequis pour des nuits fiables.

Consoler un enfant malade

Ne doit-on pas prendre l'enfant dans ses bras quand il est malade ou lors des poussées dentaires ?

Rien ne s'améliore si l'enfant ne peut pas dormir.

Imaginez que ce soit vous qui êtes malade. Préféreriez-vous rester dans les bras de quelqu'un alors que vous êtes brûlant(e) de fièvre, dans un lit qui n'est pas le vôtre ? Devoir vous lever et vous faire cajoler par des personnes inquiètes ? Manger au milieu de la nuit, regarder la télé ou vous entretenir avec quelqu'un ? Probablement, vous préféreriez dormir pour retrouver votre forme. Sûrement, vous apprécieriez que quelqu'un change vos draps, aère la chambre et vous donne à boire, mais à part cela, je parie que vous aimeriez bien être laissé(c) tranquille.

Aidez l'enfant à dormir !

Un petit enfant malheureux et malade peut être consolé dans son lit. On peut se pencher et lui faire un câlin. On peut lui donner à boire. On peut le rafraîchir avec un gant de toilette mouillé. On peut le calmer. Si l'on veut aider l'enfant, il vaut mieux le faire en tenant compte des besoins de l'enfant, plutôt que de ses propres besoins. Alors, consolez et calmez l'enfant là où il se trouve, dans son lit – pas en dehors !

Pour des petits enfants qui dorment bien et suffisamment, les poussées dentaires n'impliquent pas forcément des problèmes.

Avoir des dents qui poussent, ne veut pas dire tomber malade et être fiévreux. C'est un mythe. En revanche, cela peut démanger terriblement, alors l'enfant aura probablement besoin de mâchouiller des biscottes sans sucre de temps à autres entre les repas !

Quelle est notre erreur ?

Tout s'est tellement bien passé au début. La cure fonctionnait à merveille, Mathilde (huit mois) dormait de plus en plus toutes les nuits. Mais maintenant, après la neuvième nuit, nous avons l'impression d'être revenus à la case départ. Elle se réveille toutes les heures en criant, au point que nous devons la flapoter. Quelle est notre erreur ?

Peut-être fait-elle une rechute – un peu comme la personne au régime qui au départ perd cinq kilos, puis soudainement dévore une tarte entière... C'est comme si les petits enfants avaient besoin de plonger dans le passé, une dernière fois, avant d'être capable de dire au revoir à cette misère et s'installer dans cette vie nouvelle, calme et agréable. La rechute passe en général en une nuit (bien horrible), si seulement les bons parents gardent le calme, utilisent les outils à bon escient et cultivent *l'attitude d'évidence*.

Ou bien vous êtes tombés dans un des divers pièges. Vous n'arrêtez pas de lui transmettre des messages, alors qu'elle connaît la leçon par cœur. Vous devez comprendre que chaque intervention inutile de votre part la dérange, et la plupart des interventions, pour ne pas dire toutes, sont non seulement complètement inutiles à ce stade, mais simplement dérangeantes. Ayez un peu plus de confiance en votre fille ! Et un peu plus de confiance en vous-même !

Ne flapotez plus. Vous auriez dû arrêter depuis longtemps. Vous pouvez utiliser l'éventail en cas de vraie crise, si elle restait éveillée à l'infini ce qui n'est pas une option, mais la comptine doit maintenant suffire pour couper ses cris. Boostez votre diaphragme !

229

Ces questions confuses – et cette confusion malheureuse arrivera, c'est sûr et certain, si les parents expriment leur inquiétude face à l'enfant, ce que vous faites actuellement – doivent recevoir des réponses réconfortantes sous la forme d'une comptine « KA-BOOM », bien forte et finalisante, qui, sans la moindre hésitation transmet le message qu'elle peut dormir tranquillement. *La nuit, rien ne se passe.* Le loup ne viendra pas. Aucun autre évènement non plus. Alors arrêtez ! Limitez le trafic dans la chambre – y compris la comptine – à un minimum absolu.

Et calmez-vous. N'oubliez pas que c'est terriblement fatigant pour les petits enfants de rester au centre de l'attention intense et exagérée de leurs parents.

C'est comme si vous étiez au restaurant, en train de vous régaler d'un repas gastronomique tout simplement fantastique, et que quelqu'un, qui ne partagerait pas votre repas, restait assis en face de vous à vous regarder, angoissé : « Est-ce que c'est bon ? Le steak n'est pas trop saignant ? Trop cuit ? Trop froid ? Trop chaud ? Vous auriez préféré autre chose ? Comment trouvez-vous la sauce ? Les pommes de terre, sont-elles bonnes ? Les auriez-vous préférées en purée ? De la gelée en accompagnement, cela vous dirait ? Comment trouvez-vous la salade ? Vous n'êtes pas allergique à l'oignon, n'est-ce pas ? Et si vous étiez allergique à l'oignon ? Êtes-vous sûr(e) de supporter l'oignon ? Mon Dieu, je me fais maintenant du souci, peut-être êtes-vous vraiment allergique à l'oignon ! Avez-vous bien mangé ? En voulez-vous encore ? C'était trop ? Vous n'en avez plus envie ? Ce n'était pas assez ? Est-ce que vous digérez bien ? Souhaitez-vous aller aux toilettes ? Et comment trouvez-vous le vin ? Trop amer ? Trop froid ? Trop chaud ? Est-il bon ? Vous auriez préféré un autre vin ? Dois-je commander un autre vin ? Vous ne l'appréciez pas ? Ou peut-être que vous préféreriez que l'on aille dans un autre restaurant ? Vous aimeriez que l'on aille dans un autre restaurant ? On peut aller dans un autre restaurant ! Vous voulez que l'on change de restaurant ? »

Vous finiriez sûrement par hurler, de toutes vos forces : « Fichez le camp ! Laissez-moi manger en paix ! »

Le petit enfant aimerait bien dormir en paix également.

Vous devez comprendre que c'est non seulement la petite Mathilde qui doit voir clair dans cette histoire. Vous le devez également, et vous devez agir en premier. Vous devez reculer. Chassez les loups, que vous avez laissé s'avancer jusqu'à son lit. Emmenez-les bien loin et tuez-les ! Il faut apprendre à avoir bien plus de confiance en votre enfant, et lui montrer du respect. Laissez-la profiter de son sommeil de gourmet et montez la garde, *à l'extérieur* !

Votre mission est de *sécuriser* le sommeil de votre enfant, pas le déranger.

Il se tient debout dans son lit

> Je n'ai même pas le temps de quitter la chambre, qu'Alexandre, 10 mois, se met debout dans son lit à barreaux et crie. J'ai beau le coucher dix fois de suite, il se lève aussitôt.

Des petits chéris qui se lèvent – laissez-les debout ! Écoutez comme d'habitude. Si le petit bout de chou est fâché, boudeur, en colère – dommage, pas grand-chose à faire ! Il n'est pas interdit de se mettre debout, surtout si on est capable de se coucher tout seul (ce que l'on est, si personne ne le fait à sa place). Et il n'est pas interdit de réagir, au contraire, nous ne souhaitons surtout pas empêcher quelqu'un de le faire. Un enfant en colère doit pouvoir exprimer ses injures à sa guise.

Ce qui est interdit, c'est d'être vraiment malheureux. Alors, l'enfant demande de l'aide, et c'est seulement *à ce moment-là* qu'il est capable de la recevoir.

À ce stade donc, mais pas avant, repositionnement, comptine en quittant la chambre et en dehors, combinée avec la comptine de confirmation qui aura le dernier mot.

Un petit enfant qui demande réellement de l'aide, restera couché.

Trop ambitieuse !

> Mon mari avait géré les deux premières nuits, et ce soir c'était à moi de prendre le relais. Je m'étais entraînée à flapoter, jusqu'à la perfection, alors évidemment j'ai commencé à flapoter Thomas, cinq mois, une fois en position dans son lit. J'entends alors mon mari qui chuchote : « Mais qu'est-ce que tu fabriques ? Il ne crie pas ! »

Oui, il faut suivre le rythme ! La cure *Au dodo les petits* est un processus, et le petit Thomas a déjà bien avancé sur le chemin qui mène vers le plaisir (voir le chapitre du même nom) !

L'erreur le plus souvent commise consiste à « rester coincé(e) ». À éviter à tout prix ! Quand l'enfant crie, votre interprétation, ainsi que celle de votre enfant, doit être que l'enfant crie pour vous éloigner, et non pas pour vous faire vous approcher de lui.

Peut-être que vous allez venir – si vous le jugez absolument nécessaire – mais seulement pour vous éloigner tout de suite à nouveau. Chaque fois que vous restez coincée chez l'enfant, la gueule dégoulinante du loup entre par la porte. Alors, vous êtes à l'origine d'un danger pour la sécurité de tous, gardez cela bien en tête !

Vous devez tenir le loup à l'écart entre la porte d'entrée (fermée à clé) et l'enfant, c'est à dire tout simplement en dehors de la chambre de l'enfant, pas dedans – puisque dans ce cas vous risqueriez tous les deux de vous faire manger par le grand méchant loup, voilà ce que « croit » l'enfant. Si personne ne monte la garde, que se passerait-il ? C'est bien vous le garant de la survie de l'enfant !

Lit d'adulte

> Nous avons aménagé une chambre pour Émilie, deux ans. Pouvons-nous faire la cure en la couchant dans un lit standard ?

Gardez le lit à barreaux (ou bien réintroduisez-le) ! À deux ans, les enfants sont trop petits pour des lits de taille gigantesque. Ils les quittent, pas tant parce qu'ils recherchent la compagnie de leurs chers parents, mais simplement parce que ce genre de lit ouvert les invite à se lever et n'est pas très douillet.

Rendez-lui son cher petit lit d'avant, qui était sa « chambre » ! N'introduisez pas un lit géant avant la fin de la phase d'opposition (3 ans et demi – 4 ans).

Randonneur nocturne

> Comment dois-je m'y prendre pour faire la cure sur Jean, cinq ans ? Il n'arrête pas de quitter son lit pour voir ce qui se passe dans la maison. Quand on se réveille, on le retrouve n'importe où : dans notre lit, sur le canapé, devant la télé (!) mais jamais dans son propre lit.

Des personnes de trois, quatre, cinq et six ans ne doivent pas être autorisées à quitter leur lit. C'est tout à fait autorisé de rester dans le noir à s'ennuyer, mais se lever – non. Rassurez-vous qu'aucun objet intéressant ne puisse être attrapé à partir de son lit et enlevez évidemment toutes les lampes. Pas d'activités – le silence est nécessaire pendant la cure des randonneurs nocturnes !

Couchez l'enfant bien à l'heure en vue de sa nuit de douze heures (n'oubliez pas la rigolade du soir !), appliquez l'éventail sur l'enfant couché dans sa position préférée, appuyez légèrement en quittant la chambre sur les tons de la comptine amicale mais ferme x 4. Asseyez-vous sur une chaise, dos contre la porte de la chambre de l'enfant, de sorte que l'enfant vous aperçoive à peine. Occupez-vous, de manière concentrée avec quelque chose de silencieux qui *n'a rien à voir* avec l'enfant – lisez un livre, rédigez une lettre, tricotez, n'importe quoi qui semble nécessiter toute votre attention. Ne regardez pas vers l'enfant. Mais écoutez ! Le moindre mouvement venant de son lit doit provoquer une comptine bien ferme. Si l'enfant a le temps de se lever, il n'aura pas le temps de quitter la chambre. Attrapez le petit optimiste immédiatement, guidez-le jusqu'à son lit, laissez-le se coucher tout seul, donnez une petite pression sur son corps une fois, quittez la chambre avec la comptine, rasseyez-vous et reprenez votre travail. De temps en temps, vous abandonnez votre poste, mais vous y laissez vos oreilles, si vous me suivez !

Veillez toute la première nuit, idéalement les deux premières. (Ne vous couchez pas sur un matelas devant la porte, cela amuserait vraiment votre enfant.)

Et ne vous laissez pas vous embarquer dans une discussion quelconque. C'est la comptine qui compte, et seulement la comptine, en réponse à *n'importe quelle question*. Il faut compter trois ou quatre nuits pour la cure des petits randonneurs nocturnes. Si après, le petit randonneur vient dans votre chambre une fois que vous êtes couché(e), alors il faut sauter de son lit avant que le petit ait eu le temps d'y atterrir, puis guider l'enfant, de manière réveillée et consciente, jusqu'à son lit et le laisser se coucher tout seul. Aucun commentaire n'est à donner. Attendez, de manière neutre, qu'il se couche. Puis, quittez sa chambre immédiatement et finalisez par la comptine.

Si vous avez peur (pour de bonnes raisons, apparemment) de ne pas l'entendre, une fois que vous ne veillez plus la nuit, il y a une invention technique qui peut également être très utile pour les « vrais » somnambules : une alarme infrarouge sans fil. Installez-la à quelques mètres de son lit ! Elle informera la maison entière, y compris le petit randonneur, qu'une randonnée a été engagée. Qui doit être interrompue tout de suite, tel que décrit ci-dessus.

Si vous choisissez cette solution, placez un pot, à l'intérieur de la zone de l'alarme, et laissez un peu de lumière en dehors de la porte (entr'ouverte).

Hystérique

Quelle est la différence entre la cure et la méthode des pleurs (appelée méthode du 5-10-15) ? Jusqu'à maintenant, j'ai proposé le sein au moindre signe de notre petite Catherine. Maintenant, nous aimerions faire la cure mais lorsque nous avons commencé à la flapoter, elle s'est mise à pleurer de manière hystérique !

Vous n'êtes pas les seuls jeunes parents qui n'ont pratiquement jamais entendu votre enfant crier. Beaucoup de parents proposent le sein/la tétine dès que l'enfant ouvre la bouche. Ils pensent donc que le fait de crier, qui doit être considéré comme soit une question ou une réaction (il existe des centaines de variantes !), est la même chose que de l'hystérie. Ce n'est pas le cas. Un enfant hystérique crie jusqu'à vomir ou s'évanouir, ou les deux.

Des questions sous forme de cris (et comment l'enfant pourrait-il s'exprimer autrement ?) ne sont pas de l'hystérie. Ce sont des questions qui exigent des réponses dont *l'enfant se contente*. Et il ne faut pas baisser les bras avant d'avoir réussi à donner une réponse. C'est en fin de compte à la réaction de soulagement chez l'enfant, que l'on peut s'assurer que l'on a donné des réponses satisfaisantes.

Donc, je ne pense pas du tout que la petite Catherine ait crié de manière hystérique, et l'on ne doit pas employer le mot « hystérie » de manière abusive – ce terme désigne pour les enfants (et pour nous tous) un état absolument insupportable.

La différence entre la méthode des pleurs, appelée la méthode du 5-10-15, où en tant qu'adulte on se comporte de manière passive, à part le fait qu'on se montre toutes les cinq minutes, et la cure *Au dodo les petits*, où l'on calme l'enfant de manière active grâce aux mots et aux actions, se résume comme suit :

Avec la cure *Au dodo les petits*, on endosse et on assume, en tant qu'adulte, la responsabilité totale pour le bon sommeil de l'enfant. Avec la méthode des pleurs, on laisse à l'enfant le rôle de responsable en ce qui concerne son endormissement et son sommeil. La réaction de l'enfant à la trahison qu'implique la méthode des pleurs – si je peux m'exprimer ainsi – n'est pas rarement mais justement de l'hystérie (réelle).

Vêtements inconfortables

La cure se passe à merveille, mais j'ai un souci au niveau des siestes dehors. Alfred, six mois, préfère dormir sur le ventre et désormais même dans le landau. Mais il n'est pas confortable dans sa combinaison, j'ai l'impression, et c'est un peu serré. Si je tente de le coucher sur le dos il proteste vivement en se cambrant.

Des combinaisons ne sont pas confortables si on dort sur le ventre. Réfléchissez. Comment est-ce que vous aimeriez dormir sur un banc dehors ? Quelque chose de chaud au-dessous, sûrement, et quelque chose de chaud pardessus, mais peut-être pas des pantalons de ski et un manteau en duvet ? Des vêtements fins et souples, bien secs, en plusieurs couches, voilà ce qui serait mieux, non ?

Par ce temps où la mode des enfants prend de plus en plus d'importance, on oublie facilement que les vêtements sont faits pour l'enfant, et non le contraire.

C'était mieux avant

Nous sommes à la fin de la troisième journée de la cure de notre petite Ève, 10 mois. Avant, elle dormait toujours comme une princesse après le déjeuner. Maintenant, c'est précisément cette sieste-là qui pose des problèmes ! Elle refuse de dormir. Nous ne savons pas qu'en penser.

Ne regardez pas en arrière. Ne pensez plus à ce qui marchait avant et qui ne marche plus aujourd'hui, mais accrochez-vous à ce qui commence à prendre forme et qui était insoupçonnable avant ! Et n'oubliez pas que vous ne devez rien évaluer du tout avant d'avoir réalisé la cure dans sa totalité, y compris la semaine de suivi.

Des petits enfants ne font rien « par habitude ». Ils font ce que nous leur apprenons. Ils ont leur personnalité et un certain rythme, mais ils ne naissent pas avec des habitudes et des comportements tout faits. Ce ne sont que nous, les adultes, qui introduisons des habitudes, bonnes et mauvaises, et l'enfant pense que c'est ainsi que les choses doivent se passer. Ils nous suivent car ils croient que nous savons ce que nous faisons, puisque de toute évidence nous arrivons à mener notre vie. Nous survivons, et eux ils se demandent comment.

Alors, ne pensez plus dans des termes tels que « il refuse » ou « il ne veut pas », voire « il veut ». Votre mission consiste à rompre un schéma qui est devenu insupportable pour vous tous et qui a complètement épuisé votre enfant. Et ce n'est pas plus difficile d'introduire un schéma tout nouveau que de casser un ancien, plutôt misérable. Mais cela exige que vous y mettiez le temps qu'il faut pour que toutes les pièces du puzzle se mettent bien en place. Quatre jours plus une semaine de suivi n'est pas grande chose par rapport à peut-être neuf mois, n'est-ce pas ?

Refaire la cure

J'ai un aveu à faire. Doucement, mais (très) sûrement, nous avons laissé le sommeil de Gabriel se détériorer. Il a maintenant dix mois. Ce n'est sûrement pas la première fois que l'on vous fait cet aveu – cela commence par : « Ce n'est pas si grave s'il s'endort avec son biberon ce soir, hein ? » et finit, après plusieurs mois d'éloignement graduel des principes de la cure *Au dodo les petits*, par le fait de se lever la nuit (comme nous avons dû le faire cette nuit) et « bercer » le lit à barreaux – nous avons installé des roulettes aux pieds du lit – au moins quinze fois par nuit (oui, je ne suis pas très fière de moi !), et malgré tous ces efforts, l'enfant ne dort pas ! Et je n'exagère pas.

Évidemment, nous savons que nous devons prendre cela en main maintenant, une fois pour toutes, mais j'ai besoin de votre aide. En plus, Gabriel est enrhumé et son petit nez coule beaucoup, alors est-ce que c'est vraiment une bonne idée ? (Mais quelle serait l'alternative ?) Et puis, puisqu'il a maintenant « oublié » tout ce qui ce rattache à la cure *Au dodo les petits* et qu'il va sûrement se mettre en colère, il faut absolument que je sache quoi FAIRE, très sérieusement, s'il vomit ou s'évanouit ? Et, puisque nous sommes maintenant coincés dans ce schéma de « bercements du lit à barreaux », il faut arrêter, n'est-ce pas ? Et n'utiliser que la comptine ?

Ce n'est pas la première fois, en effet, que l'on me fait ce genre d'aveux ! Cela m'étonne, m'attriste et m'énerve aussi quand les gens ne se soucient pas de manière continue du bon et précieux sommeil – mais peut-être qu'il a été trop facile de l'introduire ?!

Mais évidemment, je vous comprends. Il y a tellement de choses dont il faut tenir compte – comme par exemple que les petits enfants grandissent, qu'ils ne restent pas nourrissons éternellement (ni enfants de la cure éternellement) ; qu'il faut régulièrement resserrer les boulons, exactement comme il faut ajuster au fil du temps le planning, le menu, la garde-robe et toutes sortes de choses par rapport aux besoins de l'enfant. Il est tout simplement nécessaire d'avoir une longueur d'avance. Vers quoi nous mène telle ou telle chose ?

Ce que vous avez maintenant appris après coup vous aidera à anticiper par la suite, et c'est du petit Gabriel que vous l'avez appris. Remerciez-le pour cela ! Voilà un talent qui sera bien utile pendant toute son enfance.

Vous essayez donc de bercer son lit à barreaux ? Ce n'est pas bien efficace. Tant pis, vous êtes de toute façon coincés dans ce piège, alors arrêtez. Commencez par penser à sortir, et non à entrer. Et vous voulez maintenant commencer à le flapoter ?

Décidez quels seront vos outils ! À votre place, j'opterais probablement pour le positionnement, doucement mais fermement, puis je le flapoterais. Suivez les instructions dans le chapitre L'antisèche à la lettre. Si vous le flapotez, il ne *peut pas* crier au point de devenir hystérique – c'est tout bonnement impossible, à condition que votre technique tienne la route. Alors, oublions tout ce qui est vomissement et évanouissement !

Personnellement, je dirais qu'il se pourrait que Gabriel n'ait pas complètement oublié les bonnes habitudes perdues. Dans ce cas, je me limiterais à l'éventail après le positionnement, de manière statique et ferme et pendant assez longtemps pour qu'il devienne lourd de sommeil. Puis, je finirais par une petite pression, et je quitterais la chambre avec la comptine. Je n'hésiterais pas à y passer dix minutes, si nécessaire à ce stade, pour garantir qu'il se calme, qu'il se taise et qu'il se détende. Il est possible que le fait que je quitte la chambre, avec la comptine, le fâche – mais cela n'est pas interdit. Relisez le chapitre L'antisèche !

Si ses cris montaient vraiment en puissance ensuite, au point que la situation devienne déplaisante, je rentrerais dans la chambre en trombe pour refaire le positionnement et l'éventail. Mes gestes ne seraient pas du tout douillets. Au contraire, je serais ferme et décidée, sans pour autant être rude ou désagréable. Et, pas dix minutes cette fois-ci, plutôt deux. Je quitterais la chambre avec la comptine, et je m'éloignerais en l'égrenant, incluant la comptine de confirmation.

Si, après cela, après avoir écouté très attentivement, ses pleurs exprimaient tristesse et fatigue – un vrai appel au secours, au point que la comptine de confirmation ne soit pas suffisante pour le calmer et l'aider à se détendre – alors je viendrais l'aider. Je répéterais les mêmes gestes que tout à l'heure, mais avec un tout petit plus de douceur, mais toujours pas de manière douillette ou consolatrice. Mon comportement serait *rassurant*.

Je compterais sur deux nuits assez mouvementées (même si les interventions seraient de plus en plus courtes). Et je concentrerais mes forces sur la comptine, pour qu'elle transmette, de manière insistante et décidée, le fait que moi / la comptine / le sommeil ne sommes *pas négociables*. Je me préparerais mentalement afin d'être capable de nous remettre, l'enfant et moi, sur la bonne voie.

Et puisque vous vous êtes déjà trouvés sur la bonne voie, je parie que cette deuxième cure sera bien plus courte que la première.

Oubliez le nez qui coule. Le rhume ne s'améliorera pas sans qu'il dorme.

Suite

> Il y a plus de quatre mois, après avoir fait la cure (que nous avons ensuite ruinée petit à petit), nous étions ravis du résultat. Puis, une fois habitués aux nuits calmes, c'était tellement simple de « répondre incorrectement » à ses questions lors des rechutes – au début, il suffisait de simplement bercer un peu son lit pour qu'il se rendorme... Mais on aurait dû utiliser la comptine, n'est-ce pas ? Même si au pire cela impliquait une heure de cris (?). Or, sur le coup, cette solution nous paraissait la plus difficile.

Des solutions à court terme fonctionnent une fois. Mais plus la deuxième fois ou la troisième fois. L'enfant vous le dit de manière très claire : si vous le levez une demi-heure trop tôt un matin, il se réveille encore une demi-heure plus tôt le lendemain, et hop !, retour à la case départ. Cela va très vite.

Vous allez y arriver ! Mais vous ne devez pas avoir en tête qu'il va crier, mais qu'il va enfin (attention !) pouvoir s'endormir.

Suite

Ce soir, c'est parti. Nous avons préparé un stock de gâteaux et de café pour les moments les plus noirs de la nuit. On va s'amuser, haha ! Encore une journée comme celle qui vient de passer, je n'en veux plus – les mots désespoir, impuissance et détresse ne suffisent pas pour lui rendre justice…Comment faire pour avoir un pas d'avance ? Devons-nous tout simplement nous résigner au fait qu'il va crier au moment du coucher, par exemple ? (Eh oui, c'est bien cela, n'est-ce pas ?). Qu'il soit très demandeur des bras de maman et papa en ce moment, et qu'il n'aime pas être seul, est-ce que cela entre en jeu maintenant ?

Je me sens obligée de réagir à ce que vous dites. Vous êtes certaine qu'il va crier. Pourquoi ? Votre tâche, à vous deux, consiste à le calmer – voilà à quoi servent les outils de la cure. Il ne doit pas crier du tout ! Peut-être qu'il le fera quand même, mais pas de la manière dont vous l'entendez – pas de sorte qu'il serait à plaindre. Il pose des questions ! Et il réagit aux réponses.

Qu'il ne soit pas aussi joyeux qu'avant s'explique évidemment par la compagnie déplaisante des loups (votre inquiétude, votre incertitude, vos messages doubles) ainsi que par son manque de sommeil. Il est au moins aussi fatigué que vous. Mais tout cela passera, une fois qu'il aura acquis un sentiment de certitude intérieure et pourra / osera bien dormir la nuit. En d'autres termes, votre comportement ces derniers temps ne l'a pas vraiment aidé… Chassez les loups d'inquiétude, pour commencer !

Suite

Pour le moment, on dirait que votre théorie qu'il n'a pas complètement oublié les bonnes habitudes est la bonne. À 20h02, nous avons fini la rigolade du soir avant le positionnement, il a posé plein de questions jusqu'à 20h28 – mais nous n'avons dû utiliser la comptine que deux fois pendant ce laps de temps, et c'était vers la fin que j'ai ajouté la comptine de confirmation. À 20h29, il a accepté la comptine de confirmation et il s'est endormi (il dort toujours, il est 21h04). Avant, à cette heure-ci, nous aurions déjà bercé le lit deux ou trois fois.

Très bien ! Maintenant, j'aimerais m'assurer que vous avez effectivement endossé l'attitude d'évidence tel un vrai leader, de sorte que vous ne pensez pas que ce soit le petit Gabriel qui va gérer la cure, le sommeil, les décisions, les réponses, les messages, les nuits, les routines et la vie en général !

Suite

Il faut quand même que je me défende un peu ! J'ai compris les principes de la cure *Au dodo les petits*, vraiment. Ce qui m'angoissait le plus, si on peut dire, c'est le fait que la dernière fois on s'était vraiment laissé « coincer ». Si on ne tirait pas le landau, alors on le flapotait, puis c'était la comptine – on n'arrêtait pas, on était bel et bien coincés ! Quoi que l'on fasse. C'est cette prise de conscience – que je dois absolument cesser cette utilisation exagérée des outils – qui m'a angoissée. Je me suis dit : mais alors, qu'est-ce qu'il me reste ?

Mais je viens de me rendre compte que ce qu'il me reste, c'est la cure *Au dodo les petits* ! Réalisée dans les règles de l'art, respectées à la lettre. Purement et simplement la cure *Au dodo les petits*, telle que vous l'avez décrite ! J'ai honte d'avouer que la dernière fois, on a fait la cure sans la rigolade du soir, par exemple. Dieu seul sait ce que l'on fabriquait…

De toute évidence, Gabriel a, la dernière fois, répondu aux outils de la cure aussi vite et bien que l'on puisse l'espérer, au point que vous n'aviez pas dû faire beaucoup d'efforts (voire des efforts tout court !). Peut-être que la comptine n'a jamais pris le relais comme elle le doit – de sorte qu'elle seule suffit à déclencher le réflexe conditionnel, qui fait que l'enfant se rendort, ou au moins se pose confortablement. Puis, vous avez pris la mauvaise habitude de trafiquer dans sa chambre – ce que l'on doit faire, si on le souhaite, seulement une fois que l'enfant s'est effectivement rendormi depuis dix minutes. Vos allers-retours ont dérangé Gabriel et ce trafic a provoqué de l'inquiétude chez lui. Vous avez laissé entrer le loup. Il s'agit d'exactement le même principe que le soldat de garde – qui doit guetter l'horizon, afin de découvrir un éventuel danger. Il n'est pas censé passer son temps parmi ceux qui dorment, ou qui essayent de dormir, en les regardant de manière inquiète, ceux qui devraient justement pouvoir s'abandonner au bon sommeil puisqu'il est de garde.

Si on ne comprend pas pourquoi la cure *Au dodo les petits* fonctionne, alors on est facilement angoissé lorsqu'il faut comprendre – et mettre en pratique – comment elle fonctionne.

Suite

Il faut que je vous dise – il est huit heures moins le quart du matin et Gabriel dort toujours ! Tout ira bien désormais, je le sens. Bien sûr, il s'est réveillé en colère dix fois avant minuit, mais c'est tout ! La durée d'éveil la plus longue, c'était douze minutes. Douze minutes, c'est rien ! Et il n'a pas « exigé » une seule comptine après s'être endormi ! Je me demande comment celle-ci pourra déclencher un réflexe conditionnel, si dans la pratique on ne s'en sert jamais ? Il finit toujours par y arriver tout seul ! Oui, aujourd'hui je suis heureuse, vraiment heureuse, et je pense que Gabriel le sera aussi, quand son papa le réveillera à huit heures.

Excellent travail ! Et l'heure de loup est passée sans aucun incident – alors c'est sûr que la cure va « prendre » complètement très rapidement. Je parie que dès cette nuit, les réveils avant minuit vont cesser. Il est cependant très important que la comptine ait le dernier mot, afin qu'elle l'accompagne dans son sommeil. (C'est-à-dire, à chaque réveil où il a posé des questions sous forme de cris – pas dans les cas où il s'est simplement réveillé, a fait un peu de bruits avant de se rendormir tout seul.)

Suite

Quelle nuit ! Il a posé des questions pendant huit minutes au moment du coucher, puis il s'est réveillé deux fois (mais s'est rendormi dans la minute) après une heure et ensuite il a dormi jusqu'à ce que nous le réveillons ! En revanche, au moment de la première sieste, il a crié encore huit minutes, puis il n'a dormi que 35 minutes. Nous avons ensuite dû utiliser et la comptine et le positionnement (une fois), puisqu'il était vraiment fâché/triste, jusqu'à ce que nous le levions en utilisant le quart d'heure de marge. Il était censé dormir une heure et demie. Il a donc « pleuré » trois quart d'heures... Et maintenant, une heure et quinze minutes plus tard, il est très fatigué. Et bien enrhumé pour couronner le tout. Vous imaginez son humeur ? Et la prochaine sieste est dans trois heures... Je me souviens que nous avions des soucis avec les siestes du jour la dernière fois aussi, quand il s'est réveillé trop tôt. Il ne se rendormait jamais. Alors, nous avons simplement changé de place entre la sieste de 45 minutes et celle de 1,5 heure les jours où cela arrivait. Ainsi, il dormait assez sur une période de 24 heures. Mais ce n'est pas la bonne manière de s'y prendre, n'est-ce pas ?

Merveilleux ! Quelle nuit ! Mention très bien ! Mais maintenant il va falloir réaliser la cure dans les règles de l'art, y compris le jour. C'est un ensemble. Cette manière de vouloir compenser les heures de sommeil est traîtresse. Peut-être que cela vous semble le plus facile sur le coup, mais cela entraîne obligatoirement de la confusion. Alors, respectez les horaires ! Marquez le planning en noir sur votre bras droit, donnez-lui les prérequis et ayez confiance dans le fait qu'il va finir par s'en servir. Et n'oubliez pas qu'il est toujours possible de lui faire faire une micro-sieste de cinq minutes (exactement) en cas de crise, à l'initiative de l'enfant, sans que le planning en soit affecté.

Suite

Globalement, tout va bien. Au moment du coucher le soir, il pose des questions pendant environ huit minutes. Mais c'est pire la journée. Jusqu'à 20 minutes peuvent être nécessaires pour qu'il s'endorme. Mais au moins, il s'endort tout seul ! Cela me fait bien plaisir. Et nous utilisons à peine la comptine – il est en colère la plupart du temps, jamais triste. En revanche, j'ai beaucoup de mal à faire rire ce petit bout de chou dépourvu d'humour. Même le chatouiller ne marche pas. Dès que nous entrons dans la chambre et qu'il comprend que c'est l'heure du coucher, il se met à pleurer de manière colérique. Je comprends que ce n'est pas ce que la cure prévoit. Qu'est-ce que vous en pensez ?

C'est bien qu'il se mette en colère. C'est autorisé. Cultivez la comptine, je ne saurais que trop le conseiller ! La comptine deviendra votre meilleur ami, un compagnon à garder très longtemps. Ne l'oubliez pas ! Ne négligez pas la comptine de confirmation, quelle que soit sa réaction ! Cela passera.

Même des chatouilles ne le font pas rigoler ? Pas très drôle, le petit gars ! Mais il a forcément un sens de l'humour, tous les enfants en ont. Essayez de faire le clown, vous ! Jouez à coucou caché, laissez-vous tomber par terre, chatouillez le papa... (Je suis sûre que vous mourez d'envie de bien jouer ! Vous – fatiguée ? Mais non !). Tenez le petit Gabriel par les pieds et laissez-le pendre tête en bas face au miroir, amusez-vous et riez... Un peu de fantaisie ! Vous « n'entendez » pas ses pleurs fâchés. Soyez très occupés entre vous et couchez-le en passant, soi-disant, tout en rigolant ensemble, sans lui montrer de l'attention particulière, voire de l'attention tout court, avant qu'il se décide à vouloir participer (cela viendra). Ce n'est pas grave du tout s'il vous prend pour des fous, tant qu'il s'arrête de bouder, et il finira par se laisser tenter !

Suite et fin

Maintenant, presque deux semaines après mon premier mail, Gabriel dort exactement comme prévu dans le planning, entre 20h et 8h. Hier soir, il a fallu trois (!!!) minutes avant la comptine de confirmation, et il l'a acceptée du premier coup ! Le jour, il lui faut quatre ou cinq minutes pour qu'il s'endorme, mais il dort ensuite jusqu'à la fin de la sieste. Et il est joyeux et alerte le jour – un vrai costaud qui a fait ses premiers pas il y a une semaine ! On dort si bien, tous les trois. J'avais oublié à quel point c'était agréable...

La cure pour des jumeaux

Est-il possible de faire la cure pour des jumeaux, en même temps ? Aujourd'hui, nos petits s'endorment dans le lit parental, car dès le premier jour ils ont refusé le lit à barreaux. J'ai l'impression de passer mes nuits à me retourner dans le lit afin de les allaiter chacun son tour. Pour tout vous dire, j'ai hâte de pouvoir m'endormir et me réveiller avec mon cher mari. Comment faire la cure pour les deux ? Serait-ce trop osé de rêver à les coucher à peu près à la même heure ? Doit-on commencer par un bébé, puis laisser le deuxième suivre, une fois que le premier aura appris à s'endormir tout seul ?

Faites la cure pour les deux à la fois ! Vous allez devoir faire des allers-retours sans cesse entre les lits à barreaux, et c'est un peu compliqué – surtout la première nuit, avant que la comptine remplisse sa mission – mais je l'ai fait un certain nombre de fois, et c'est possible. Vous êtes deux, mine de rien (j'étais seule !) et vous pouvez gérer un bébé chacun. J'insiste, faites la cure pour les deux, en une fois. Enlevez d'éventuelles tétines, qui ne font que compliquer la vie, établissez un planning avec une nuit de douze heures (ou onze, si cela vous convient mieux) tel que c'est décrit dans le chapitre La boîte à outils. Préparez-vous en suivant les instructions que vous y trouverez. Les petits peuvent dormir dans la même chambre, mais ne doivent pas pouvoir se voir (ils ne doivent rien pouvoir voir du tout) si et quand ils se réveillent.

Suite et fin

Je souhaite simplement vous informer que nous profitons désormais d'une paire de jumeaux joyeuse et contente, ils dorment tels des souches toute la nuit, chacun dans son lit ! Le résultat dépasse nos attentes, même si quelques nuits de la cure ont nécessité un certain effort. Maintenant les petits monstres dorment onze heures, de 20h à 7h. Il m'arrive de les entendre se réveiller, mais sans être tristes, et ils se rendorment rapidement. Fantastique !

Pleurs du soir

Le soir, nous avons à peine le temps de coucher notre fille, âgée de quatre mois, dans son landau, avant qu'elle ne se mette à pleurer. C'est le cas depuis le premier jour de la cure, et elle est vraiment triste. Je tire le landau directement, puisque ses pleurs montent rapidement sinon. Quelle est mon erreur, pourquoi crie-t-elle ? Elle le fait rarement pour les siestes du jour. La journée, je la couche toujours réveillée et elle passe simplement un petit moment à chercher la meilleure position avant de s'endormir.

Votre erreur s'appelle « attentes négatives » ! Le soir, vous tirez le landau directement, vous dites, parce que vous savez que « ses pleurs montent vite en puissance ». Comment le savez-vous ? Je parie qu'elle se défend contre vos attentes négatives – elle est triste simplement parce que vous rendez difficile le coucher du soir, au lieu de le faire de manière facile et évidente, comme pendant la journée. Des attentes négatives ont tendance à se réaliser, tout comme les attentes positives !

Alors, cessez de tirer le landau. Positionnez l'enfant, « secouez » le guidon verticalement, de façon très brève, puis quittez la chambre, en prononçant la comptine 4 fois en vous éloignant.

Je soupçonne également qu'elle aurait besoin d'un « dernier pour la nuit » un peu plus consistant. Les seins sont fatigués le soir et le lait est souvent pauvre. Alors, donnez autre chose en plus ! Par ailleurs, exclusivement du lait maternel pendant la journée n'est pas suffisant à partir de quatre mois.

Et vous n'avez pas oublié la rigolade du soir, n'est-ce pas ?

Si fatigué

Est-ce normal que l'enfant soit plus fatigué que d'habitude pendant la cure ? Mon petit Peter, quatre mois, est tellement fatigué et ronchon le jour. Dois-je le laisser dormir plus que les 15-16 heures au total, ou est-ce que je ruine le sommeil nocturne si je le laisse dormir un peu plus le jour ?

Oui, c'est normal. Plus il dort, plus il sera fatigué – et plus il aura sommeil – pendant la cure. Il a tellement de sommeil à rattraper ! Il aura rattrapé son retard un jour ou l'autre, ce qui pourra être constaté par n'importe qui.

Ne modifiez pas le planning ! Vous ne pouvez rien évaluer avant la fin de la semaine de suivi. Respectez les horaires, même si vous le faites à contrecœur. Autrement, vous n'êtes pas très juste vis-à-vis de votre enfant.

En cas de crise, vous avez toujours la possibilité d'utiliser la marge de 5, 10 ou 15 minutes (maximum absolu).

Décaler le coucher de quelques heures le soir ?

Notre fils Théo a cinq mois. Nous avons la question suivante : une fois qu'il dormira selon le planning, sommes-nous fixés à ses horaires pour toujours, ou bien est-ce possible de le coucher quelques heures plus tard le soir, si on est invités chez des amis par exemple ?

Les horaires fixes auront pour effet que l'enfant devienne sa propre horloge. Après la cure – et il faut compter environ un mois avant que tout soit bien en place – cela implique que vous pouvez emmener le petit Théo où vous voulez, le coucher où vous voulez, puis revenir à la maison et le poser dans son lit afin qu'il continue sa nuit, sans que cela le dérange du tout. N'importe qui pourra le coucher n'importe où, tout comme il sera possible pour n'importe qui de le nourrir n'importe où – tant que les horaires sont respectés.

Alors, réfléchissez bien avant de changer les horaires. Nous, adultes, pouvons exceptionnellement nous coucher à quatre heures de matin, quand c'est la fête. Nous savons ce que cela nous coûte en termes de sommeil perdu et de fatigue, voire que cela entraînera un lendemain difficile. Nous choisissons de payer le prix, mais les petits enfants ne peuvent pas choisir. Leur dépendance de nous est totale. Pour un petit enfant, « quelques heures plus tard » donne le même résultat qu'un décalage horaire !

Alors, je ne vois pas pourquoi on ne respecterait pas autant les horaires des petits que l'on respecte les horaires des grands.

Avoir faim ?

Nos jumelles ont six mois. Nous souhaitons faire la cure. Actuellement, la journée commence vers sept heures du matin, mais comme elles mangent toujours la nuit, elles n'ont pas faim avant huit heures environ.

247

> Peut-être que cela aura pour effet que les horaires seront un peu modifiés, si elles ont faim au réveil ? Vont-elles vraiment supporter de passer la nuit entière sans manger ? Habituellement, est-ce que les enfants, pendant et après la cure, réclament à manger dès le réveil ?

Non, ce qui est drôle, c'est que le fait de ne pas manger la nuit affecte leur appétit la journée, pas le matin. Vous allez être étonné(e) de leur manque d'appétit après douze heures pleines sans rien à manger. Pas avant le troisième jour de la cure, leur appétit augmentera le jour, et c'est seulement le quatrième, cinquième ou sixième jour qu'elles vont manger normalement le matin. Des repas nocturnes ne sont plus vraiment nécessaires, et je vous garantis qu'elles ne vont pas mourir de faim !

Suite et fin

> Est-ce que les horaires doivent rester si strictes même une fois que tout est bien en place ? Risquons-nous de tout ruiner si nous allons rendre visite à mes parents dans un peu plus de quinze jours ?

Une fois que toutes les pièces du puzzle seront rassemblées, vous allez constater à quel point les routines sont une bénédiction et quelle liberté de mouvement cela engendre. Vous serez la dernière personne à vouloir les bousculer.

Il est tout à fait possible de voyager avec les bébés, mais s'il vous plaît, respectez les horaires ! De nombreuses personnes pensent que même si un voyage met tout à l'envers, cela s'arrangera automatiquement dès que l'on sera de retour à la maison. Malheureusement, ce n'est pas vrai. Pour les enfants, ce voyage aurait aussi bien pu être un déménagement. Ils vont reconnaître la maison en rentrant et ils seront agréablement surpris, mais également un peu étonnés – ils pensaient avoir changé de destination pour de bon, avec vous ! Alors, respectez les horaires, consciencieusement, où que vous et les enfants soyez. Ainsi, les problèmes seront évités.

Enfant actif

> Mon conjoint et moi, nous avons décidé que le temps était venu pour notre fille Sophie, 7 mois, de dormir toute la nuit, et cela se passe plus ou moins bien. D'après nous, elle devrait justement être très fatiguée et dormir toute la nuit, puisqu'elle dort si peu la journée. Elle fait une sieste de 30 minutes dans la matinée, puis de 45 minutes maximum l'après-midi. C'est une enfant très active et depuis toujours.

Moins elle dort la journée, moins elle dormira la nuit, contrairement à ce que l'on pourrait penser. Diminuer les siestes du jour pour qu'elle dorme mieux la nuit n'est donc pas une bonne idée. Le résultat, si elle ne dort pas assez, est un excès de fatigue. Et dans cet état, elle aurait autant de mal à trouver la paix et s'endormir qu'une personne adulte dans un tel état de fatigue et d'énervement.

Puis, il faut savoir que la très grande majorité des enfants sont énormément actifs – ils ne s'arrêtent pas avant de littéralement tomber de fatigue. Ils sont programmés à se développer à une vitesse incroyable. On dirait qu'ils sentent la menace d'un fouet sur leur dos. Alors, ce n'est pas très gentil de ne pas les aider à trouver le calme dont ils ont tellement besoin.

La petite Sophie a besoin d'environ 14,5 heures de sommeil sur 24 heures.

Cris désespérés – que devons-nous faire ?

> Nous sommes en recherche désespérée d'aide pour aider notre fils Noah à s'endormir paisiblement. Il a maintenant sept mois et il dort très mal la nuit. J'ai trouvé votre site et j'ai étudié l'Antisèche de la cure *Au dodo les petits*. Nous avons vraiment tout fait pour l'appliquer à la lettre, nous avons établi un planning et ainsi de suite. Voilà ce qui s'est passé : il a crié et crié, jusqu'à s'endormir tout d'un coup. Autrement dit, c'était très difficile d'aller jusqu'au bout et finir par la comptine en quittant la chambre. Dès que nous la disions, il se remettait à crier et se mettait debout. Nous essayons vraiment de toutes nos forces à lui apprendre à s'endormir au son de la comptine, mais souvent ses cris s'intensifient dès que nous la disons. On dirait qu'il l'associe au fait de crier, et non pas

au sommeil. Il faut toujours au moins une demi-heure pour qu'il s'endorme, jour et nuit, et c'est horrible. Je suis désespérée !

Vous ne maîtrisez pas la technique qui consiste à calmer l'enfant en le flapotant. Vous devez vous entraîner, l'un sur l'autre. Il faut également se préparer mentalement, étape qui me paraît avoir été négligée. L'attitude d'évidence est le b.a.-ba. Je vous conseille vivement les chapitres *Le calme, La sécurité et Le plaisir.*

Il me semble également que vous traînez dans la chambre avec la comptine. Là, elle ne sert pas à grand-chose ! Au contraire, elle laisse la porte ouverte au loup. Alors lisez, lisez et entraînez-vous ! Dans le chapitre *L'antisèche* ainsi que dans le chapitre *La boîte à outils*, vous trouverez toutes les explications sur comment faire et pourquoi – et ce que la comptine provoque au départ, à savoir des questions renouvelées. Mais vous y trouverez également des explications concernant son importance fondamentale.

Suite

Notre petit Noah dort désormais de 19 heures à 6h30 du matin, d'un trait ! Ce changement est tout simplement incroyable, et nous sommes fascinés par la puissance de la comptine. S'il se réveille la nuit, il suffit de la dire pour qu'il se rendorme tout de suite. La seule chose qui n'est pas idéale, c'est l'endormissement le soir. Il est toujours un peu triste avant de se calmer, mais ça va déjà un peu mieux.

Merveilleux ! Soignez ce beau résultat, et respectez le planning à la lettre ! Si l'on ne remet pas en cause le sommeil de l'enfant, l'enfant ne le fait pas non plus.

Ne négligez jamais la rigolade du soir ! Plus il s'amuse et plus il rigole avant d'aller se coucher le soir (en deux minutes maxi), plus il sera proche du plaisir, et tout se mettra en place d'autant plus rapidement. Si vous ne faites aucun cas de ses éventuelles crises, après que vous vous êtes bien amusés tous ensemble, et que vous quittez sa chambre avec une comptine très joyeuse et vivifiante, il n'aura bientôt plus envie de se plaindre... et il se rendra compte que c'est bien plus drôle et agréable de s'endormir de bonne humeur.

N'oubliez pas non plus de célébrer le nouveau jour qui commence ! Chaque jour doit être commencée de manière aussi joyeuse que la nuit !

Suite et fin

Nous sommes maintenant à la sixième nuit où Noah dort sans se réveiller une seule fois. Le coucher du soir s'est également amélioré ces deux derniers jours. Maintenant cinq minutes suffisent, ce qui est absolument génial. Si vous pouviez savoir à quel point on s'amuse et rigole le soir, toute la famille ! On se retrouve dans un état d'euphorie et de joie après l'avoir couché. Je suis sincèrement fascinée que cela puisse se passer ainsi. Je suis maintenant convaincue que tout est possible si seulement on est décidé. Un grand merci pour toute votre aide et soutien – non seulement cela a aidé Noah à bien dormir, mais en plus mon mari et moi sommes désormais bien plus confiants dans nos rôles de parents. Nous avons fait face au problème et ensemble nous avons réussi à rompre un cercle vicieux.

Cure

Olivia a huit mois. Vous dites que les enfants de cinq à six mois doivent dormir douze heures par nuit. Cela nous paraît complètement hors de portée. Mon mari et moi avions tout essayé (du moins, on le pensait) lorsque nous sommes tombés sur la cure *Au dodo les petits*. Pour nous, c'est le dernier recours. Nous avons besoin de votre aide !

Oui, la privation de sommeil est en général supportable environ cinq à six mois. Puis, les parents n'en peuvent plus – sans parler de l'enfant. Si cela continue, l'ensemble des parties concernées craquent en général vers huit ou neuf mois. Je vous conseille de faire la cure *Au dodo les petits*, exactement telle qu'elle est décrite. Le résultat n'est pas du tout hors de portée – il vous attend juste au coin de la rue ! Car la petite Olivia est faite de la même chose que tous les autres enfants (et personnes) : de chair et de sang. Ses besoins sont aussi universels que les vôtres.

Suite

> Mon mari et moi nous sommes préparés mentalement en vue du vendredi, jour du commencement de la cure *Au dodo les petits*. Nous avons une petite question avant de nous lancer : « La comptine » – est-ce la même tout le temps ou est-ce qu'elle diffère entre le message et par exemple le rappel ?

Même comptine. Différents tons de la voix. Entraînez-vous, idéalement loin de chez vous afin de ne pas faire peur aux voisins... Haut et bas, doucement et fermement, toutes les variantes imaginables – en contrôlant votre diaphragme et en y mettant du volume ! La comptine doit être dite x 4, x 6, même x 8 par moments. Vous allez sentir quand Olivia « répond » et que parfois il est nécessaire d'ajouter quelques vers. D'un trait, sans l'ombre d'un doute entre les vers. Étudiez bien le chapitre **La boîte à outils** !

Suite

> Rapport 1er jour : La première nuit a eu lieu et cela s'est très bien passé ! Nous nous étions préparés à une nuit catastrophe, mais c'était comme des vacances. Incroyable, je ne l'ai pas allaitée, nous ne l'avons pas portée, elle s'est réveillée extrêmement peu et elle a dormi pendant de très longues périodes. Aurons-nous une rechute ce soir ? Lorsqu'elle dort dans son landau, est-ce que l'on peut marcher ou doit-elle s'endormir sans rouler ?

Pas de rechute ce soir, au contraire. En avant, en avant !

Vous pouvez tout à fait vous promener avec le landau quand vous êtes dehors, mais laissez-la également dormir dans le landau immobile. Olivia doit s'habituer aux deux. Tirer le landau vigoureusement si nécessaire, comme message, si elle se réveille trop tôt, puis laissez à nouveau le landau immobile, un petit moment, pour qu'elle puisse vraiment se rendormir, avant de continuer.

Suite

> Après avoir suivi le planning à la minute près, nous venons de coucher Olivia à 19 heures. Elle s'est endormie à 19h08 !
>
> Questions : Après avoir quitté sa chambre, pendant combien de temps doit-on laisser Olivia pleurer sans intervenir ? Pendant combien de temps doit-elle être silencieuse avant que nous disions la comptine de confirmation ?

Impossible à dire. Cela ne se mesure pas en temps, mais par rapport au type de pleurs. Est-elle fâchée ? Irritée ? Est-ce qu'elle se plaint ? Réaction ? Question ? Protestation ? Ou est-elle vraiment triste ? Dans ce dernier cas elle doit recevoir sa confirmation assez vite, sur un ton rassurant, calmant et fort.

Si les cris sont de nature différente, il faudra un peu de temps – voir le chapitre L'antisèche ! Donnez-lui du temps et écoutez bien, et pendant assez longtemps, dans quel sens elle va. Est-ce que le ton « descend » ? Alors, attendez et donnez-lui la confirmation quand elle est sur le point de se taire. Soyez plutôt trop rapides que trop lents, il ne faut pas qu'elle ait le temps de se rendormir. Dans ce cas, il se peut qu'elle reparte dans ses pleurs et il faudra alors reprendre à partir du rappel, attendre, puis donner la confirmation au bon moment, etc. La confirmation très calme – « All is well » – doit accompagner Olivia dans son sommeil.

Suite

> Rapport 2ème jour : Cette nuit s'est encore mieux passée ! Jusqu'à 23h, Olivia s'est réveillée cinq fois (on l'a flapotée une fois et on l'a repositionnée une fois). Ensuite, elle ne s'est réveillée qu'une (!) seule fois, à 5h27. Mon mari a alors donné la comptine à travers la porte, et elle s'est tue et s'est rendormie. Incroyable ! Je suis en charge des deux nuits à venir, alors nous allons voir si ses réactions seront les mêmes.

Félicitations ! Cette nuit, c'est donc à vous, ce qui peut éventuellement causer un peu de confusion pour commencer (ce sera moins le cas demain soir). Il est d'autant plus important que vous deux soyez présents pour la rigolade du soir et pour le coucher (avant que papa s'en aille). Ainsi, Olivia ne se posera pas la question si papa est bien au courant de ce changement et s'il est d'accord, ni si le loup viendra maintenant que maman est « seule » au monde... Pareil pour demain matin – réveil en fanfare en présence de vos deux ! Cela confirmera également que tout va bien, et que vous restez unis, tous les trois !

Suite

> Malheureusement, Olivia ne semble pas à l'aise lorsque c'est maman qui s'occupe du coucher. Quand je l'ai couchée pour sa sieste (12h30 – 14h), il y a eu des protestations violentes de sa part ! Est-ce que ce genre de « rechute » est courant lorsque la maman prend le relais ?

Il est courant que l'enfant pose de nouvelles questions – ne parlons pas de rechutes – quand le deuxième parent prend le relais. Cela ne veut pas dire qu'il y a un problème. L'enfant est en train de se faire aux nouvelles routines. Chassez toute confusion avec votre attitude d'évidence, sans aucune hésitation !

Suite

> Je suis tellement contente de la dernière nuit qui vient de passer, tout a merveilleusement bien fonctionné ! Nous avons réellement communiqué et c'est vraiment fantastique ! Ma confiance est maintenant au top et je me sens bien plus sûre de moi quand je donne la comptine.

Super ! La prochaine étape consiste à ce qu'elle s'endorme toute seule, alors cette nuit vous allez attendre encore un peu plus, avant de donner la comptine de rappel, et vraiment écouter dans quel sens elle va, en prenant bien votre temps. Puisque vous sentez que le dialogue est là, vous pouvez également combiner la comptine de rappel avec la comptine de confirmation. Peut-être que vous allez donner la comptine 6 fois (voire 8 fois) d'un trait, en adoucissant le ton à la fin, lorsque vous entendez qu'elle répond en se taisant pendant le rappel. Maintenant elle a compris comment cela fonctionne, et elle commence à se sentir en sécurité, toute seule. Vous avez accompli un merveilleux travail !

Suite et fin

> Rapport 4ème jour : Ce qui s'est passé la nuit dernière, c'est absolument rien ! Olivia a dormi toute la nuit, c'est à dire de 19h à 7h ! Elle s'est réveillée deux fois, mais s'est rendormie toute seule avant même que j'aie eu le temps de m'approcher de sa porte. Il me semble qu'elle est déjà plus joyeuse et moins fatiguée, qu'elle s'amuse plus avec ses jouets, qu'elle est plus curieuse, et ainsi de suite !

Oui, son développement va littéralement exploser. Elle sera de plus en plus forte et de plus en plus joyeuse de jour en jour ! Mais, elle aura également plus sommeil et elle sera aussi plus fatiguée pendant une période, maintenant qu'elle peut enfin dormir. Son manque de sommeil d'avant va la rattraper (et il se peut également que des maladies « latentes » surgissent, puisqu'elle a maintenant les forces pour s'en occuper). Il est aussi possible qu'une rechute arrive – une nuit, dans ce cas, ne vous inquiétez pas mais utilisez les outils de la cure de manière têtue – et en simplifiant un peu !

Mais vous semblez tellement bien partis que je dirais qu'il vous reste juste la partie facile du chemin ! Si vous ne remettez pas en question le sommeil d'Olivia, elle ne le fera pas non plus.

Il se retourne sur le dos

> Antoine, 7 mois, a commencé à se retourner sur le dos. Devons-nous essayer de le remettre sur le ventre ou dormira-t-il aussi bien sur le dos ?

Qu'il se retourne sur le dos ne fait rien. Ce qui compte c'est qu'il dorme, pas comment il dort. Pour l'aider à dormir plus longtemps, vous pouvez le retourner quand il a dormi dix minutes (pas vingt), sans qu'il s'en rende compte. Il peut être suffisant de tirer son petit bras rapidement, mais doucement et délicatement, pour qu'il « croie » qu'il s'est retourné tout seul. Bientôt, il le fera tout seul.

Sieste de cinq minutes

> Nous avons commencé la cure *Au dodo les petits* hier soir. Une question nous est venue concernant le planning de la journée. Nous avons l'impression qu'il faut une petite sieste l'après-midi, car pour notre petite Marie, neuf mois, cinq heures d'éveil à la fin de la journée semble trop. Est-ce que vous auriez une proposition, ou devons-nous attendre et insister pour qu'elle ne dorme pas ?

Lorsque les petits enfants dorment enfin la nuit, ils réagissent par une grande fatigue, comme s'ils avaient maintenant les « moyens » de se permettre de ressentir cette fatigue. Alors, il est bien trop tôt pour évaluer quoi que ce soit. En revanche, vous avez toujours la possibilité de lui offrir une petite sieste de cinq minutes. Cette sieste peut avoir lieu n'importe où et n'importe quand – quelque part au centre des activités – vous pouvez l'aider en la flapotant un peu, lorsqu'elle est de toute façon en train de s'endormir. La sieste de cinq minutes est un « power nap » - une sieste énergisante – qui peut avoir lieu en plus du planning, sans le remettre en cause. Mais gardez bien un œil sur la montre – cinq minutes exactement, ni plus, ni moins. Puis, vous la réveillez avec un sourire et vous aurez un tout nouveau bébé ! (Sauf peut-être la première fois, où elle va sûrement protester car elle aurait bien dormi un peu plus).

Cure avec des obstacles

> Rapport 1er jour : Nous avons commencé la cure *Au dodo les petits* hier soir pour notre fils Jacob, 10 mois. Je gère toutes les nuits, puisque je crois que son papa est trop « gentil ». En effet, au milieu de la nuit lorsque Jacob criait depuis un petit moment, son père est venu me voir en disant que son fils lui faisait de la peine. J'ai dû l'éloigner, sinon je crois bien qu'il n'aurait pas laissé le petit Jacob dans son lit... Est-ce que c'est grave si c'est moi qui gère toutes les nuits de la cure, même si son papa prendra en charge quelques nuits un peu plus tard ? Je n'ai pas vraiment confiance dans ses capacités à gérer la cure, même s'il est un père fantastique par ailleurs !

Aucun problème – tant que quelqu'un prend le relais le jour afin que vous puissiez dormir. À partir de la troisième nuit, vous

256

allez pouvoir dormir par moments. Le cher papa peut entrer dans le jeu un peu plus tard. Vous allez bientôt sentir que vous maîtrisez les choses, et il sera alors possible que le papa prenne sa place, avec vous en tant que coach derrière lui. Faites la cure aussi sûrement que possible ! C'est ce qu'il y a de plus important. Mais pour cela il faut du temps, et une femme bien solide !

Suite

> Rapport 2ème jour : Aujourd'hui, je suis plus que reposée (sans ironie !). Jacob a pleurniché vers 1h30 et s'est rendormi après deux comptines. Il a fallu une minute ! Puis, silence jusqu'à 6h20. J'y crois à peine ! Maintenant, je vais attendre la grande rechute le restant de la semaine...

Merveilleux ! Vous pouvez toujours attendre la grande rechute... Peut-être qu'elle viendra, mais ce ne sera pas vraiment un problème, puisque vous savez ce que vous devez faire et ne pas faire. (Retenez bien la dernière partie de la dernière phrase !). Ce qui compte avant tout, si et quand la rechute arrive, c'est de garder son calme – c'est-à-dire maintenir l'attitude d'évidence, qui ne laisse aucun loup s'approcher, ni de vous, ni de Jacob !

Suite

> Rapport 3ème jour : La métamorphose que vous indiquez pour le troisième jour s'est malheureusement soldée par son contraire. Jacob n'a jamais été aussi grognon.

Il ne sera pas en forme du jour au lendemain – au contraire, il va avoir sommeil au lieu d'être constamment fatigué. Mais il aura meilleur appétit et des joues bien roses !

Suite

> Nous nous retrouvons dans une situation qui me semble sans issue : Jacob est fiévreux. C'est pour le moment le seul symptôme, mais, je me répète, il n'est pas en forme (et nous savons maintenant pourquoi) et il

mange à peine. Sous quel angle attaquer ce problème ? J'ai lu qu'il ne fallait pas sortir l'enfant de son lit lorsqu'il était malade, mais c'est quand même pas de chance que cela arrive maintenant, en pleine cure, non ? Je me demande comment poursuivre la cure – et si je dois la poursuivre. Comment gérer ses besoins accrus de sommeil durant la journée par exemple ? Et comment faire s'il a soif la nuit ?

Le simple fait que le petit Jacob dorme mieux qu'avant a pour effet qu'il a maintenant les moyens d'être malade. Il a tout simplement acquis les forces pour gérer des petits choses qui sont restées latentes – vous savez sûrement comment nous, adultes, tombons souvent malades dès que les vacances arrivent et que nous sommes enfin au repos... Pas de chance, c'est sûr, mais ce n'est pas si rare que cela. Alors, continuez comme si de rien n'était, et gardez bien en tête que c'est *particulièrement* important qu'il dorme lorsqu'il est malade.

Si vous trouvez qu'il est chaud au point de vouloir lui donner de l'eau, prenez-le alors par l'aisselle et le dos ou la nuque avec un bras et donnez-lui de l'eau dans un biberon avec l'autre bras, sans bouger Jacob de son lit. Donnez-lui simplement le biberon, sans attendre son aval. S'il a besoin de boire, il acceptera volontiers, même s'il dort. Ainsi, il n'est pas obligé de s'asseoir, ni même de se réveiller vraiment. Tâchez par ailleurs de ne pas le déranger du tout. Il a besoin de dormir pour retrouver sa forme.

Pour les siestes du jour, vous avez à votre disposition les quarts d'heure de marge, dans les deux sens. Chaque sieste peut ainsi commencer un quart d'heure plus tôt que prévu et prendre fin un quart d'heure plus tard que prévu. Ainsi Jacob aura gagné une demi-heure de sommeil, si nécessaire, sans que les routines que vous êtes en train d'instaurer soient bousculées. De l'air frais dans sa chambre ! Pour la nuit (mais seulement pour la nuit), vous pouvez en plus le coucher une demi-heure plus tôt, sans que cela affecte le planning. Cela peut être utile.

Suite et fin

Rapport 4ème jour. Voici le compte rendu : le coucher a duré deux minutes. Peut-être qu'il était simplement mort de fatigue, mais je trouve quand même qu'il semble mieux accepter l'ordre des choses qu'avant ! Entre 2h et 2h34, il s'est réveillé quelques fois, mais la comptine a suffi pour qu'il se rendorme. Je suis entrée dans la chambre vérifier la température de son front après dix minutes, mais j'ai pu constater qu'il n'était pas trop chaud. Puis, je suis restée en dehors de sa chambre. Nous l'avons réveillé à 7h, en plein sommeil. C'était donc la première nuit où les horaires ont été respectés à 100%. Je suis tellement heureuse aujourd'hui !

Magnifique travail ! Jacob a maintenant une mère calme. Ce qui vaut mieux que n'importe quelle dose de Doliprane.

Le coin gauche

Mon fils Charles, huit mois, se met toujours dans l'un des coins de son lit à barreaux. Je ne sais pas s'il se sent enfermé (mais les petits aiment en général de petites espaces) ou s'il essaye de sortir. Avancer à quatre pattes est plutôt facile, mais reculer, revenir, c'est toute autre chose. Je l'ai remis en place plusieurs fois, ce qui l'a énervé. Il se retrouve également souvent avec la tête enfoncée dans le matelas, puis il dort ainsi un petit moment, mais souhaite finalement (évidemment) changer de position. Je ne veux pas trop le déranger dans sa chambre. Que dois-je faire ?

Il se met toujours dans le coin gauche, n'est-ce pas ? C'est tellement courant ! Aussi courant que le fait que les parents tiennent leurs enfants côté gauche dans leur bras.

Les petits enfants apprécient un monde limité. En plus, ils s'entraînent à l'art d'avancer à quatre pattes dès le début (s'ils en ont la possibilité). Attendez qu'il dorme depuis dix minutes ! Vous pouvez alors entrer et le déplacer vers le bas, sans qu'il s'en rende compte (pour qu'il puisse à nouveau ramper vers le haut de son lit). Mais ne l'énervez pas en invalidant ses choix de positionnement alors qu'il est réveillé !

La tête enfoncée dans le matelas est également tout à fait classique. Ne me demandez pas pour quelles raisons... Il est capable de soulever sa tête et la retourner quand il le voudra, et il le fera avant de s'endormir.

Décalage horaire

> Nous avons fait la cure pour notre petite Rose (13 mois) et notre vie a été transformée ! Nous allons partir en vacances en octobre, en Thaïlande, et y rester trois semaines. Le décalage horaire est de six heures. Pourriez-vous nous donner quelques conseils pour que nous changions son rythme le plus facilement possible, à l'aller et au retour ?

Utilisez les quarts d'heures de marge ! Il est fatigant pour les petits enfants quand les horaires changent, mais un quart d'heure par-ci par-là passe plus au moins inaperçu. Vous pouvez donc commencer chaque point du programme un quart d'heure plus tôt, ou plus tard (selon le sens du décalage horaire) et ainsi décaler l'heure de deux, voire trois heures par jour dans le bon sens. À vous de choisir la vitesse du changement ! Dans votre cas, il faut compter deux ou trois jours à chaque fois. Ayant un bon planning à la base et en étant très consciencieux, vous êtes bien armés pour gérer ces décalages, et l'enfant ne perd jamais son rythme.

Je vous donne également un conseil que vous n'avez pas demandé : embarquez du fil (même genre que pour étendre du linge), des pinces à linge et deux draps noirs ! Être capable de facilement créer un espace bien sombre est tellement précieux.

Terreur nocturne

> Lorsque notre fils Joël, 1 an, avait sept mois, nous avons eu recours à votre cure *Au dodo les petits*. Et – alléluia ! Il dormait presque douze heures par nuit. Puis, quelque chose s'est passé, je ne me souviens plus malheureusement quoi, s'il est tombé malade ou quoi... Aujourd'hui, nous nous retrouvons dans une situation où il refuse d'aller se coucher.
>
> Alors je me suis dit : « Nous avons essayé maintenant un bon nombre de méthodes différentes, peut-être qu'il est temps de le suivre, lui ? » Ces derniers soirs nous l'avons laissé debout jusqu'à ce qu'il s'endorme. Hier soir, vers 22h30, j'ai baissé les bras et je l'ai accompagné dans notre lit où je l'ai allaité jusqu'à ce qu'il s'endorme. Mais il se réveille quand

> même en hurlant après un moment. Cela ne change rien que je reste à côté de lui. J'ai entendu parler d'un phénomène qui s'appelle la terreur nocturne. Ce serait cela son problème ?

Quel dommage que vous n'ayez pas su préserver ces bonnes nuits, au contraire, vous les avez remises en question ! Il faut garder en tête, et transmettre grâce à son attitude, que la nuit on dort et que la nuit, rien ne se passe. Si on se met à sortir l'enfant de son lit pour une raison ou une autre, tout l'édifice s'effondre rapidement. L'enfant devient inquiet et sent le danger. Ce que l'on appelle terreur nocturne, un symptôme assez récemment inventé, correspond à ce que j'appelle le Loup – toute une meute de loups, pour être précis !

La seule chose à faire est de refaire la cure *Au dodo les petits* et bien prendre soin du résultat cette fois-ci. Comme vous avez pu le constater, il n'est pas possible de suivre l'enfant. Il est bien trop petit pour même songer à gérer lui-même ses routines de sommeil. C'est de votre responsabilité. Alors, endossez le leadership et aidez-le ! Je parie que jamais vous ne penseriez à lui laisser la responsabilité de ses repas, pas vrai ?

Suite et fin

> Nous sommes à la sixième nuit de la cure, et il y a eu des hauts et des bas. Les nuits 3 et 4 étaient super ! Joël s'endort quasiment sans protestations. Il se réveille quelquefois en couinant un peu, mais se rendort directement. Mon mari a pris le relais la cinquième nuit. Puis, les choses se sont détériorées – cela me rappelle la dernière fois que nous avons fait la cure. Mais nous avons en tout cas repris les bonnes habitudes, et nous faisons de notre mieux ! Une dernière question, pendant combien de temps sommes-nous censés suivre ce planning strict le jour ? Est-il prévu de pouvoir improviser un peu, dans quelques temps ?

Des improvisations ne sont pas à conseiller pendant encore très longtemps. Ce serait comme si vous essayiez d'apprendre à petit Joël comment lire l'heure, puis tout à coup que vous changiez la place des aiguilles. On ne peut pas dire que cela lui faciliterait la tâche !

261

Les horaires fixes font toute la différence pour les petits (voir chapitre **La sécurité**). Il est nécessaire de suivre le planning, avec un quart d'heure de marge, si vous tenez à de bonnes nuits, fiables. Vous allez rapidement pouvoir constater à quel point les routines, grâce auxquelles l'enfant devient sa propre horloge, facilitent la vie. L'existence devient prévisible, et pour vous et pour le petit Joël, et cela vous apportera toute la flexibilité dont vous rêvez.

Manger avec plaisir

Mon mari et moi sommes en train de nous préparer pour la cure, et nous nous demandons si je devrais arrêter d'allaiter notre fille, Elisa, 10 mois, le soir ? Nos habitudes actuelles sont les suivantes : nous lui mettons son pyjama et éteignons la lumière dans sa chambre. Puis je l'allaite (vers 19h). Elle boit et elle est presque endormie lorsque je la couche. Je comprends maintenant que cette manière de faire est problématique – le fait qu'elle s'endorme quasiment au sein implique qu'elle voudra le sein pour se rendormir, n'est-ce pas ? Mais que faire ? Devons-nous plutôt essayer de lui donner de la bouillie dans un biberon, ou bien est-ce que cela ne changerait rien au problème initial – qu'elle ne peut s'endormir qu'après être rassasiée avec le sein ou le biberon ? Elle mange très mal, cette petite demoiselle. Elle a pris seulement 800 grammes ces cinq derniers mois. Elle s'ennuie très vite à table, si rien ne se passe. Elle mange très bien si on est au restaurant ou dans un café, mais ce n'est pas du tout le cas à la maison. Puis, je me dis que comme elle dort mal et qu'en plus je l'allaite la nuit, elle mange d'autant moins le jour. Devrait-on simplement arrêter le sein à 19h ?

La petite Elisa a besoin de limites claires entre les différents points du programme – soit on mange, soit on dort. On ne mélange pas les choses. C'est pourquoi vous ne devriez pas l'endormir au sein. Vous pouvez tout à fait garder le sein comme le « dernier pour la nuit », mais ne la donnez pas à l'endroit où elle doit se coucher. Mettez-vous sur le canapé par exemple, lumière allumée. Puis, elle doit finir sa journée en rigolant – jusque dans son lit !

Son appétit s'améliorera radicalement lorsqu'elle ne mangera plus la nuit, mais il faudra environ trois jours avant qu'elle se rende compte qu'elle a faim. Si vous êtes inquiète qu'elle ne soit pas assez nourrie au sein le soir, alors donnez-lui un biberon. Le petit ventre doit être bien plein. Ne sautez en aucun cas le dernier pour la nuit !

Qu'elle mange mieux lorsque vous sortez dehors peut s'expliquer par le simple fait qu'elle a pris un bon bol d'air frais en chemin, que vous êtes tous de bonne humeur et qu'il se passe quelque chose – une aventure ! Se nourrir au sein n'est pas ce qu'il y a de plus amusant, surtout si on n'a pas très faim. Mais elle aura faim, et cela viendra avec l'amélioration de son sommeil nocturne et un planning bien réfléchi. Les repas seront servis avec environ 3 heures et demie d'intervalle (excepté le dernier pour la nuit, qui peut venir bien plus tôt). Son appétit grandissant va l'aider à manger plus et plus vite. Une demi-heure, pas plus, sera désormais le temps préconisé pour un repas.

Caca dans la nuit

> Nous nous demandons quoi faire si notre petit Philippe, neuf mois, fait caca pendant la nuit ?

Si le petit Philippe fait caca dans la nuit, vous devez apprendre à lui changer la couche dans son lit ! Ne parlez pas, servez-vous de la lumière d'une pièce attenante, repositionnez-le après, finalisez par une petite pression et quittez sa chambre avec la comptine. Si au contraire vous le levez, il pensera que c'est le matin, ou qu'il faut le sauver du loup. Ce qui n'est pas vrai, ni l'un ni l'autre, et nous ne voulons pas lui mentir, n'est-ce pas ?

Plus tard, quand les horaires et les routines seront ancrés, il ne fera plus caca la nuit, mais (si je peux faire un pari) vers dix heures moins dix le matin !

Siestes du jour dans le lit à barreaux

> Nous avons de plus en plus de difficultés à faire dormir notre petit Madeleine, 9 mois, dans le landau, malgré nos horaires immuables. Elle est également devenue un peu trop grande pour y être confortable.

C'est pourquoi nous envisageons de la coucher dans son lit pour les siestes du jour. Mais nous avons tellement peur de mettre en danger son sommeil nocturne si fantastique. Est-ce que le fait de dormir dans le lit le jour peut avoir le moindre impact sur son sommeil nocturne – si elle ne s'endort pas le jour ou autre chose ?

Vous ne devez pas vous sentir inquiète concernant les siestes du jour, ou plutôt, il est absolument interdit de se sentir inquiet à ce sujet. Votre inquiétude lui ferait ressentir du danger et elle penserait que quelque chose ne va pas. Alors, parez-vous de l'attitude d'évidence ! Madeleine appréciera d'avoir plus de place. Présentez la nouvelle joyeusement : « Aujourd'hui, tu vas faire ta sieste *ici* ! Dans ton beau *lit* ! » Comme si elle avait gagné au loto.

Entraînez-vous à une comptine du jour qui ne contient pas le mot nuit et égrenez-la en quittant sa chambre (et ayant quitté sa chambre). Faites ce que vous pouvez pour que la chambre soit fraîche, et différenciez le jour de la nuit au niveau de ses habits (pas de pyjama), la chambre pas trop sombre, du bruit dans la maison. Elle doit avoir l'impression de faire une petite sieste au beau milieu des activités. Elle ne doit pas pouvoir vous voir, mais elle doit pouvoir vous entendre. Un peu de musique ! Faites du bruit dans la cuisine ! Et ramassez ces loups d'angoisse qui traînent autour de son lit et mettez-les dehors !

Obligé de sortir l'enfant du lit

Nous avons commencé la cure *Au dodo les petits* il y a trois semaines. Notre petit Marc a neuf mois. Au début, tout se passait à merveille. Nous nous sommes appliqués pour respecter le planning du jour et tout allait bien. (Je dois quand même avouer qu'il m'est arrivé de me faire coincer dans la chambre avec la comptine et j'ai dû sortir sur la pointe des pieds.) Il y a quelques jours, les problèmes sont apparus. Des couches qui fuient, pipi et caca ! Marc se réveille, très triste, et je suis obligée de changer sa couche dans le noir. Mais il refuse de se rendormir dans son lit. Il devient « hystérique ». Je suis obligée de le prendre dans mes bras et le consoler. La même chose s'est répétée la nuit suivante. Je suis assise, en égrenant la comptine et en le flapotant, pendant une heure et demie. Je ne peux pas m'éloigner de son lit, car cela rend Marc

264

complètement triste. La seule chose qui marche, c'est de dormir à côté de papa. Pourquoi cela se passe-t-il si mal ?

Vous l'avez pris dans vos bras pour le consoler – et ce faisant vous l'avez sauvé de son lit, ce qui a permis au loup de s'y glisser. Le loup y est désormais bien installé. Vous vous êtes fait bien coincer parce que vous avez dit la comptine dans sa chambre, au lieu de devant sa porte, et que vous y êtes restée assise (?) en le flapotant pendant une heure et demie – le coucher doit être fait en deux minutes maximum ! Évidemment Marc pense que c'est dangereux que vous le quittiez.

Je me sens obligée de vous gronder car vous n'avez pas soigné le beau résultat que vous aviez obtenu. Vous avez au contraire remis en question le bon sommeil de Marc. Évidemment, Marc a fait la même chose, au même moment. Il a senti le danger, mortel, lorsque vous avez été prise par l'incertitude. Et voilà ce qui l'a mis dans un état de désespoir. Maintenant, il se retrouve avec des messages contradictoires, et sa confusion est totale. Vous l'avez pris dans vos bras et ce faisant vous l'avez sorti de ce qui était censé être son lieu sécurisé de sommeil. La certitude à l'intérieur de lui-même, qu'il avait commencé à acquérir quand il a appris que vous, les parents, veilliez à ce que le loup reste à l'écart – et on ne monte pas la garde pas parmi les personnes qui dorment, n'est-ce pas ? – a disparu. Cette certitude a disparu puisque vous lui avez, par vos actions, confirmé que dormir dans son propre lit était dangereux. Il doit être sauvé, et protégé par vous, physiquement, sinon le loup viendra le prendre. Et cela n'est même pas vrai !

Retour à l'ordre ! Étudiez encore le chapitre *La sécurité*. C'est le chemin qui vous mènera vers le plaisir, et vous n'avez aucunement envie d'en priver votre enfant, n'est-ce pas ?

Quart d'heure de marge et réveil-matin

Ma fille Amélie, un an, se réveille souvent vers cinq heures et demie. Aujourd'hui, elle ne s'est rendormie qu'à sept heures dix. Est-ce dans ce genre de situations que l'on est censé utiliser le quart d'heure de marge, pour qu'elle puisse dormir jusqu'à huit heures moins le quart, alors que l'heure officielle du réveil est sept heures et demie ? Lorsqu'elle se réveille vers cinq heures et demie, elle couine plus qu'elle ne pleure. Elle se tait d'elle-même, puis après quelques minutes cela recommence. Elle finit par pleurer. Est-ce que je dois donner la comptine directement quand elle se réveille, ou dois-je la laisser ? J'ai compris que je ne dois pas la déranger inutilement et idéalement elle est censée se rendormir d'elle-même.

Oui, c'est exactement dans ce genre de situations que le quart d'heure de marge doit servir – quand cela correspond aux besoins de l'enfant. Parfait qu'elle se soit rendormie ! Bientôt elle ne se réveillera plus pendant l'heure du loup.

Au petit matin, elle pense qu'elle a assez dormi, puisqu'elle se réveille d'une nuit relativement longue, mais ce n'est pas le cas. Pas encore. C'est pourquoi je vous conseille de lui donner la comptine directement, dans cette situation particulière, même si elle n'a pas encore eu le temps de devenir triste. Donnez une comptine d'information – un peu au passage, mais très claire. Une comptine très agréable x 4 qui l'informe que le matin n'est pas encore arrivé. Puis, vous la laissez en paix. Je n'ai pas l'impression que vous avez tendance à trop vous concentrer sur votre fille, mais si cela vous arrivait, n'hésitez pas à vous occuper à autre chose comme nettoyer la cuisine par exemple, une tâche qui requiert toute votre attention !

Pour des enfants aussi grands qu'Amélie (et plus grands), un réveil-matin peut être une aide précieuse. On peut l'acheter ensemble, le nommer « meilleur ami de la famille », et le placer quelque part où tout le monde peut l'entendre le matin. C'est le signal qui fait que vous vous levez pour aller célébrer le matin avec elle dans sa chambre. L'enfant apprendra très vite que c'est la sonnerie du réveil qui signale que le matin commence – rien d'autre. Et à ce stade, ce n'est plus la peine d'utiliser la comptine d'information, qui ne sert plus à rien.

266

D'abord tirer le landau, puis flapoter

Votre cure s'adresse à des bébés de quatre mois, couchés en landau, est-il possible de la pratiquer en couchant mon fils Benjamin, 7 mois, dans le landau ? Ou bien serait-il préférable que je m'entraîne à le flapoter et que je le couche dans un lit à barreaux tout de suite, plutôt que d'essayer le landau ?

Cordialement,

Une maman avec des boutons au visage, tellement elle est fatiguée.

Oui, on peut tout à fait commencer par le landau. C'est d'ailleurs souvent le cas, puisque c'est tellement efficace de calmer l'enfant en tirant le landau (c'est mon expérience personnelle, en tout cas). Mais il faut s'entraîner pour acquérir la bonne technique ! Étudiez le chapitre *La boîte à outils,* elle y est décrite en détail.

Maintenant, il se trouve que le petit Benjamin est déjà assez grand et fort, et si vous le couchez sur le ventre il devient en plus très mobile – un petit harnais bien discret devient alors nécessaire si Benjamin dort dans le landau la nuit. Une fois que le sommeil nocturne est en place, vous pouvez facilement le coucher dans un lit à barreaux. Il n'est même pas certain que vous ayez à le flapoter, autrement que pour marquer que c'est l'heure de dormir. Le fait de le flapoter reproduit alors le ressenti que Benjamin a eu lorsque vous avez tiré le landau, c'est une sorte de prolongation de cette technique.

La première fois que vous tirez le landau ou que vous flapotez le petit Benjamin afin de l'aider à trouver son calme, un certain temps sera nécessaire. Il ne comprendra plus rien et il posera mille de questions. Ne vous découragez pas. Étudiez la cure au point d'être plus que convaincue de ce que vous faites. Vous pourrez ainsi répondre à ses questions, par l'action, avec beaucoup de calme et sans l'ombre d'une hésitation, jusqu'à ce que Benjamin estime avoir reçu des réponses satisfaisantes. Et sa réaction sera – enfin – du soulagement.

Et ce sera le début de la récompense de vos efforts. Vos boutons vont disparaître. Vous allez commencer le voyage vers une bonne vie pour vous tous, et elle ne se trouve pas bien loin.

Vous allez retrouver vos forces, votre joie de vivre et votre sommeil ! Vous allez vous retrouver assise le soir, joyeuse, à vous demander : Qu'est-ce que je vais bien pouvoir faire de tout ce temps libre ? Ce sera un petit problème bien agréable, n'est-ce pas ?

Routiniers

> Mercredi prochain, au milieu de la semaine de suivi, je dois m'absenter pour un rendez-vous. J'ai le temps de coucher notre petite Sophie, 7 mois, mais que devons-nous faire si elle se réveille ? Est-ce que son père peut utiliser la comptine, où est-ce que cela risque d'être contradictoire pour elle ? Et comment gérer la suite, après la semaine de suivi, lorsque l'on a recours à un baby-sitter ? Nous devons par exemple partir un week-end dans quelques temps et dans un mois nous allons tous dormir ailleurs pour une nuit. Est-ce que la comptine fait son effet même dans un autre lit que le sien ?

Idéalement, son père entre dans le jeu en gérant deux nuits déjà à ce stade, si ce n'est pas déjà fait (pourquoi pas, si c'est le cas ?). Il doit s'entraîner à dire sa comptine. Il doit être aussi capable que vous d'égrener la comptine et d'obtenir les mêmes effets. Avec sa comptine, il doit être capable de créer un dialogue avec la petite Sophie, un dialogue qui portera ses fruits. Et c'est très important que vous rentriez tous les deux ensemble dans sa chambre le matin, en fanfare, de sorte qu'elle sache que vous deux faites équipe et que tous les deux vous la protégez du loup.

La partie magique de la cure *Au dodo les petits* réside dans les horaires. Les petits enfants sont des routiniers. Ils sont très flexibles quand il s'agit d'endroits et de personnes, mais ils n'ont *aucune* flexibilité – éventuellement un quart d'heure de marge – quand il s'agit des horaires.

C'est étonnant à quel point le respect des routines est déterminant pour les petits, déjà à partir de deux mois, et cela doit être respecté au plus haut point. La petite Sophie sera donc capable de dormir n'importe où, se faire coucher par n'importe qui, recevoir la comptine n'importe où – mais elle doit être couchée dans un lit à barreaux ou un lit parapluie, quelque chose avec des bords – tant que les horaires sont les mêmes.

268

Alors, marquez le planning en noir sur votre bras droit ! Et informez toutes les parties concernées. Donnez-leur le planning noir sur blanc.

En pleine forme – après le coucher

> Quand je couche notre petit Paul, six mois, le soir, il a souvent un peu sommeil. Il vient de prendre son biberon. Mais une fois que je l'ai positionné, il s'active et il devient tout d'un coup très joyeux et se met à gazouiller. Dois-je le laisser tranquille ? Dans la plupart des cas, il se rendort tout seul après quelques minutes. Ou bien, dois-je lui donner une comptine de confirmation une fois qu'il se tait ?

S'il gazouille le soir, ne le dérangez pas. Ce qui compte, ce n'est pas qu'il dorme exactement chaque minute où c'est marqué sommeil sur le planning. Ce qui compte, c'est qu'il a les *prérequis* pour dormir. Alors, donnez-les lui, en finalisant vos habitudes du soir par une bonne rigolade avant de l'emmener au lit pour le positionner, puis en quittant sa chambre avec la comptine. S'il s'endort content, aucune comptine de confirmation n'est nécessaire. S'il s'endort content, il se réveillera content !

Suite

> Nous le couchons vers 20h, puis il se réveille vers 23h. Avant cela, il se peut qu'il se soit réveillé et que j'aie eu le temps de sauter de mon lit, mais il se tait avant même que j'aie eu le temps d'entrer dans sa chambre. Cela me rend tellement heureuse ! Lorsqu'il se réveille vraiment, je rentre dans sa chambre. Il pleure, mais pas de manière très triste. J'égrène la comptine, mais cela déclenche un niveau de cris bien supérieur. Devrais-je essayer de noyer ses cris avec la comptine ? (J'essaye de respecter le sommeil de mon mari qui doit se lever à six heures du matin...) Au lieu d'utiliser la comptine, je le flapote et cela suffit la plupart du temps pour le calmer.

Évidemment qu'il se met à crier quand vous rentrez dans sa chambre avec la comptine ! Qu'avez-vous à faire là-dedans ? Lui, et moi, aimerions bien le savoir !

Égrenez la comptine en dehors de sa chambre et en vous éloignant ! Peut-être que cela dérangera votre mari, mais il est bien obligé de le supporter pendant la cure. Cependant, la plupart des hommes, tout comme les enfants, sont tout à fait capables de fermer leurs oreilles lorsqu'ils ne sont pas responsables de ce qui se passe.

Ne rentrez dans sa chambre qu'en cas de crise, et par-là j'entends crise. Alors, repositionnez-le en utilisant l'éventail comme touche finale, et quittez la chambre avec la comptine en vous éloignant. Mais maximum une fois par période d'éveil ! Et pas plus qu'une comptine après celle qui vous a accompagnée en dehors de sa chambre, et pas trop rapprochée. Attendez, écoutez – ne rentrez pas. Vous devez mobiliser plus de confiance pour votre enfant. Et, si je peux le dire, plus de respect.

Suite et fin

Je vous ai écrit il y a quelques jours, puisque mon fils continuait à se réveiller la nuit après la cure. Vous m'avez répondu, et j'ai compris que je ne devrais surtout pas entrer dans sa chambre, mais dire la comptine de dehors. Cette nuit-là, il a dormi mieux que jamais. J'étais tellement contente de nos résultats. Nous sommes maintenant à la septième nuit, et il a crié plus que jamais. Il s'est réveillé très souvent, et vers trois heures il s'est mis à vraiment hurler. Il a hurlé plus d'une heure (je ne l'ai jamais entendu crier de cette manière). J'étais au bord des larmes et tellement désespérée que je lui ai donné la tétine. Je sais à quel point j'ai mal géré la situation et cela me rend malade. Je n'arrête pas d'y penser et je suis nulle comme maman. Peut-être que j'ai tout cassé – depuis ces sept jours il s'est certes beaucoup réveillé, mais plus deux fois l'heure comme avant. Que dois-je faire ?

Ne craquez pas ! Pour commencer, la cure n'est pas du tout finie – vous vous trouvez au milieu de la semaine de suivi, et le travail continue, doucement et sûrement (voir le chapitre *La sécurité*).

Deuxièmement, votre fils a fait une petite rechute, et c'est tellement courant que l'on pourrait dire que cela fait partie de la cure. C'est comme si les petits enfants sont obligés de plonger une dernière fois dans la misère d'avant, afin de pouvoir définitivement la laisser par la suite. Ce qui vous a posé problème, c'est que vous ne saviez pas quoi faire, mais en fait vous le savez, si, si ! Lisez encore, et soyez forte ! Il faut simplement continuer, cultiver l'attitude d'évidence, adopter un peu plus *d'objectivité* (oui, vous en êtes capable) et vous souvenir de quoi il s'agit : le petit Paul va apprendre à bien dormir. C'est un cadeau pour la vie.

Si, contre toute attente, ces hurlements reviennent, bien que vous ne l'ayez pas dérangé dans sa chambre, vous pouvez toujours avoir recours à l'éventail en tant qu'outil de crise. Étudiez le chapitre *La boîte à outils* !

Vous n'avez pas le droit de penser que vous êtes nulle comme maman. Cela n'arrange personne, et surtout pas le petit Paul. Enlevez la tétine, jetez-la à la poubelle et oubliez-la. Ayez confiance en vous. Vous êtes la meilleure amie de votre enfant. Voilà à quoi vous devez vous identifier !

Et n'oubliez pas : Une fois n'est pas coutume. Mais deux fois, c'est une mauvaise habitude.

Évasion

Cette nuit, une de mes craintes s'est réalisée. Ma fille Isabelle, 17 mois, a escaladé son lit à barreaux et elle a quitté sa chambre ! Après un long moment de cris j'ai senti que je n'avais pas d'autre choix que de la coucher chez moi, où elle a tourné en rond pendant deux heures avant de finalement s'endormir. Maintenant, je ne sais pas quoi faire. J'angoisse pour le soir, puisque je ne sais pas où la coucher. Comme maintenant elle sait comment sortir de son lit...

Comme vous l'avez pu constater, la solution ne consistait pas à la coucher avec vous dans votre lit. Elle n'a pas mieux dormi pour autant. Son but, ce n'était pas de s'échapper, et ce n'était pas pour venir vous voir qu'elle a quitté son lit. Elle l'a fait dans le but *d'escalader* . Alors, rangez l'angoisse dans un tiroir à clé, couchez Isabelle comme d'habitude et donnez-lui une petite cure exprès pour ce problème !

Positionnez-la – comme vous le faites d'habitude – et maintenez le petit corps en place avec vos deux mains pendant environ dix secondes en gardant le silence (l'éventail). La chambre doit être noire. Donnez une petite pression pour finir, redressez-vous et quittez immédiatement la chambre, sans vous retourner ou vous attarder sur le seuil de la porte, tout en commençant la comptine qui doit être chantante, rythmée, finalisante, décidée, sûre et assez longue. Quatre vers, sans vous arrêter. Puis, asseyez-vous juste devant sa porte, afin qu'elle puisse vous voir, et occupez-vous à quelque chose qui n'a *rien à voir* avec elle. Dès que vous entendez qu'elle commence à se préparer à quitter le lit, vous entrez immédiatement et très rapidement dans sa chambre, sans un mot, et vous la recouchez et répétez la même chose que tout à l'heure. À répéter jusqu'à ce qu'elle arrête d'essayer. Si elle appelle pour diverses raisons, vous lui répondez avec le même type de comptine que tout à l'heure, quelles que soient ses questions. Tôt ou tard elle se laissera convaincre et s'endormira. Si dans la nuit elle vient vous voir, contente d'elle d'avoir réussi à quitter le lit, il faut immédiatement la ramener dans sa chambre (elle doit marcher toute seule) et refaire la procédure. Sortez une chaise et laissez-la escalader pour retourner dans son lit. Cela peut prendre un petit moment. Donnez-lui une petite pression comme avant, et quittez sa chambre avec votre comptine chaleureuse, mais décidée, x 4.

L'escalade est en effet un hobby très courant, mais cela passe en quelques nuits – surtout si vous donnez à ce petit singe une échelle de cordes pour ses jeux du jour ! Ou pourquoi pas un mur d'escalade ?!

Un vieil homme

Est-ce que l'on peut utiliser votre cure pour des enfants plus grands, ou doit-on l'adapter d'une manière quelconque ? Albert à quatorze mois.

Mon fils s'endort la plupart du temps dans nos bras, après avoir bu son biberon. Même si cela n'est pas toujours le cas, nous n'avons pas de problèmes pour le coucher. Mais c'était plus facile avant. Le problème apparaît à la fin de la nuit, au petit matin, quand il se réveille et semble complètement reposé – impossible de le rendormir. Dès qu'il se réveille, il se lève et couine dans son lit. Assez rapidement, ses couinements se transforment en pleurs et en cris. Si je rentre dans sa chambre et m'assieds à côté de son lit, en lui caressant le dos il se calme assez rapidement. Mais dès que j'enlève ma main, il se remet debout, réveillé comme en plein jour ! Et ce même si je le caresse depuis cinq, trente-cinq ou cinquante-cinq minutes. Il ne s'endort pas, tout simplement. Souvent, nous laissons tomber (nous n'avons pas la force de passer deux heures, assis à côté de son lit toutes les nuits) et nous le couchons avec nous dans notre lit.

Bien sûr que vous pouvez faire la cure pour un homme de cet âge respectable ! Seulement, évitez de le flapoter car cela risque d'être mal accepté, surtout si c'est la première fois qu'une telle chose lui arrive. Il se demandera probablement si vous avez bien la tête sur les épaules... C'est pourquoi il faut se fier au positionnement (voir le chapitre *La boîte à outils*) et à la comptine, bien solide, bien ancrée et maîtrisée au bout des doigts. Lisez, lisez et lisez encore, préparez-vous ! Rester assis(e) à ses côtés n'est pas une très bonne idée, vous l'avez déjà remarqué. Cela a simplement pour conséquence qu'il pense que le loup viendra le prendre dès que vous vous en irez. Il ne peut s'endormir tout seul et n'ose pas le faire. Et après tout, son sommeil lui appartient. Vous ne pouvez pas dormir à sa place. Il a besoin d'aide – et de la confiance ! – pour s'endormir et se rendormir, sûr de lui-même.

Suite et fin

Les mots me manquent pour exprimer ma gratitude à l'égard de votre merveilleuse méthode ! Lorsque nous avons commencé la cure il y a presque un mois, nous étions réveillés toutes les nuits. La cure a eu pour effet que déjà après quelques jours nous couchions Albert sans aucun problème le soir. Il arrive toujours qu'il se réveille un peu la nuit, mais il reste tranquille dans son lit en discutant tout seul. Avant, il se mettait debout et « secouait les barreaux » dès qu'il se réveillait ! Il a même passé quelques nuits en dehors de la maison, et cela s'est également très bien passé. Nos proches ne croient pas leurs yeux quand je leur dis « Je vais juste aller coucher Albert », puis me voient revenir une minute plus tard... En conclusion : nous n'avons pas encore des nuits de douze heures d'affilée, mais la famille dans son ensemble a une toute nouvelle vie. Nous avons acquis le savoir-faire et nous arriverons jusqu'au but !

Toute la maison sera réveillée

Nous souhaitons faire la cure pour notre petite Béatrice, six mois, mais cela aura pour conséquence de réveiller toute la maison, n'est-ce pas ? Elle a un grand frère, Malcolm, qui a deux ans. Il dort bien. Nous avons prévu qu'ils dorment dans la même chambre, mais cela semble voué à l'échec, non ?

Pendant la cure même, la petite Béatrice doit évidemment être couchée toute seule, idéalement dans une chambre rien que pour elle, sinon derrière des rideaux occultants qui vont du plafond au sol. Mais déjà pendant la semaine de suivi, quand elle dormira la nuit entière, elle pourra partager la chambre avec son grand frère – à condition que vous puissiez assurer une chambre complètement noire.

L'instinct de protection des petits enfants est fort. Le petit Malcolm va sûrement se réveiller la première fois que la petite sœur « exige » une comptine – mais seulement pour se rassurer que la situation est gérée par quelqu'un d'autre, c'est-à-dire vous, chers parents, afin que lui n'ait pas besoin de le faire. Une fois qu'il a pu constater que sa petite sœur se trouve entre de bonnes mains, c'est-à-dire qu'elle reçoit des réponses réconfortantes à ses questions, il dormira tranquillement.

Ensuite, le ciel pourra tomber sans qu'il se réveille.

Pour Anna de la part de Maria

Je suis tellement frustrée ! Je ne peux pas m'empêcher de vous raconter ce qui s'est passé aujourd'hui. J'ai discuté avec deux parents qui avaient chacun un enfant de 2-3 ans. Ils se plaignaient de ne plus avoir le temps de regarder la télé. Je ne comprenais pas, ils avaient bien toute la soirée une fois que les enfants étaient au lit ? Mais apparemment les enfants ne se couchaient que vers 22h à 22h30. Pour se lever à 7 heures du matin, puis ils faisaient une sieste d'une heure la journée. Je n'arrivais pas à y croire. Un de ces enfants, qui se couchait vers 22h30, souffrait de « terreurs nocturnes » et était sous traitement médical ! D'après le médecin, la « terreur nocturne » pouvait persister jusqu'à environ six ans. Ce genre de récit me rend si triste et folle de colère, je ne sais plus comment réagir. Pour me calmer, en me voyant prête à m'évanouir du choc, les parents m'ont dit sur un ton rassurant que les enfants étaient très alertes. Ils n'avaient simplement pas besoin de plus de sommeil ! Mais ils ont continué en se plaignant que les enfants étaient incapables de rester assis une minute sans bouger et qu'ils « explosaient » d'une manière complètement hors contrôle de temps en temps. Un des enfants était en cours d'évaluation pour un éventuel diagnostic de « TDAH » (trouble déficitaire de l'attention/hyperactivité) ! Il serait probablement sujet à un petit dommage cérébral, d'après le pédiatre du BVC. Je n'arrivais pas à y croire. Mon Dieu, qu'est-ce qui se passe avec les enfants de notre société ?!

Nous sommes déjà un grand nombre à vous remercier, vous et la cure *Au dodo les petits*, pour beaucoup de choses. Pour les enfants, je souhaite de tout mon cœur que nous soyons beaucoup, beaucoup plus nombreux.

ÉPILOGUE DEPUIS GASTSJÖN

Il n'y pas si longtemps, j'accueillais toutes les deux semaines deux enfants à la fois, âgés de cinq à onze mois, chez moi. S'agissant d'enfants plus grands, je préférais me rendre chez eux pour faire la cure, puisque les enfants de plus d'un an ont un lien très fort à leur « meute ». Le fait de perdre de vue et les parents et la maison à la fois serait trop de choses à gérer en même temps – quelque chose à méditer, par ailleurs, à cette époque dans un pays comme la Suède, où les enfants sont placés en crèche de façon routinière bien trop tôt.

(Pour éviter tout malentendu : En tant que vieille dame bien fatiguée après de longues années de travail, je ne peux plus et n'ai ni le temps ni la force de faire la cure personnellement.)

En vue de la première nuit, que je gère seule, la mère de l'enfant passe la nuit dans une autre maison, je me renseigne sur la vie de l'enfant, telle qu'elle est aujourd'hui. J'obtiens ainsi les bases pour le planning que je formaliserai pendant la nuit. Les enfants et les parents qui viennent me voir sont prisonniers d'un cercle vicieux où tout le monde a des attentes négatives, qui se réalisent alors toutes les nuits, les uns envers les autres. Ce cercle vicieux doit être rompu.

Ma petite cure *Au dodo les petits* n'est pas une variante du « régime banane » (Regardez, je viens de manger une banane, puis je me suis pesée, mais je n'ai pas perdu un seul gramme !) C'est une philosophie de la vie. Il faut s'armer d'une confiance absolue en moi, en l'enfant et en soi-même. La cure *Au dodo les petits* n'aide pas seulement l'enfant à dormir un peu mieux qu'avant, ce que les parents espèrent. Elle change la vie.

Les enfants qui viennent chez moi sont, sans exception, dans un état d'extrême fatigue chronique. Ils sont pâles et ils pleurnichent. Ils se forcent à sourire et à s'amuser, mais ils n'y arrivent que pour des périodes bien trop courtes. La plupart a des cernes bien sombres sous les yeux. Ils s'intéressent peu à la nourriture est assez faible. Ils ont réussi à survivre grâce au sein

276

de maman, à toute heure. Certains ont eu pour habitude de se réveiller cinq à six fois pendant une nuit de neuf heures, d'autres vingt-cinq fois. Le record est tenu par un petit bébé de huit mois, qui vers la fin se réveillait, paniquée, 36 fois la nuit ! (La panique est survenue après quinze jours de la méthode du 5-10-15). Elle prenait le sein de sa maman trois fois par heure toute la nuit.

Le facteur commun de tous ces enfants que j'ai accueillis chez moi réside dans le fait qu'ils n'ont jamais dormi plus de deux ou trois heures d'affilée. Par conséquent, leur maman non plus. Mais les mamans avaient probablement une petite réserve de forces, datant d'avant l'accouchement, leur permettant de supporter ce manque de sommeil. Les enfants qui toute leur vie, après les premières semaines de « lune de miel », dorment trop peu, n'ont jamais la possibilité de se constituer une réserve. Leurs marges sont de plus en plus réduites.

Finalement, après huit ou neuf mois, si ce n'est pas avant – les parents, qui jusque là s'étaient inquiétés pour leur propre manque de sommeil ainsi que pour leur quotidien tombant en ruines, se rendent compte que cette situation n'est pas bonne pour *l'enfant*.

Ils se sont tous tournés vers le BVC afin d'obtenir de l'aide et ils ont trouvé cette aide souvent plus perturbante qu'autre chose. On leur a expliqué que les enfants étaient différents ; qu'ils n'avaient pas tous le même besoin de sommeil ; que les enfants prenaient le sommeil qu'il leur fallait, que leur enfant était particulièrement sociable, que *c'était ça* d'avoir des bébés ; que bébé se portait le mieux collé au sein de sa maman, etc. etc. Ils ont tous reçu de la documentation sur « la méthode du 5-10-15 » (la méthode des pleurs). Ils l'ont essayée, mais n'ont pas supporté les pleurs hystériques de leur enfant. Quelques-uns ont persisté et ont pu constater que le peu de sommeil dont l'enfant profitait de manière à peu près prévisible auparavant, s'était dégradé suite à cette méthode. Certains ont été dirigés vers des psychologues pour bébés, qui n'ont pas pu les aider. (Il faut évidemment garder en tête que ceux qui ont été aidés ne sont pas venus me voir.) D'autres encore se sont vu proposer des « gouttes relaxantes » pour leur enfant – des neuroleptiques, qui sont à peu près aussi relaxantes que de l'anesthésie. C'est à ce stade que les parents ont dit stop. Personne ne veut droguer son enfant.

Je demande à « mes » mamans comment elles souhaitent positionner la nuit en termes d'horaires. Même si personne n'ose croire qu'un tel rêve se réalisera, elles sont bien obligées de me répondre. Quels sont les horaires qui conviennent au reste de la famille ? Quelles sont les tendances déjà constatées chez l'enfant ? Est-ce qu'il est du matin ? Plutôt alerte le soir ? Car une fois le planning arrêté, on n'est pas prêt à le modifier de sitôt. C'est la seule manière de remettre de l'ordre dans le chaos qui règne : les petits enfants doivent être clairement informés des routines. Et j'affirme que *tout ce qui concerne les enfants est bien plus facile que l'on imagine, tant que l'on garde son objectif bien en tête.*

Nous calculons ensemble le nombre d'heures de sommeil que l'enfant réussissait à avoir jusque là, et le résultat est souvent terrifiant. Un petit bébé de sept mois, qui a besoin de dormir environ 15h/24h a dû se contenter de dix heures. Un bébé de onze mois a peut-être atteint huit ou neuf heures en tout, alors que cela aurait dû être quatorze. La plupart des adultes dorment, ou devraient dormir, environ huit heures par nuit. Si j'applique les habitudes de sommeil de « mes » enfants à des adultes, cela aurait pour résultat des nuits de cinq heures, maximum, soit un manque de trois heures toutes les nuits, pendant une durée indéterminée. En plus, ces cinq heures de sommeil ne seraient pas continues, mais coupées deux, trois, quatre fois ou plus par des petits goûters, un peu de télé, quelques câlins... Combien d'adultes survivraient à une telle vie ? Et pendant combien de temps ?

Le rituel du soir commence une heure avant le coucher. L'enfant est baigné, il dîne, il rigole, idéalement il rit aux éclats – la rigolade du soir est aussi important pour le bien-être de l'enfant que le biberon ou le sein. Les enfants de cinq à six mois sont ensuite couchés sur le ventre dans un landau large ayant un fond bien plat, avec pour oreiller un petit drap en lin, plié en trois. À cet âge, une alarme de respiration est nécessaire, les parents la louent ou l'achètent avant d'arriver chez moi. Des enfants plus grands sont couchés dans un lit à barreaux, avec le même genre d'oreiller que les petits. La maman, avec son enfant dans les bras, se familiarise avec la chambre, elle éteint la lumière, ferme les rideaux et elle ouvre un peu la fenêtre. S'il y a une tétine, on l'enlève pour de bon. L'enfant l'oubliera la première nuit.

Maman s'en va et je positionne l'enfant : le petit enfant est couché sur le ventre, les bras vers le haut, les jambes droites, la tête vers le côté, une fine couverture ou un plaid pour le couvrir. Puis, je place une main sur le dos et avec l'autre je flapote les petites fesses avec mon poignet légèrement fermée, du bas vers le haut en suivant le sens du corps, de sorte qu'il se déplace légèrement à chaque flapotement. À chaque quatrième flapotement, j'appuie fermement mais doucement avec la main sur le dos, et si nécessaire je maintiens la tête en position avec un de mes doigts. Ce premier message, délivré par les actes, à un petit enfant qui n'a pas la moindre idée de ce qui se passe, peut durer 20 ou 45 minutes. Je ne dis rien. Il s'agit de l'enfant et de son sommeil, pas de moi, pas de consolation, ou de sentiments tout court. Le fait d'être flapoté détend tout le petit corps, ce qui est un prérequis pour que l'enfant soit capable de s'endormir.

Les cris baissent en intensité et cessent, mais redémarrent aussitôt : de nouvelles questions suivent (ou bien, les mêmes, mais répétées) sous forme de cris. Je ne flapote pas tout le temps et pas toujours de la même manière. Si les cris sont très forts, mes gestes sont plus fermes et plus rapides. Si les cris s'adoucissent, mes gestes s'adaptent et suivent. Dès que l'enfant est détendu et silencieux, mais bien avant qu'il ne s'endorme, je finalise en appuyant doucement sur le dos, je me redresse et j'égrène la comptine d'une manière bien rythmée sur un ton amical et objectif, pendant que je quitte la chambre.

La comptine comprend quatre vers, éventuellement six, donnés tout de suite sans interruption : le premier en quittant la chambre, les suivants en dehors de la porte, puis les derniers m'accompagnent quand je m'éloigne.

La comptine de bonne nuit, qui sert toujours (mais uniquement) la nuit et qui est toujours la même, va bientôt déclencher ce que l'on peut appeler un réflexe conditionnel chez l'enfant, qui a pour effet que l'enfant se couche à plat ventre et s'endort. On n'atteindra pas ce beau résultat cette première nuit, mais souvent déjà la deuxième ou la troisième. (Les bébés dorment, selon mon expérience, tellement mieux sur le ventre et ne changent que rarement de position, si toutefois ils ont la chance de l'essayer.) Un grand nombre de parents ont adopté ma comptine de bonne nuit, qui est toute simple : « Bonne nuit, fais dodo ». Elle peut être prononcée de manière légère et joyeuse, rassurante et calme, doucement telle une caresse, fermement ou de manière légèrement irritée. Elle peut être forte ou faible, chantante ou monotone – elle s'adapte à la nature de la « conversation ». La comptine répond sur mesure aux questions de l'enfant. Un dialogue s'instaure entre l'enfant et moi.

Après la comptine, qui au début provoque généralement de nouveaux cris, j'écoute attentivement l'enfant. Est-ce que les cris baissent en intensité ? Si oui, je les interprète comme une réaction au message que je viens de donner, et on ne peut interdire à personne de réagir. Et on ne doit pas le faire, car *les réactions des petits enfants doivent être respectées, pas empêchées.* Ou bien est-ce que les cris montent en puissance, est-ce qu'il s'agit de nouvelles questions, traduisant de l'angoisse ? Dans ce cas, je dois renouveler mes réponses – sous la forme de rappels *rassurants*.

Dans le premier cas, j'attends encore un peu, puis je donne ce que l'on appelle une comptine de confirmation, une fois que l'enfant est vraiment silencieux (mais toujours avant qu'il s'endorme). Cette comptine est calme et douce et informe l'enfant que tout va bien, on reste couché et on s'envole vers le pays des rêves, personne ne craint le loup, et on ne fait rien d'autre que de dormir, au calme et en paix, rien d'autre ne se passe. La comptine de confirmation aura ainsi le dernier mot, littéralement, et elle accompagne l'enfant dans son sommeil, exactement comme une confirmation que tout va bien.

Dans le dernier cas, je donne, après le premier message, autant de rappels rassurants que nécessaire afin que l'enfant se sente convaincu de ma capacité de maintenir le loup à l'écart. Je repositionne, je flapote à nouveau, je donne encore la comptine, autant de fois que l'enfant me pose des questions – et encore une fois, jusqu'à ce que la comptine de confirmation obtienne le dernier mot et que l'enfant puisse s'endormir en paix.

Pour les bébés couchés dans un landau, je « tire »le landau selon le même principe : je repositionne tel que décrit ci-dessus et je tire le landau de manière rythmée et assez rapide, en avant et en arrière, de sorte que le petit corps se détende. Il est nécessaire de s'entraîner pour avoir une bonne technique, tout comme pour la comptine, et bien garder en tête que toute inquiétude, donc des questions, au moment où l'on essaye de délivrer un message rassurant par les actes (ou par les mots), renforce immédiatement l'angoisse de l'enfant. Cela voudrait dire qu'il y a réellement danger ! Plus les cris sont forts, plus l'angoisse est forte, et plus vigoureux sont mes gestes quand je tire le landau. Si les cris sont plus faibles, on peut calmer l'enfant en tirant le landau de manière moins forte et plus lentement. Et l'enfant doit devenir silencieux, détendu et calme. Voilà l'objectif général : *les petits enfants doivent être calmés là où ils sont couchés* afin d'oser s'endormir en paix. Je finis par légèrement secouer le guidon vers les côtés, pendant que l'enfant est toujours réveillé. La percée aura lieu au moment où l'enfant n'associe plus le fait de s'endormir (ou des éventuels moments d'éveil plus tard, que l'enfant gérera tout seul) avec un danger quelconque.

Je veille toute la nuit, afin de pouvoir intervenir sur-le-champ et donner des réponses à la toute première question, dès le réveil de l'enfant. Je répète le message, je rappelle autant de fois qu'il faut et je finis par donner la comptine de confirmation, jusqu'à ce que la réaction de l'enfant soit du calme. Pendant la première nuit de douze heures (ou la durée définie selon le planning), les petits enfants peuvent se réveiller, angoissés, dix ou vingt fois et poser leurs questions pendant trente secondes ou une heure. Je donne autant de réponses que le nombre de leurs questions, et encore une.

La deuxième nuit, les petits battent en général leur record personnel en durée de sommeil d'affilée, même si ce n'est que quatre ou cinq heures. Le nombre de fois où ils se réveillent, ainsi que le temps d'éveil, est divisé par deux, au moins.

La troisième nuit, les statistiques de la veille sont à nouveau divisées par deux. Le petit enfant dort maintenant sept, huit ou neuf heures d'affilée, et la durée du sommeil total n'est pas si différent de l'objectif fixé.

Pendant la quatrième nuit de douze heures, l'enfant ne se réveille pas tant de fois que cela – une, deux ou trois fois, ou pas du tout. L'enfant réagit à la comptine en se taisant, même il ne s'endort pas toujours tout de suite – surtout pendant l'heure du loup (sic !) à la fin de la nuit. Mais l'enfant commence à se sentir en sécurité, même à ce moment critique. Il ou elle commence à oser croire que le loup ne viendra en fait pas, et il ou elle se permet de profiter d'être couché(e) si confortablement. À ce stade, la comptine, avec toutes ses variantes en termes de tons, a complètement remplacé l'outil qui consiste à flapoter l'enfant. Par la suite, on ne flapote qu'en cas de crise. Et il est alors primordial de veiller à ne pas se faire « coincer » par cet outil, puisque les petits apprennent vite à apprécier ce traitement – un peu comme un adulte qui s'habitue à être massé toute la nuit... mais ce n'est pas cela, notre intention ! Même la comptine risque de devenir une activité amusante pour l'enfant, si la tendre mère ou le tendre père ne fait pas attention. La comptine doit transmettre un *message, rappeler et confirmer* , rien d'autre. L'objectif n'est pas de maintenir l'enfant éveillé.

Le planning que je mets en place a pour base que l'enfant doit assez dormir et assez manger. Je commence par le sommeil nocturne, disons 19h – 7h. Même après une longue nuit, les petits sont fatigués après deux heures d'éveil environ. Alors, on insère une sieste de 45 minutes ou une heure et demie. Des durées de sommeil respectant les cycles de sommeil naturels sont exactement 5 minutes, 20 minutes, 45 minutes, 1,5 heures et 2 heures. Après ces durées, il est facile de réveiller l'enfant, si il ou elle ne se réveille pas de lui-même ou d'elle-même. Quel que soit le calibre de la personne, des repas espacés de trois heures et demie ou quatre heures maximum sont bénéfiques, en comptant le début de repas comme point de départ. À partir de cinq mois, le repas doit durer une demi-heure, ou maximum trois quart d'heures. Je fixe quatre repas, plus le dernier pour la nuit sous forme de biberon ou sein, qui viendra à la fin avant le coucher, même si ce n'est qu'une heure après le dîner. En début d'après-midi, il y aura une sieste d'une heure et demie, ou le temps qu'il faut pour respecter la durée de sommeil total pour une période de 24 heures. À six sept mois un bébé a besoin d'environ 15 heures de sommeil, à sept et huit mois 14,5 heures environ, à neuf, dix et onze mois 14 heures et à un an 13,5 heures.

Le matin, « mes » parents sont chargés de réveiller l'enfant en fanfare et célébrer ses merveilleuses retrouvailles à l'heure convenue. Un nouveau jour commence ! Se réveiller doit être festif, aussi festif que ce sera bientôt d'aller se coucher le soir, justement pour cette raison. Le planning doit être respecté, avec seulement un quart d'heure de marge dans les deux sens, afin que l'on puisse « réveiller » l'enfant pendant qu'il dort réellement ou au moins reste silencieux dans son lit (mais pas si l'enfant crie, cela veut dire qu'il pose des questions et qu'il faut y répondre).

Pendant la cure *Au dodo les petits*, les petits enfants vivent une réelle métamorphose. Au cours des deux premiers jours, ils paraissent aussi fatigués qu'ils le sont réellement – une fatigue que l'impératif de la nature les a obligé d'ignorer jusque là. Quel que soit le niveau d'angoisse, de stress et de manque de sommeil, les petits enfants sont de toutes façons bien obligés de grandir, se développer, apprendre et gérer les impressions, avec tous les sens en alerte chaque minute où ils sont réveillés. Ils sont incapables de se donner un peu de repos mental. Leur trajectoire prédéfinie de croissance ne leur laisse aucun repos. Maintenant, quand enfin ils commencent à dormir à peu près selon leur besoin, ils bénéficient également d'un repos mental. La fatigue devient alors saine, et les petits ont sommeil. Ils se frottent les yeux et ils bâillent. Ils ne sont plus aussi pâles. Leurs joues deviennent plus roses.

Le troisième jour, les problèmes liés à la nourriture diminuent en général. L'appétit augmente. Le petit ventre n'arrive parfois plus à assimiler, et la constipation est au rendez-vous. Pour pallier à cela, prévoyez un pot de purée de pruneaux par jour. Des repas fixes, avec un début et une fin clairement définis – « Merci pour ce bon repas ! » – facilitent la vie. Les enfants ne demandent plus autant d'être pris dans les bras. Ils sont plus forts. Ils maîtrisent mieux leur motricité. L'enfant « parle », même couché dans son lit, en utilisant des sons nouveaux qui expriment de la joie, et il n'y a rien de plus beau à entendre. À l'origine, l'homme commençait sûrement la journée par une chanson !

Le voyage pour venir chez moi était peut-être très difficile, mais le même voyage dans l'autre sens, le quatrième jour, se transforme en une aventure joyeuse. Les papas qui sont restés à la maison retrouvent leur petit et généralement ils s'exclament : « Mais c'est un tout autre enfant ! ». Bientôt, le développement explosera.

Toute la famille se retrouve dans un cercle positif, qui se régénère de lui-même, exactement de la même manière que le cercle vicieux précédent. Et toutes les parties concernées comprennent ce que je veux dire par :

Les petits enfants sont sources de plaisir, et ils doivent eux-mêmes prendre plaisir à vivre.

La cure *Au dodo les petits* se poursuit par la semaine de suivi, à la maison. Cette semaine doit être aussi calme que possible, afin que les routines puissent réellement prendre leur place. Des bribes de l'angoisse d'avant restent : l'heure du loup entre quatre et six heures du matin confirme son existence en restant difficile encore quelque temps. Une ou deux siestes du jour ne sont pas encore bien en place. Les parents sont facilement tentés de modifier le planning avant qu'il ait réellement « pris », mais cela serait aussi troublant pour l'enfant que de changer la place des aiguilles alors que l'enfant n'a pas encore appris à lire l'heure. L'enfant dort désormais dans sa propre chambre, ou dans un coin séparé, à l'aide de rideaux occultants du plafond jusqu'au sol, dans la chambre des parents, puisque la présence des parents le dérangeraient sinon. Si l'enfant les entend, cela ne fait rien, au contraire. Mais les voir rend l'enfant inquiet. Et/ou curieux !

De vieux symptômes reviennent : des petits soucis de santé qui traînent depuis des semaines ou des mois se déclarent et finissent par disparaître. De la même manière, l'enfant replonge une ou deux fois au fond de son ancienne angoisse de survie, avant de définitivement la chasser. L'enfant peut soudainement craquer au moment du coucher – ça y est, la rigolade est finie, et elle ne reviendra plus jamais ! Puis, l'enfant réalise que demain il y aura encore du plaisir, puis le lendemain et encore le jour d'après... L'existence devient prévisible. L'enfant s'endort content. Après environ un mois de cure, « mes enfants » sont prêts, si on peut dire, et l'angoisse de survie a cédé sa place à une réelle sécurité – celle que l'enfant porte en lui-même. Il peut alors arriver, en plein milieu de la rigolade du soir, qu'ils s'avancent vers leur lit, à quatre pattes ou debout selon leur âge, et y restent en regardant leurs parents avec attendrissement : « Couchez-moi, s'il vous plaît ! » La confiance et l'assurance des parents grandissent au même rythme que celles des enfants.

Un mois après le début de la cure, toutes les pièces du puzzle sont rassemblées. L'enfant est devenu sa propre petite horloge. Le planning donne de la sécurité à toutes les parties concernées. La vie devient agréable, il est possible d'anticiper et de profiter. L'enfant connaît d'avance ses journées et les salue avec joie. Il ne crie plus. Dormir et manger est possible n'importe où, tant que les horaires du planning sont respectés. Le bon sommeil nocturne est là pour rester. L'indépendance de l'enfant est massive. Le rayon de soleil de la maison n'est pas seulement une petite personne pleine d'assurance : il ou elle est également une petite personne libre, n'importe qui peut le voir.

Et les enfants ont désormais une plus grande résistance. Les poussées dentaires ne posent pas de problèmes – mais cela peut démanger, alors grignoter des biscottes sans sucre fait du bien. Ils ont de l'endurance. Quel que soit l'obstacle, il ne paraît plus infranchissable. Les jours où la moindre épreuve était de trop ont disparu pour toujours, tout comme les jours où maman, ne quittant jamais sa chemise de nuit, fondait en larmes en pensant à la réunion familiale à venir ou la sortie entre filles le samedi soir. Les enfants gèrent sans problème la poussée d'une nouvelle dent, un peu de fièvre ou l'effort requis pour apprendre à se tenir debout. Et marcher. Tout seul. Sans tituber sur des jambes tremblantes de fatigue. Bien reposé, la vie devient une fête, tout simplement !

Et c'est ainsi que la vie doit être vécue. Les petits enfants doivent être courageux, heureux et joyeux. La joie de vivre leur est naturelle. L'homme, compte tenu de ses capacités physiques relativement faibles, n'a pas survécu parce qu'il était faible, impuissant ou pathétique. Il n'a pas conquis le monde parce qu'il était à plaindre. Il n'est pas né pour succomber, mais pour explorer, maîtriser et finalement changer la réalité, les conditions et le monde. La forte volonté chez les petits enfants, dont les parents aiment bien se plaindre, est la raison pour laquelle ils se trouvent eux-mêmes sur terre.

Évidemment, il est possible de saboter mon travail. Alors, c'est l'enfant qui en paye les frais. L'angoisse de survie qui a été calmée en quatre jours peut tout à fait être rétablie en quatre minutes. Pendant la semaine de suivi, il suffit de poser des questions, en espérant que l'enfant donne les réponses – c'est-à-dire transmettre sa propre angoisse sur l'enfant en cherchant des signes d'approbation – pour que l'enfant sente le danger. À nouveau. Car si les adultes ne savent pas comment assurer leur propre survie, comment pourraient-ils assurer celle de l'enfant ?

Les petits enfants n'accepteraient jamais ma cure si facilement, avec un tel soulagement, comme ils le font dès qu'ils sont *convaincus* par les réponses que je leur donne – moi, une parfaite inconnue –, s'ils ne souhaitaient pas eux-mêmes ne plus avoir à s'inquiéter du loup et pouvoir et oser dormir au calme.

Les parents qui ont mené la cure à terme, chez moi ou chez eux tout seuls, n'ont peut-être pas tous réussi à littéralement tuer le loup, mais ils ont réussi à le tenir bien à l'écart. Leurs enfants dorment. Nuit après nuit, année après année. (À ma connaissance, j'ai échoué pour deux enfants, sur plusieurs centaines, et ces enfants avaient eu un traitement neuroleptique. Il aurait fallu les désintoxiquer avant.)

Est-ce que cela vous paraît difficile ? Est-ce que ma cure *Au dodo les petits* vous semble compliquée et exigeante ?

Elle l'est. Elle exige votre engagement personnel. Elle exige votre cœur, votre amour et votre concentration. Elle exige votre bonne volonté, infaillible, qui place les intérêts de l'enfant avant les vôtres – et ceux de la société, qui sont des intérêts à court terme. Elle trouve son fondement dans une vision de l'enfant en tant qu'une personne de chair et de sang, pas en tant qu'un équipement de loisir, subissant les conditions capricieuses du marché du travail. Les petits enfants ne sont pas des peluches à câliner le week-end. Ils doivent être traités avec de respect et beaucoup d'amour – dans l'action.

La cure *Au dodo les petits* représente une philosophie de la vie qui exige de l'empathie, une attention constructive, une responsabilité personnelle inconditionnelle, une nouvelle façon – réfléchie – de penser et une prévoyance à long terme. Elle exige, en bref, des parents rassurants.

ANNA WAHLGREN
Gastsjön/Stockholm, Suède, le 6 octobre 2009.

Un dernier mot d'une maman, Claudia

Claudia m'a écrit après avoir réalisé la cure avec son mari, après avoir lu la toute première édition du livre « *Au dodo les petits* », publié en suédois en 2005. C'est avec joie et gratitude que je lui donne le mot final de cette nouvelle édition :

> Les mots nous manquent pour décrire le résultat de votre méthode sur notre petit garçon. Nous sommes tellement reconnaissants que vous soyez là et que vous vous soyez consacrée à ce travail important.
>
> Nous avons maintenant un petit garçon fantastique, qui mange comme un ogre, dort comme une marmotte et qui est tellement heureux, sûr de lui et joyeux toute la journée – il pousse des cris de joie.
>
> Aujourd'hui, il a exactement dix-huit mois, et cela fait une semaine que nous nous sommes lancés dans la cure. Après dix-sept mois de repas interminables sans pour autant que le contenu de son assiette diminue, des examens au BVC et un chaos général, notre petit cœur s'est mis à manger avec un énorme appétit déjà le deuxième jour de la cure. Quand nous le couchons le soir il pousse un dernier soupir de contentement

avant de s'endormir et ne proteste aucunement lorsque nous quittons sa chambre.

Tous les conseils du BVC que nous avons testés, n'ont donné strictement aucun résultat et, en plus, en les appliquant nous avons probablement exposé notre fils à encore plus de loups.

Nous sommes tellement heureux. Le mieux c'est de voir à quel point le développement de notre petit prince explose, y compris la parole, ainsi que l'assurance et la fierté qu'il trouve dans ses routines. Il déborde de joie et d'énergie.

Il y a seulement une semaine, nos journées étaient un triste mélange de pleurs et de tentatives désespérées pour le faire manger, de fatigue et de désespoir.

Merci, Anna !

Claudia

IV. FACE A LA CRITIQUE DE LA CURE

*Si nous suivons la philosophie d'Anna Wahlgren, qu'elle nous partage à travers son ouvrage **PAR AMOUR DES ENFANTS**, à la naissance commence « la lune de miel ».*

Cette période définit l'allaitement à la demande sans exception. Elle propose ensuite le « Modèle Standard » qui est parfois confondu avec « Au Dodo les Petits ». La cure est prévue pour les problèmes graves de sommeil et peu de familles s'y intéressent avant 5-6 mois car les parents s'attendent en général à ce que les nuits soient morcelées les premiers mois avec bébé.

Il n'est pas rare que les bébés « Modèle Standard » fassent leur nuit de 12 heures déjà vers 4 mois, sans avoir recours à la cure. Si les parents souhaitent réaliser la cure déjà à ce jeune âge, ce qui est possible si l'enfant est en bonne santé, il est d'autant plus important et strictement nécessaire que la journée de l'enfant soit gérée d'une façon qui assure qu'il reçoive absolument tout ce qu'il lui faut la journée, notamment au plan de l'alimentation. Pour que la cure puisse être menée à bien dans de bonnes conditions, il est nécessaire que l'enfant soit diversifié, ce qui n'exclut pas l'allaitement, bien évidemment.

4 mois est trop tôt pour la mise en place de la cure, mais pas pour de bonnes et longues nuits, possibles à obtenir avec le modèle standard et une alimentation diversifiée (qui n'exclut pas l'allaitement bien évidemment). La cure est avant tout une progression, ses différentes étapes (sur plusieurs jours) par lesquelles il faut absolument passer pour que la comptine soit effectivement comprise par l'enfant comme un message de calme. Il est caricatural et volontairement partiel et partial de

289

présenter la cure comme une voix « au loin », répétant le même message en boucle, et cela systématiquement, sans toucher, sans être visible, ou un toucher répétitif avec le minimum de présence, un comportement mécanique ». Le parent est à côté du lit puis toujours derrière la porte et non pas « au loin ». Le toucher répétitif s'appelle du flapotement, c'est une façon de bercer.

À la différence de la méthode des pleurs, la cure Au dodo les Petits rend les parents responsables. Ce sont les adultes qui doivent aider l'enfant à retrouver son calme.

Ce sont eux qui doivent garantir la survie de l'enfant et plus que cela : lui garantir une bonne vie, une vie sûre, avec un bon sommeil, un sommeil paisible et un sommeil suffisant – un sommeil agréable que l'enfant appréciera bientôt profondément, assez confiant en lui-même pour pouvoir oser et vouloir s'endormir en paix.

Cette cure de sommeil, un remède en cas de gros problèmes, n'est donc pas la voie normale et ne doit en aucun cas être réalisée dès la naissance, ni avant que bébé soit diversifié et qu'il ait atteint 6 kilos. Une bonne nuit de sommeil suppose en effet que bébé n'a pas faim. La cure peut en revanche être d'une grande aide en cas de graves problèmes de sommeil, liés à une angoisse chez l'enfant. En effet, avec toutes les bonnes intentions du monde, il est malheureusement fréquent que nous les parents apprenons à notre enfant que notre présence physique est nécessaire pour s'endormir et bien dormir, ce qui peut nourrir une angoisse chez l'enfant et poser des problèmes de réveils répétés. Ainsi, le sommeil de la famille peut graduellement se trouver détérioré.

L'enfant est bien évidemment la première victime car le sommeil lui est absolument nécessaire pour son développement, l'adulte peut gérer le manque de sommeil un peu mieux.

La cure peut être utile dans les cas où les problèmes de sommeil ont escaladé et que l'enfant et les parents sont au bord de l'épuisement, tel que décrit par Eric Viard dans sa préface de « Au dodo les petits ».

Un parent mal renseigné, qui n'a pas intégré les piliers fondateurs de la philosophie sous-jacente de la cure : le Calme, la Sécurité et le Plaisir, peut effectivement mettre l'enfant en danger en utilisant les outils, telle que « la comptine » derrière la porte. La cure consiste à accompagner l'enfant. Il ne doit jamais rester sans réponses des parents. Il est absolument nécessaire de lire le livre en entier afin de se faire une idée de la philosophie et des étapes par lesquelles il faut passer avant d'effectivement rester derrière la porte et communiquer avec l'enfant avec la voix.

Nous vous invitons à venir partager vos questionnements, doutes et appréhensions sur le groupe Facebook « Au dodo les petits », crée il y a maintenant deux ans, car le soutien entre parents fait aussi partie de notre philosophie.

L'éditeur

Biovie est une petite maison d'édition familiale engagée et militante publiant dans le domaine de l'alimentation vivante et de la parentalité, les deux sujets qui nous passionnent. Nous avons notamment publié le premier ouvrage de recettes crues en France *Cuisine vivante pour une santé optimale* en 2009.

L'imprimerie Pure Impression avec laquelle nous collaborons depuis plus de 10 ans est le fleuron français de l'engagement social et écologique en imprimerie : papier recyclé et PEFC, encres végétales, réduction au strict minimum des déchets, toiture intégralement en panneaux solaires, véhicules électriques pour le personnel, rémunération identique entre les hommes et les femmes, embauche d'un taux important de personne handicapé, accueil de jeunes stagiaires et apprentis en situation d'échec scolaire

Biovie œuvre aussi dans le domaine de l'écologie pratique et de l'alimentation vivante depuis 2007. Sa particularité est de proposer des produits biologiques de haute qualité, rares ou même inconnus sur le marché français, produits que nous utilisons nous même régulièrement et que nous avons largement testés et éprouvés pour leurs qualités.

Nous choisissons de gros conditionnements, privilégiant quand c'est possible le vrac et les produits non transformés, aussi bruts que possible. Nos circuits de distribution sont les plus courts envisageables, ceci afin de pouvoir rémunérer équitablement les producteurs au lieu de la chaîne de distribution. De ce fait, les tarifs que nous proposons sont généralement très compétitifs, et c'est un point d'honneur pour nous qui sommes issus de familles modestes.

Vous trouverez chez nous des algues fraîches de Bretagne, des algues déshydratées à basse température, de nombreuses variétés de graines à germer, des germoirs automatiques, un système de filtration et de dynamisation d'eau japonais exclusif en Europe, des déshydrateurs ainsi que des blenders.

Nous proposons aussi des noix de coco fraîches thaïlandaises toute au long de l'année, les seules en bio d'Europe, du souchet pour réaliser des laits et préparations végétales, farines et autres économiques et nutritives, de la spiruline et de la chlorelle en vrac, de l'algue klamath d'Orégon fraîche congelée, du durian déshydraté à froid thaïlandais, du plasma marin d'Ibiza filtré à froid en bag in box économique, du ghassoul en vrac marocain et des argiles du Gard de très haute qualité, exportées dans le monde entier. En plus de la certification bio, nous nous rendons sur place pour vérifier nous même la qualité des produits et le fonctionnement éthique des filières de production.

Depuis peu, nous proposons aussi des formations en ligne de « crusine » destinées plus particulièrement aux familles, comprenant des recettes innovantes, rapides à réaliser et aux ingrédients peu onéreux et faciles à trouver. Étant parents de six enfants, et pratiquant ce type d'alimentation en famille depuis plus de 15 ans, il nous a semblé important de transmettre nos recettes et tours de main pour une alimentation vivante, facile, rapide et bon marché. Merci pour votre confiance dans notre activité.

Pour être tenu(e) informé(e) de nos activités, nouveaux produits et promotions, confiez nous votre email sur :

tinyurl.com/actubiovie
ou bien scannez le QR code ci dessous :

Aurélie et Éric Viard,
Éditeurs
www.biovie.fr

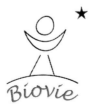

Made in United States
North Haven, CT
20 October 2022

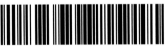

25695378R00163